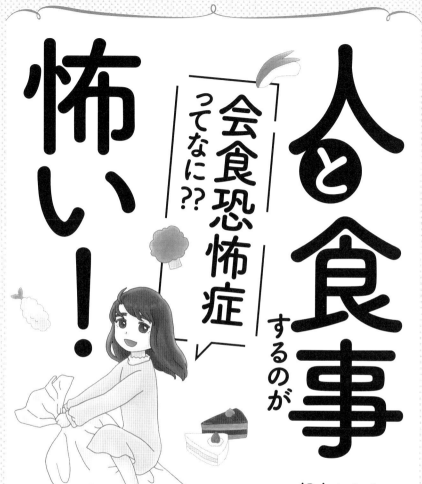

人と食事するのが怖い！

会食恐怖症ってなに??

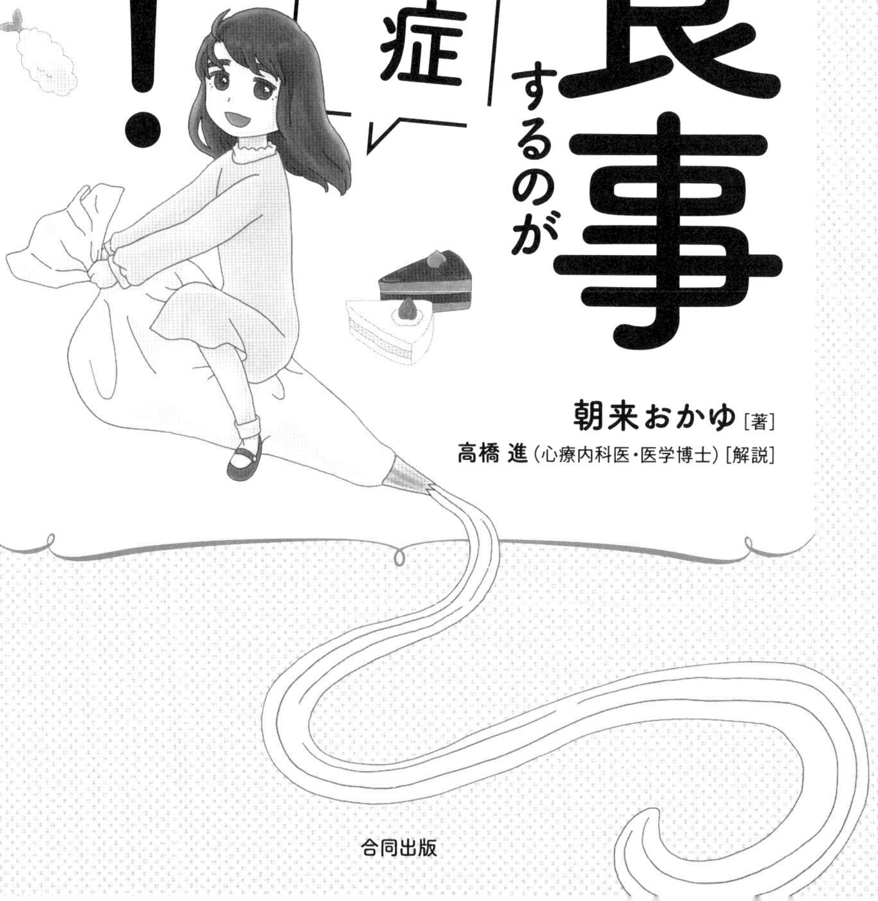

朝来おかゆ［著］

高橋 進（心療内科医・医学博士）［解説］

合同出版

はじめに

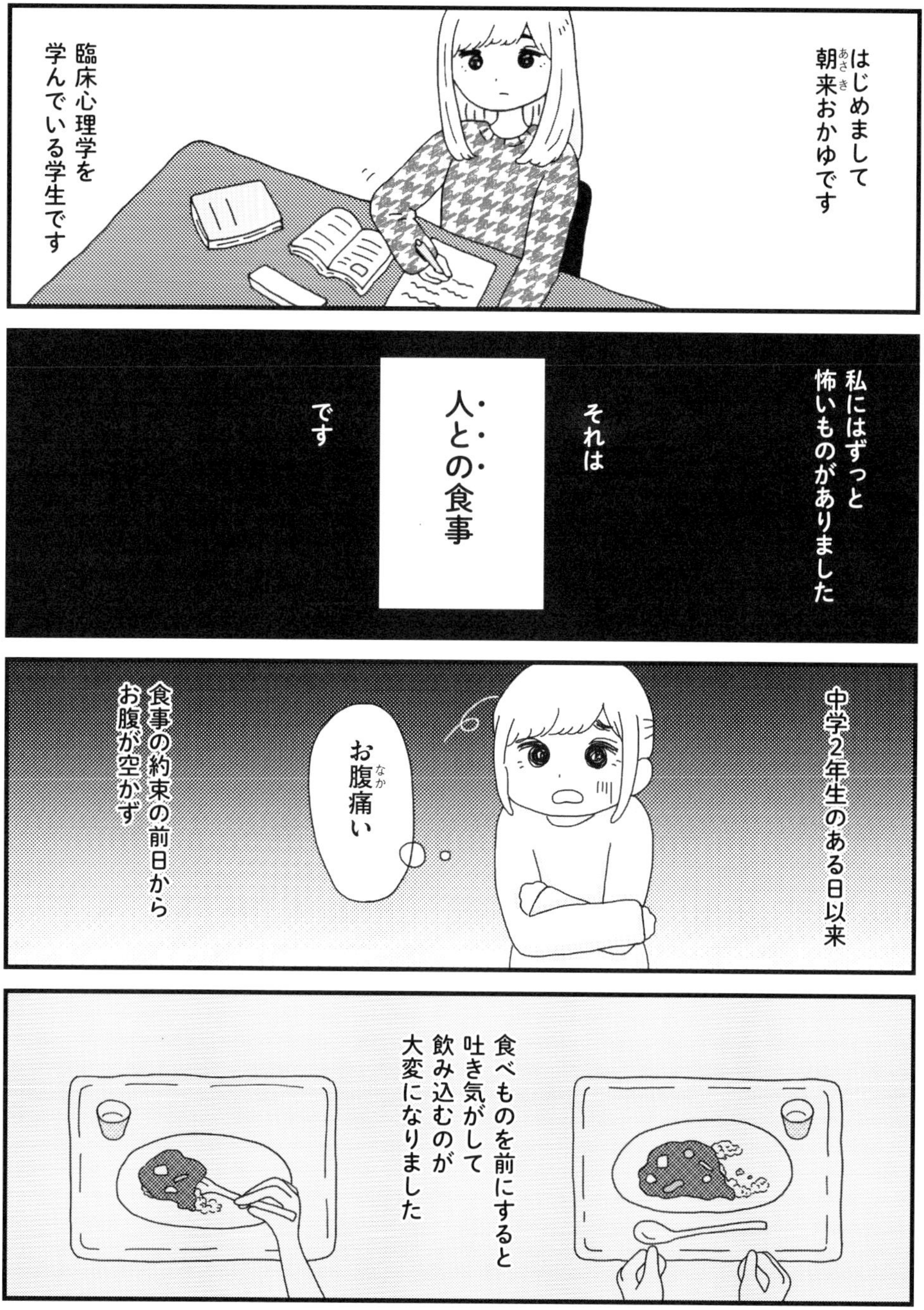
はじめまして
朝来《あさき》おかゆです
臨床心理学を
学んでいる学生です
私にはずっと
怖いものがありました
それは
人との食事
です
中学2年生のある日以来
お腹《なか》痛い
食事の約束の前日から
お腹が空かず
食べものを前にすると
吐き気がして
飲み込むのが
大変になりました

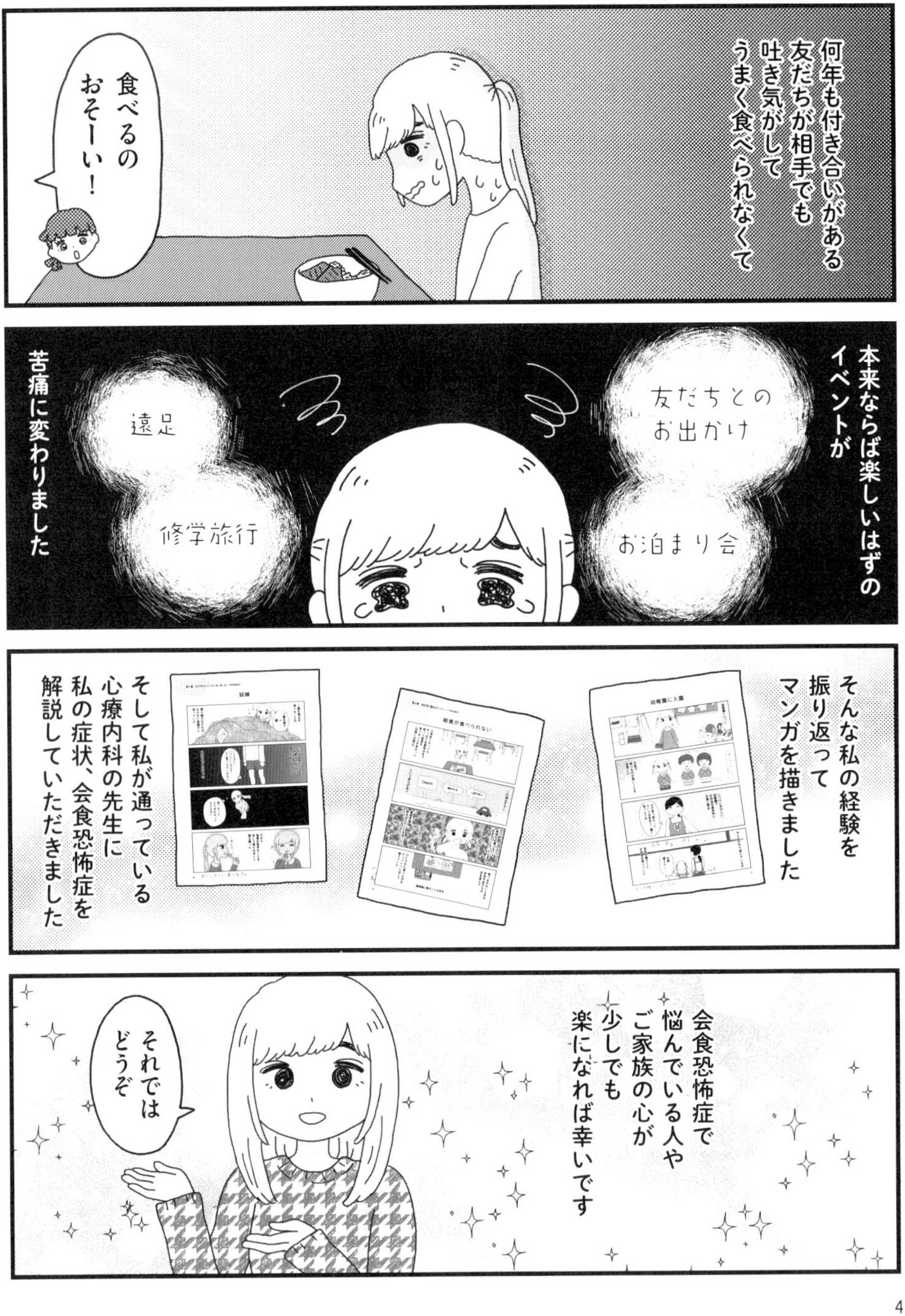
何年も付き合いがある
友だちが相手でも
吐き気がして
うまく食べられなくて
食べるの
おそーい！
本来ならば楽しいはずの
イベントが
友だちとの
お出かけ
お泊まり会
遠足
修学旅行
苦痛に変わりました
そんな私の経験を
振り返って
マンガを描きました
そして私が通っている
心療内科の先生に
私の症状、会食恐怖症を
解説していただきました
会食恐怖症で
悩んでいる人や
ご家族の心が
少しでも
楽になれば幸いです
それでは
どうぞ

CONTENTS

CONTENTS

CONTENTS

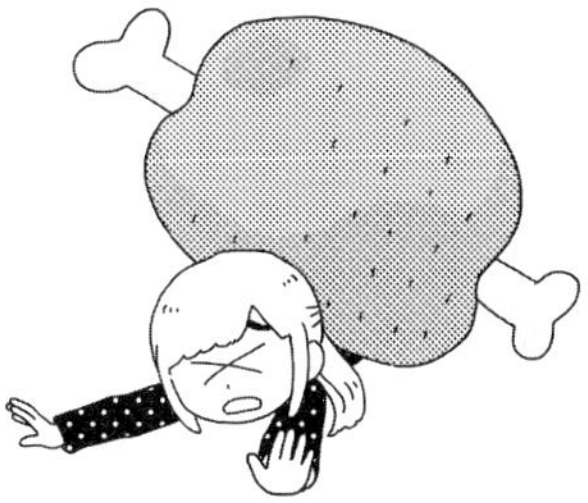

主な登場人物

家族

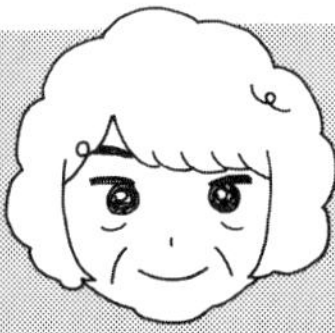

祖母

見栄っぱりで人からの評価を気にする。精神的な病気に理解がない。家事のほとんどをこなす。

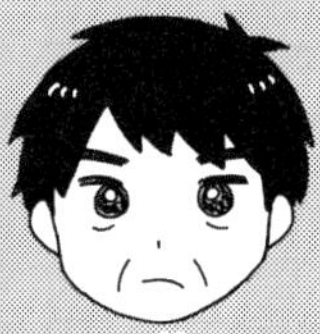

父

精神疾患がある。人間関係がうまくいかないと精神的に不安定になり、怒りっぽくなる。

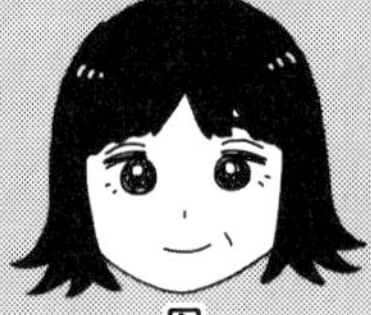

母

吃音症がある。過干渉気味な祖母に育てられ、自分で物事を決めるのが苦手。人目をすごく気にする。

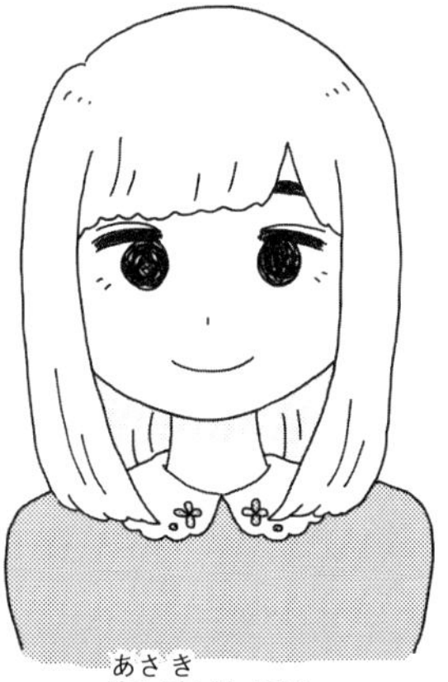

朝来《あさき》おかゆ

主人公。ある日、人とご飯が食べられなくなった。人前が苦手。

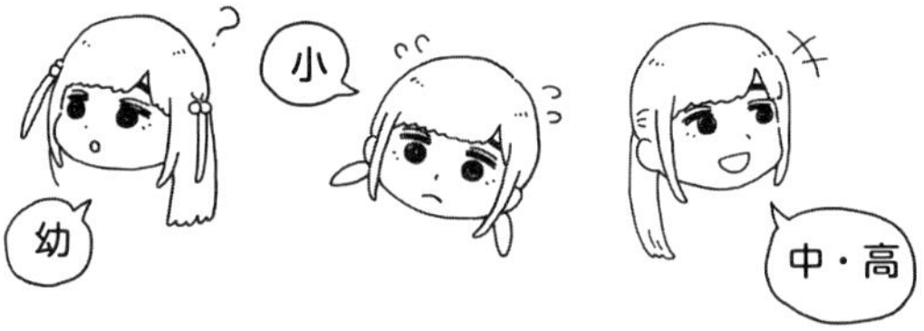

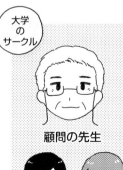

大学のサークル

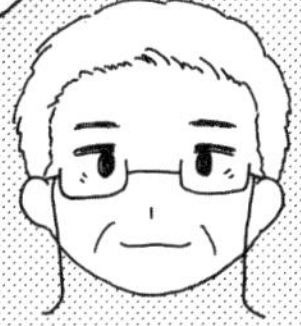

顧問の先生

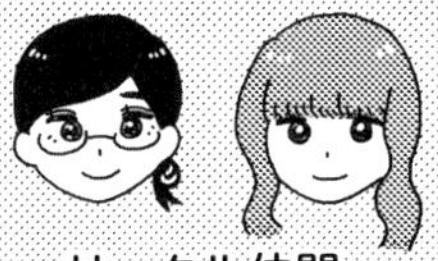

サークル仲間

病院

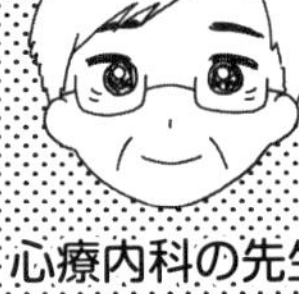

心療内科の先生

バイト先の先輩

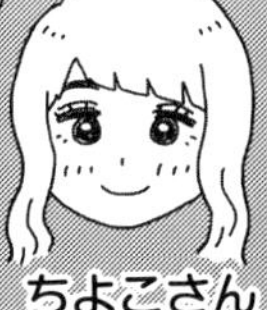

ちよこさん

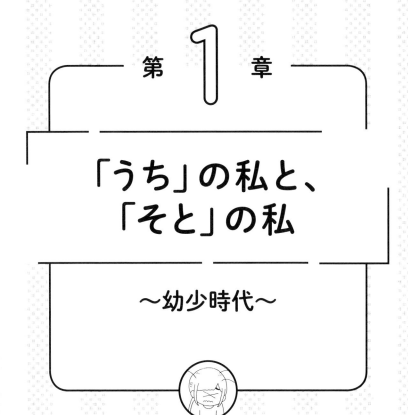

第1章

「うち」の私と、「そと」の私

～幼少時代～

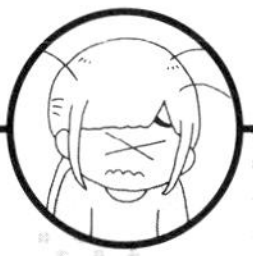

私の家族

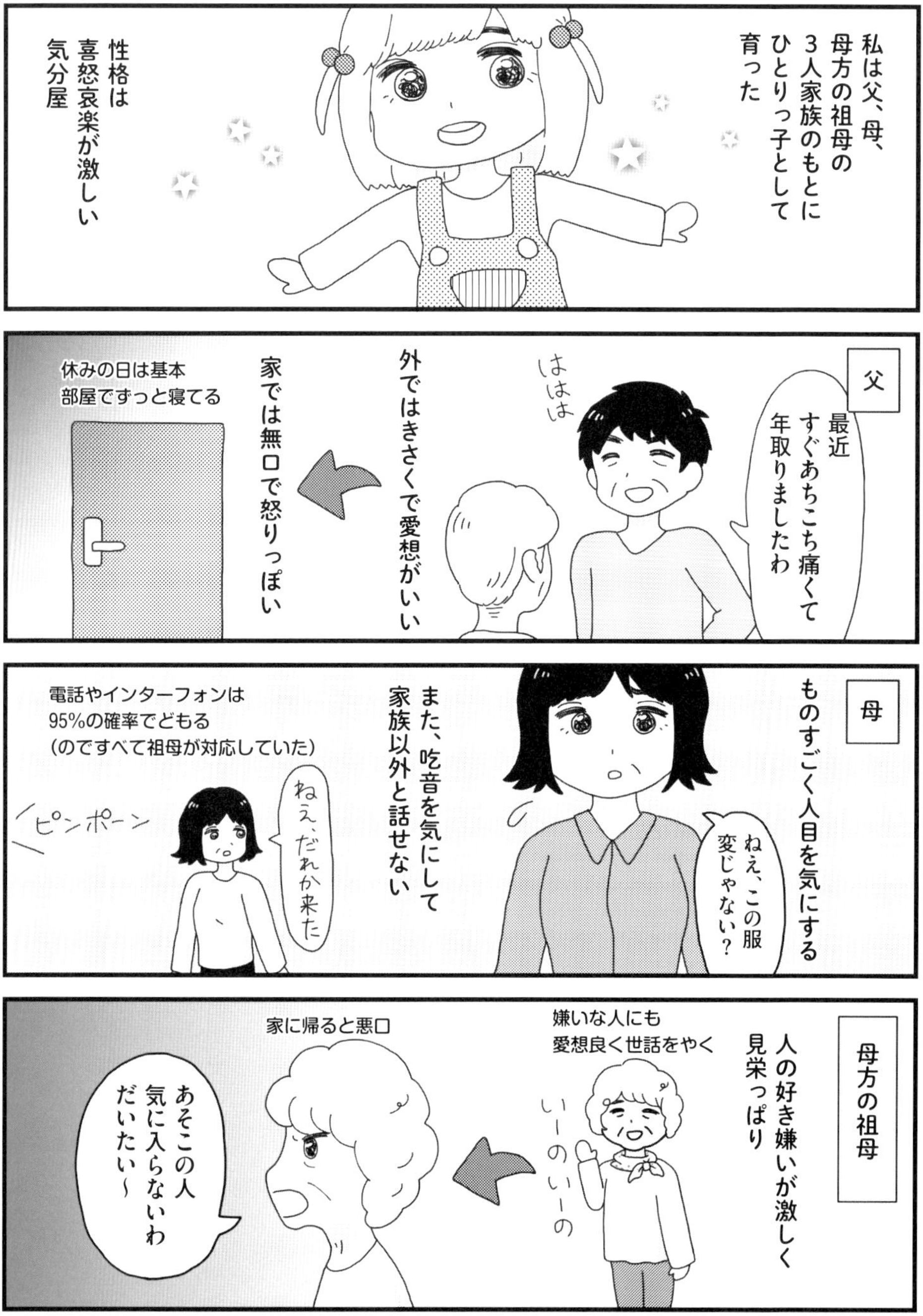
私は父、母、母方の祖母の3人家族のもとにひとりっ子として育った
性格は喜怒哀楽が激しい気分屋
父
最近すぐあちこち痛くて年取りましたわ
ははは
外ではきさくで愛想がいい
家では無口で怒りっぽい
休みの日は基本部屋でずっと寝てる
母
ものすごく人目を気にする
ねえ、この服変じゃない？
また、吃音を気にして家族以外と話せない
ねえ、だれか来た
ピンポーン
電話やインターフォンは95%の確率でどもる(のですべて祖母が対応していた)
母方の祖母
人の好き嫌いが激しく見栄っぱり
嫌いな人にも愛想良く世話をやく
いーのいーの
家に帰ると悪口
あそこの人気に入らないわだいたい～

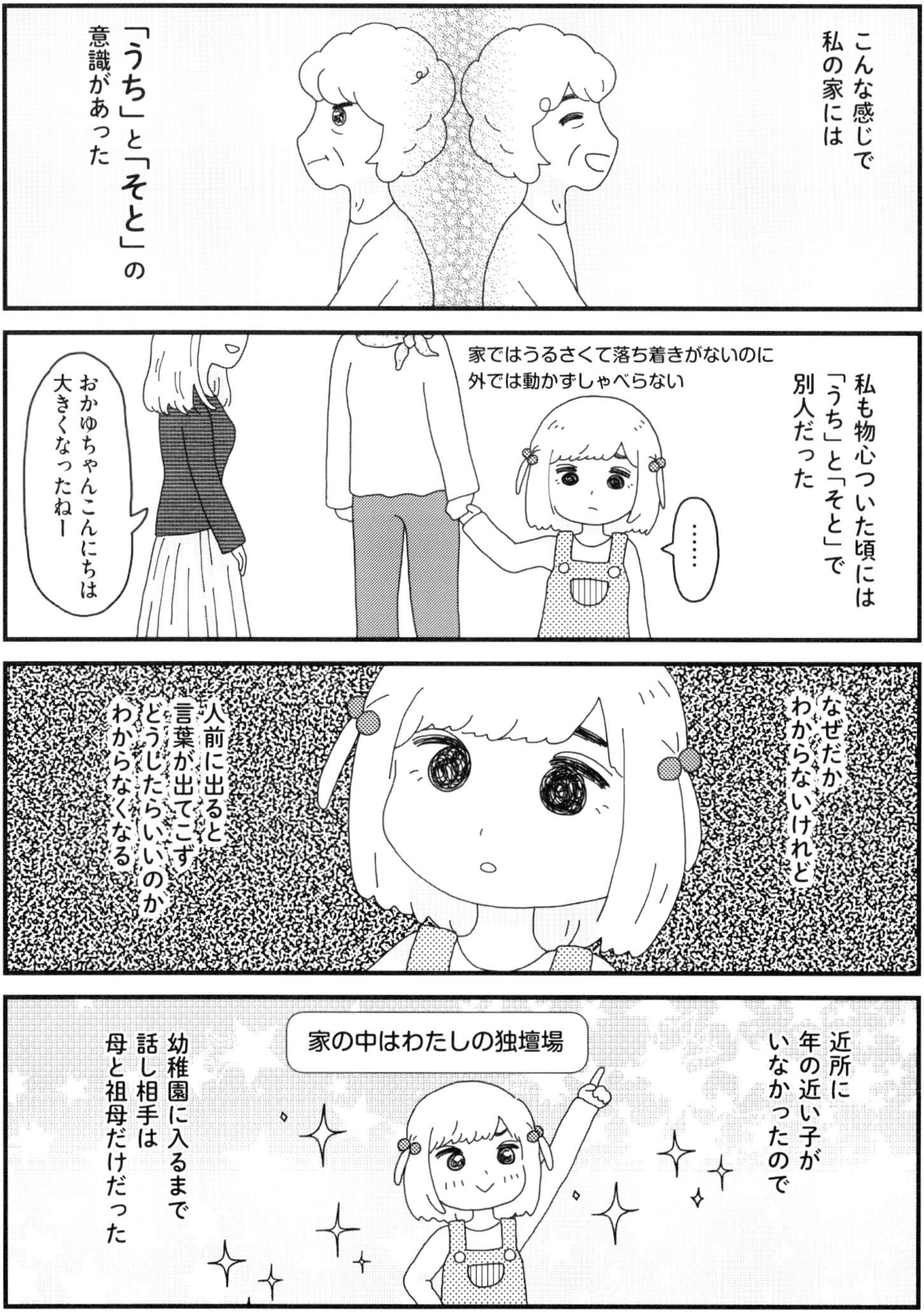
こんな感じで私の家には
「うち」と「そと」の意識があった
私も物心ついた頃には「うち」と「そと」で別人だった
家ではうるさくて落ち着きがないのに外では動かずしゃべらない
……
おかゆちゃんこんにちは大きくなったねー
なぜだかわからないけれど
人前に出ると言葉が出てこずどうしたらいいのかわからなくなる
近所に年の近い子がいなかったので
家の中はわたしの独壇場
幼稚園に入るまで話し相手は母と祖母だけだった

幼稚園に入園

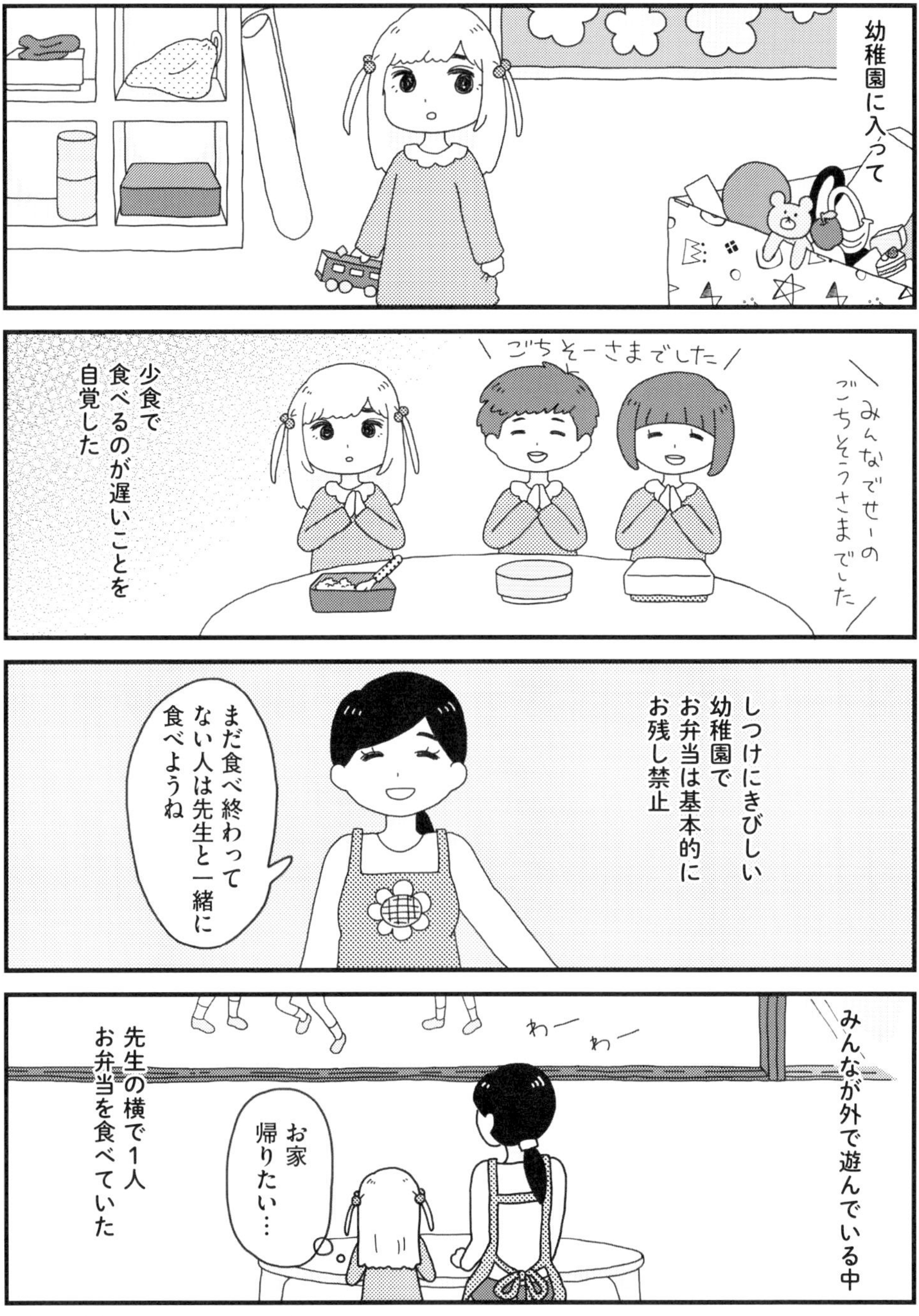
幼稚園に入って
みんなでせーの ごちそうさまでした
ごちそーさまでした
少食で食べるのが遅いことを自覚した
しつけにきびしい幼稚園でお弁当は基本的にお残し禁止
まだ食べ終わってない人は先生と一緒に食べようね
みんなが外で遊んでいる中
わー
わー
お家帰りたい…
先生の横で1人お弁当を食べていた

もうお腹いっぱいなのに…

どうしたらいいのかわからない

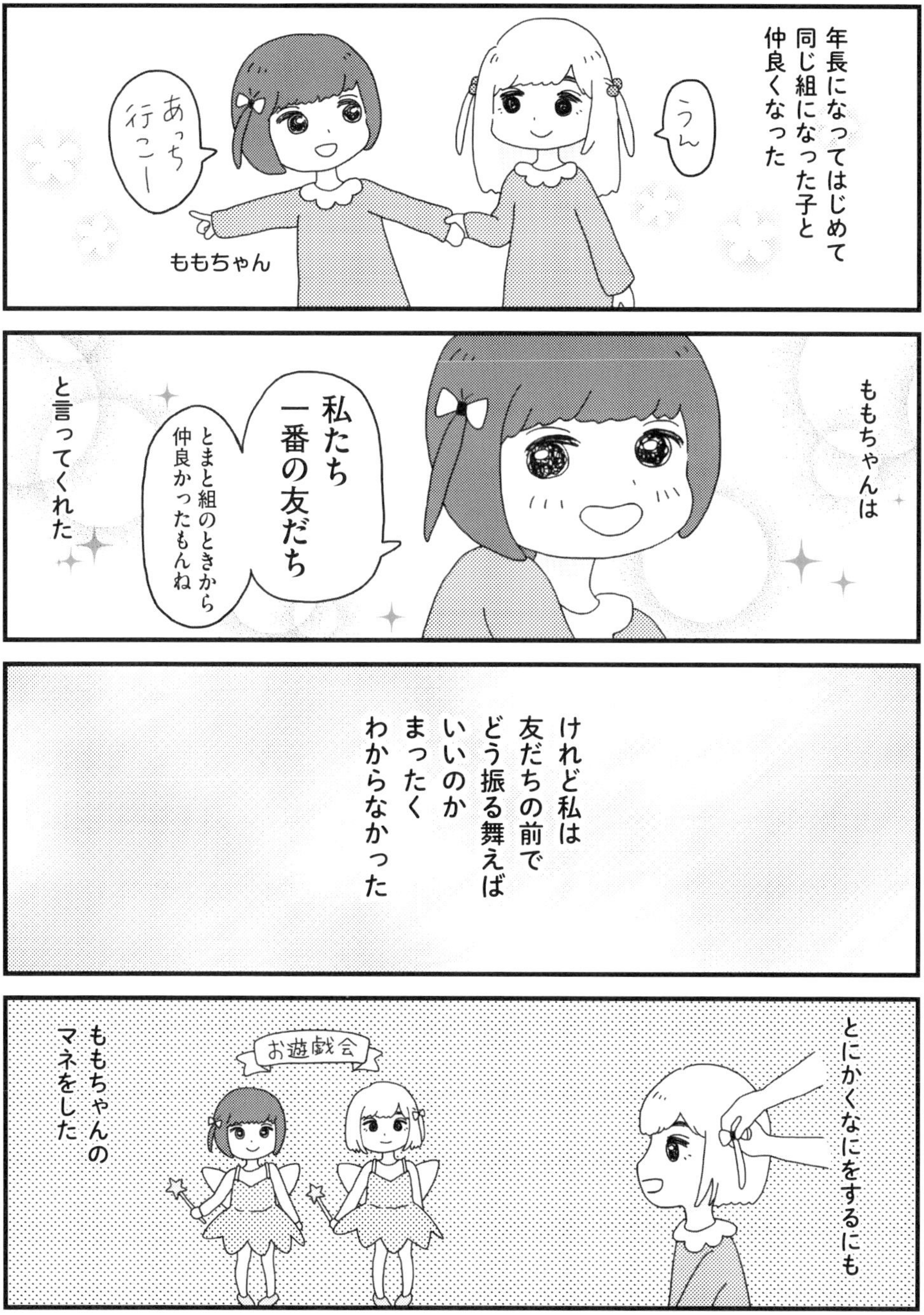
年長になってはじめて
同じ組になった子と
仲良くなった
うん
あっち行こー
ももちゃん
ももちゃんは
私たち
一番の友だち
とまと組のときから
仲良かったもんね
と言ってくれた
けれど私は
友だちの前で
どう振る舞えば
いいのか
まったく
わからなかった
とにかくなにをするにも
お遊戯会
ももちゃんの
マネをした

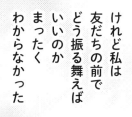

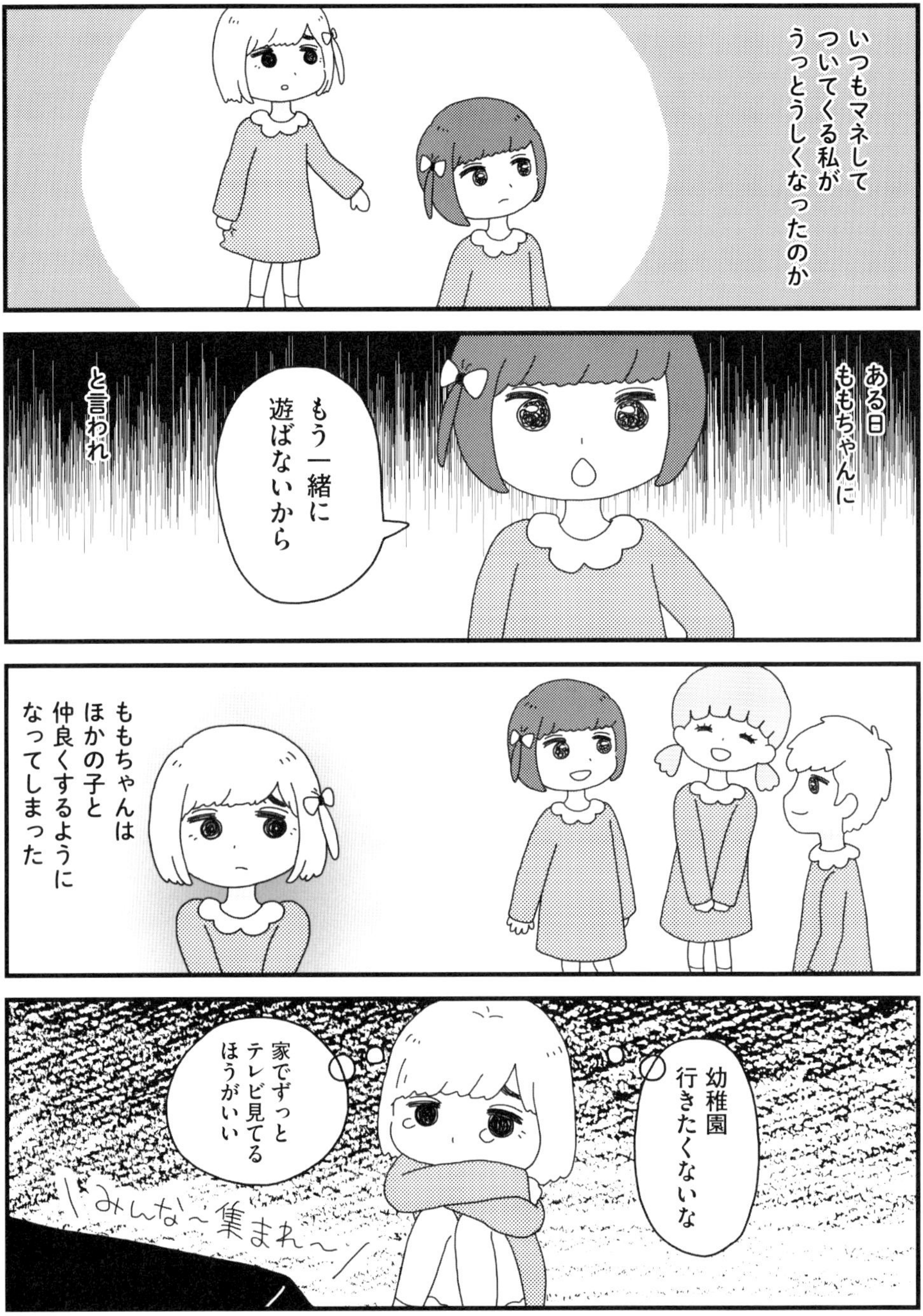
いつもマネして
ついてくる私が
うっとうしくなったのか
ある日
ももちゃんに
もう一緒に
遊ばないから
と言われ
ももちゃんは
ほかの子と
仲良くするように
なってしまった
幼稚園
行きたくないいな
家でずっと
テレビ見てる
ほうがいい
みんな～集まれ～

テレビをみている間はつらい気持ちを忘れられる

「恥ずかしい」

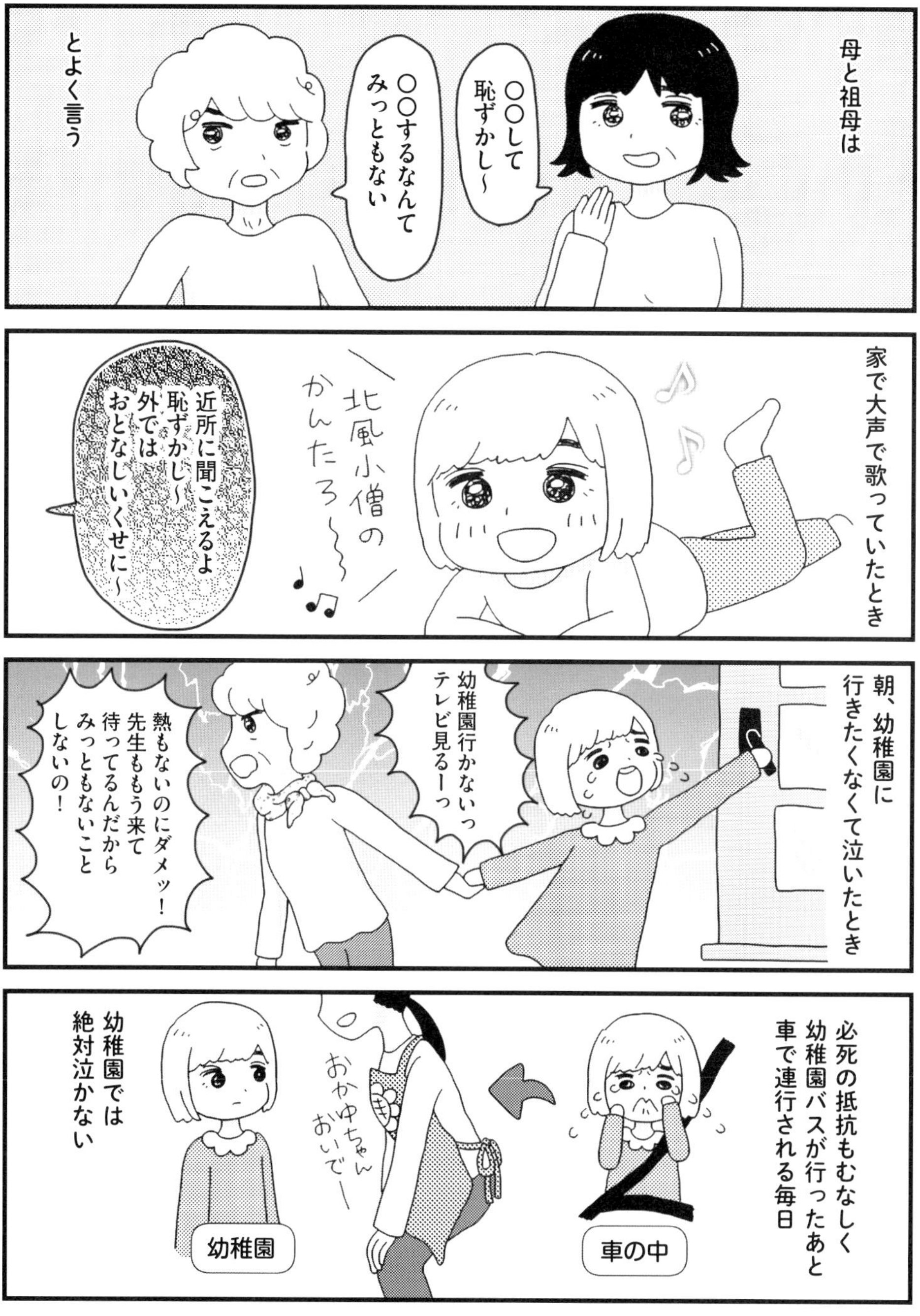
母と祖母は
○○して恥ずかし〜
○○するなんてみっともない
とよく言う
家で大声で歌っていたとき
北風小僧のかんたろ〜〜
近所に聞こえるよ恥ずかし〜外ではおとなしいくせに〜
朝、幼稚園に行きたくなくて泣いたとき
幼稚園行かないっテレビ見るーっ
熱もないのにダメッ！先生ももう来て待ってるんだからみっともないことしないの！
必死の抵抗もむなしく幼稚園バスが行ったあと車で連行される毎日
車の中
おかゆちゃんおいでー
幼稚園
幼稚園では絶対泣かない

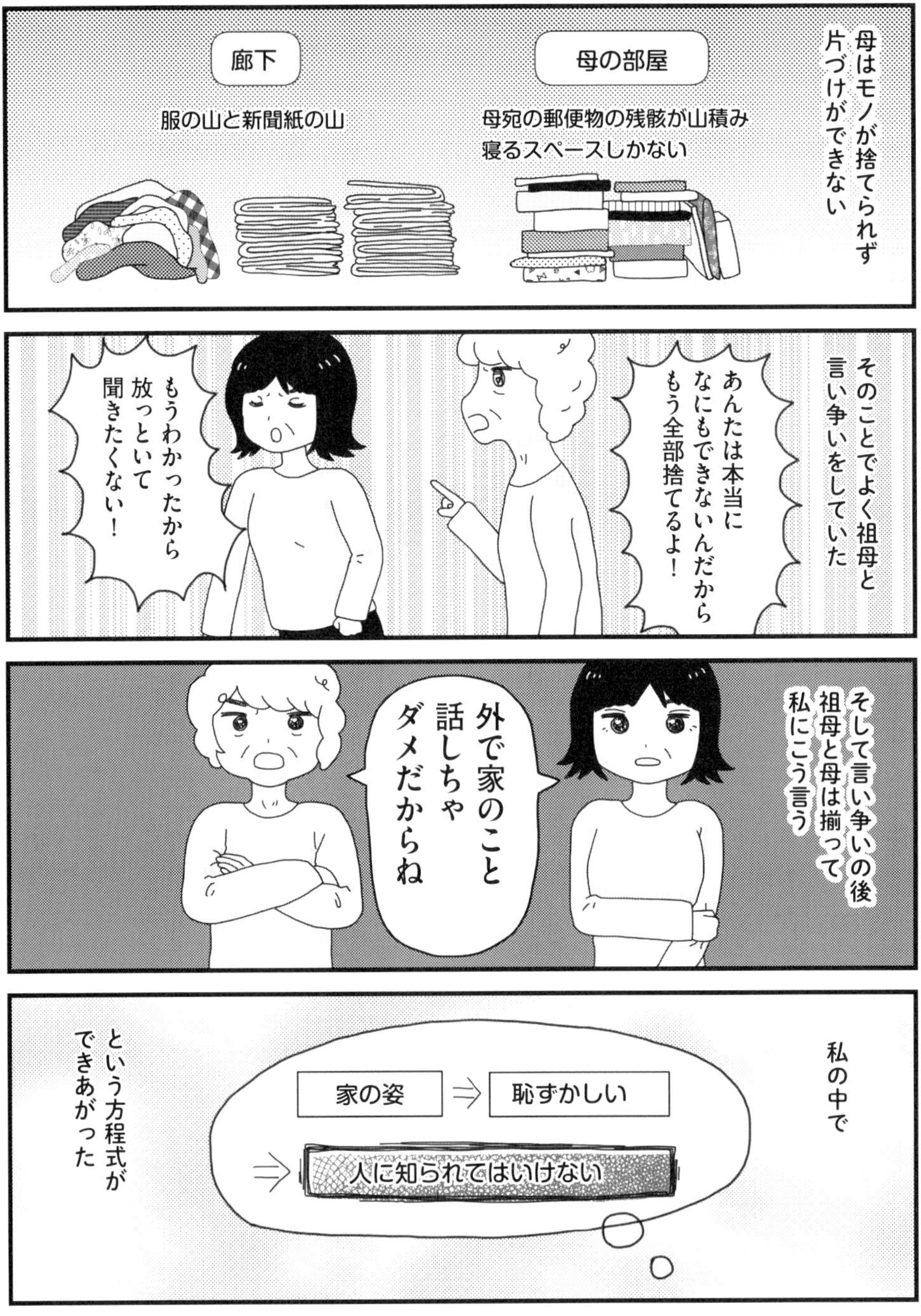
母はモノが捨てられず
片づけができない
母の部屋
母宛の郵便物の残骸が山積み
寝るスペースしかない
廊下
服の山と新聞紙の山
そのことでよく祖母と
言い争いをしていた
あんたは本当に
なにもできないんだから
もう全部捨てるよ！
もうわかったから
放っといて
聞きたくない！
そして言い争いの後
祖母と母は揃って
私にこう言う
外で家のこと
話しちゃ
ダメだからね
私の中で
家の姿 ⇒ 恥ずかしい
⇒ 人に知られてはいけない
という方程式が
できあがった

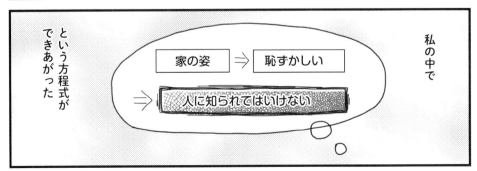

家族でお出かけ

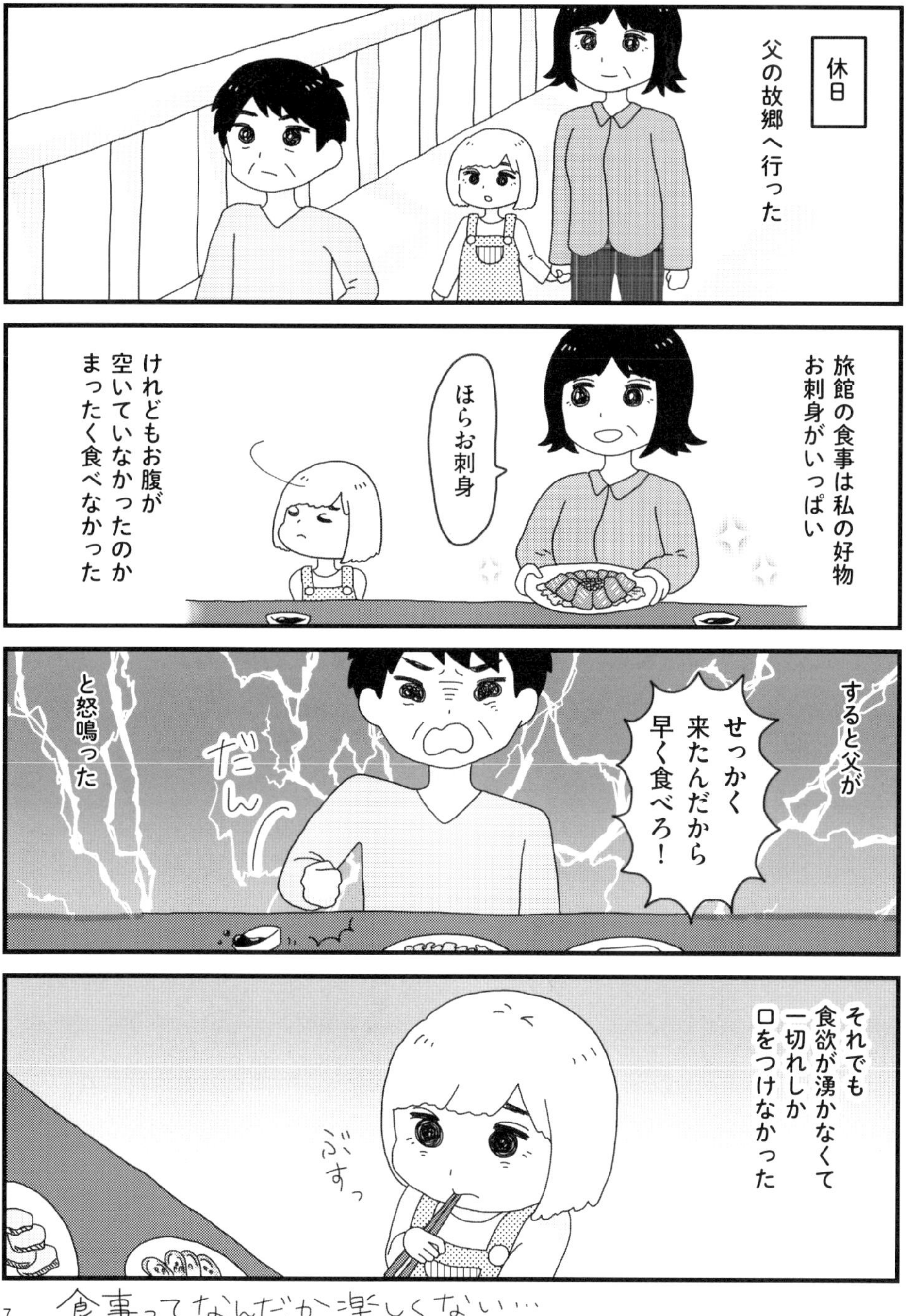
休日
父の故郷へ行った
旅館の食事は私の好物
お刺身がいっぱい
ほらお刺身
けれどもお腹が
空いていなかったのか
まったく食べなかった
すると父が
せっかく
来たんだから
早く食べろ！
だんっ
と怒鳴った
それでも
食欲が湧かなくて
一切れしか
口をつけなかった
ぶすっ

食事ってなんだか楽しくない…

お父さんが…

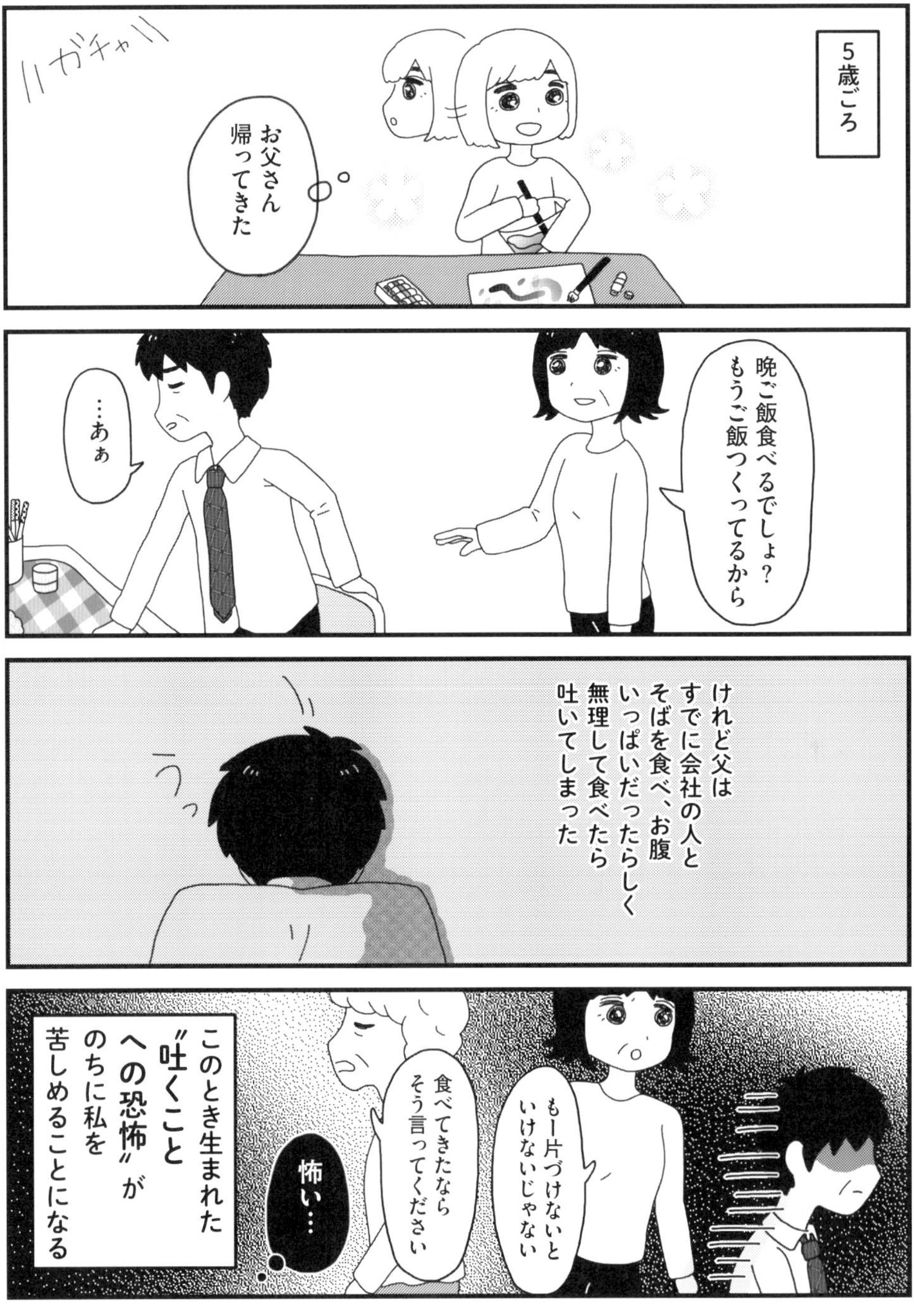
5歳ごろ
ガチャ
お父さん帰ってきた
晩ご飯食べるでしょ？もうご飯つくってるから
…あぁ
けれど父はすでに会社の人とそばを食べ、お腹いっぱいだったらしく無理して食べたら吐いてしまった
うっ
もー片づけないといけないじゃない
食べてきたならそう言ってください
怖い…
このとき生まれた〝吐くことへの恐怖〟がのちに私を苦しめることになる

解説 1　会食恐怖症ってなに？

会食恐怖症は、自意識の発達する思春期に好発する症状です。友だちや上司との食事場面やパーティーなどで自分の食事場面を人に見られている意識が強く、食べる量や食べ方などを過剰に意識します。そのため、心身が過度に緊張し食事ができなくなるのです。そしてこのような状態を一度経験すると、次の会食でも「また緊張して食べられないのでは……」という不安を覚えます。さらに、「自分が食べられなければ、会食の楽しい雰囲気を台無しにしてしまうのではないか」「会食相手の心を傷つけてしまうのではないか」など加害的な気持ちを強く抱いてしまい、ますます会食を恐れ回避したくなるのです。

精神的な不安や緊張が強くなると、自律神経の1つである交感神経系の活動が活発になり、胃腸の働きが低下します。そのため食欲不振、胃の痛み、吐き気、嘔吐などの症状が出やすくなります。このような身体的な症状から、内科や消化器科を受診すると「機能性胃腸症」など身体の病として片づけられてしまうことがあります。

会食恐怖症には、もともと小食の人が多いといわれ、小児期に親や祖父母から食事を残さないようにきびしいしつけを受けた経験があったり、学校の先生から給食を残さないように何度も強い叱責やきびしい指導を受けた人もあるようです。ある地域の学校では、給食で完食できない児童がいると、担任の指導力の不足とみなされることがありました。そのため2019年に国は過度な完食指導をしないよう学校に注意を促しています。

また男性では、〝たくさん食べることが男らしく、食べ物を残すのは情けない〟という価値観を子どもの頃から心に植えつけられていることがしばしば関係しています。

■会食恐怖症と摂食障害のちがい

摂食障害は、会食恐怖症と同じように思春期に好発する疾患であり、人前での食事を注目されたり、強要されると、食べづらさが増し、人前での摂食を回避するという類似点があります。また、精神的に自己肯定感の低さや、対人関係における葛藤が背後にある点も会食恐怖症と似ています。

しかし、摂食障害患者には〝強い痩せ願望と肥満恐怖〟が認められ、その点で会食恐怖症とは大きく異なります。つまり、「会食恐怖症は食べられないことへの恐れ」であり、「摂食障害は食べてしまうことへの恐れ」と言えるでしょう。摂食障害患者は毎日何度も体重を計り、食事のカロリーに大きな関心を示します。そして痩せるために動き回ろうとします（過活動）。人によっては拒食時期と過食時期が交互に現れ、過食直後に（意図的な）嘔吐をすることがあります。

会食恐怖症でも緊張のため嘔吐をすることがあります。しかし摂食障害のような意図的な嘔吐ではなく、心身の緊張による生理的な反応の嘔吐です。

摂食障害が増加した背景に、現代社会の〝痩せ礼賛《らいさん》〟の風潮があります。ある国際的な調査では、日本の女子大生は63％が自らを〝太っている〟と認識しており、調査対象の22カ国中で最多でした。また多くの日本の女子大生が正常体重であるにもかかわらず、ダイエットをしていました。このような時代的風潮のため摂食障害は生じやすいのですが、会食恐怖症も社交を重んじる現代社会の風潮によって増加しているようです。

高橋　進

第2章

人への恐怖

～小学生時代～

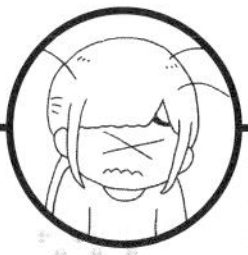

新たな私

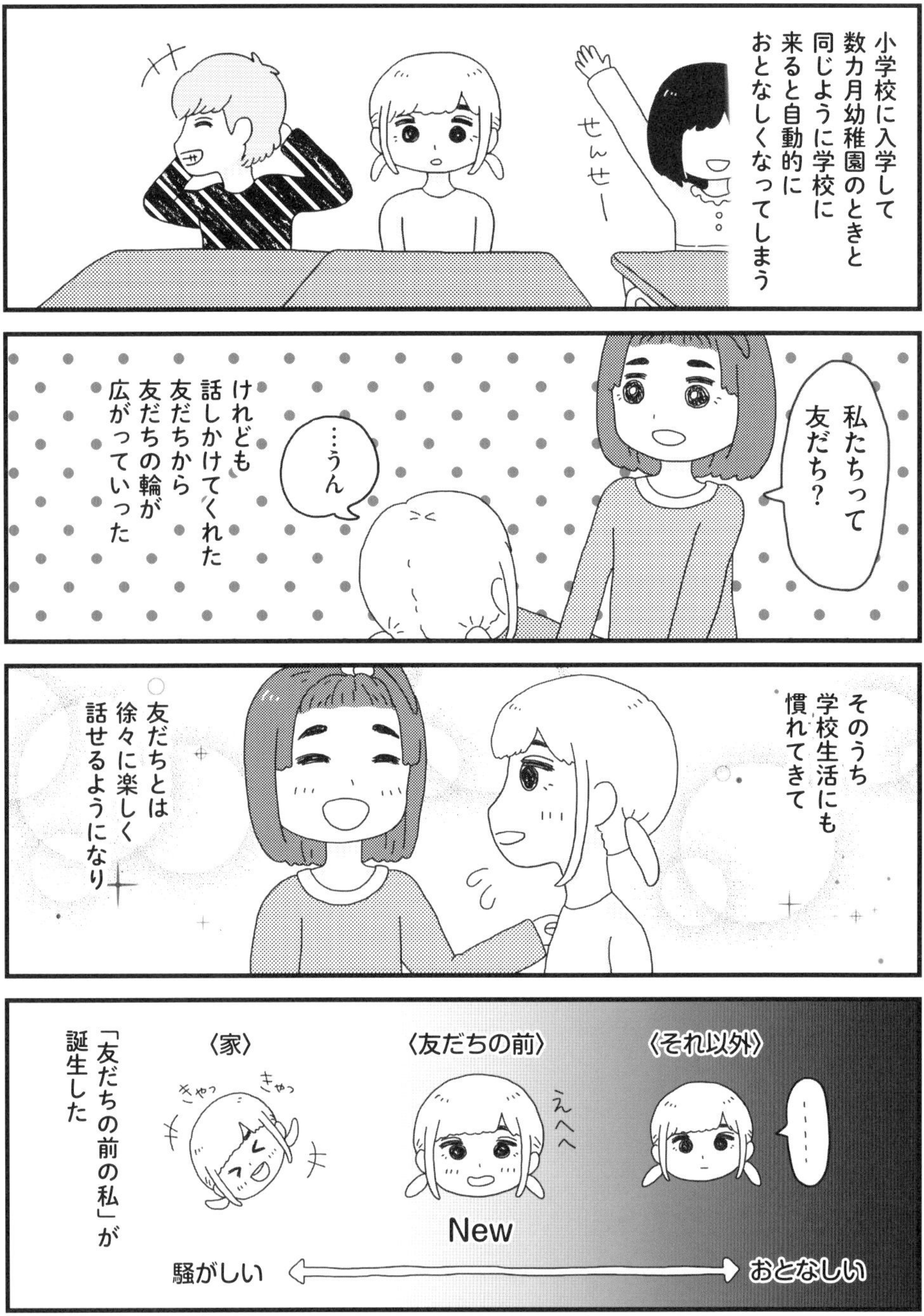

小学校に入学して
数カ月幼稚園のときと
同じように学校に
来ると自動的に
おとなしくなってしまう
せんせー
私たちって
友だち？
…うん
けれども
話しかけてくれた
友だちから
友だちの輪が
広がっていった
そのうち
学校生活にも
慣れてきて
友だちとは
徐々に楽しく
話せるようになり
〈それ以外〉
……
〈友だちの前〉
えへへ
New
〈家〉
きゃっ
きゃっ
「友だちの前の私」が
誕生した
騒がしい
おとなしい

声が出てない

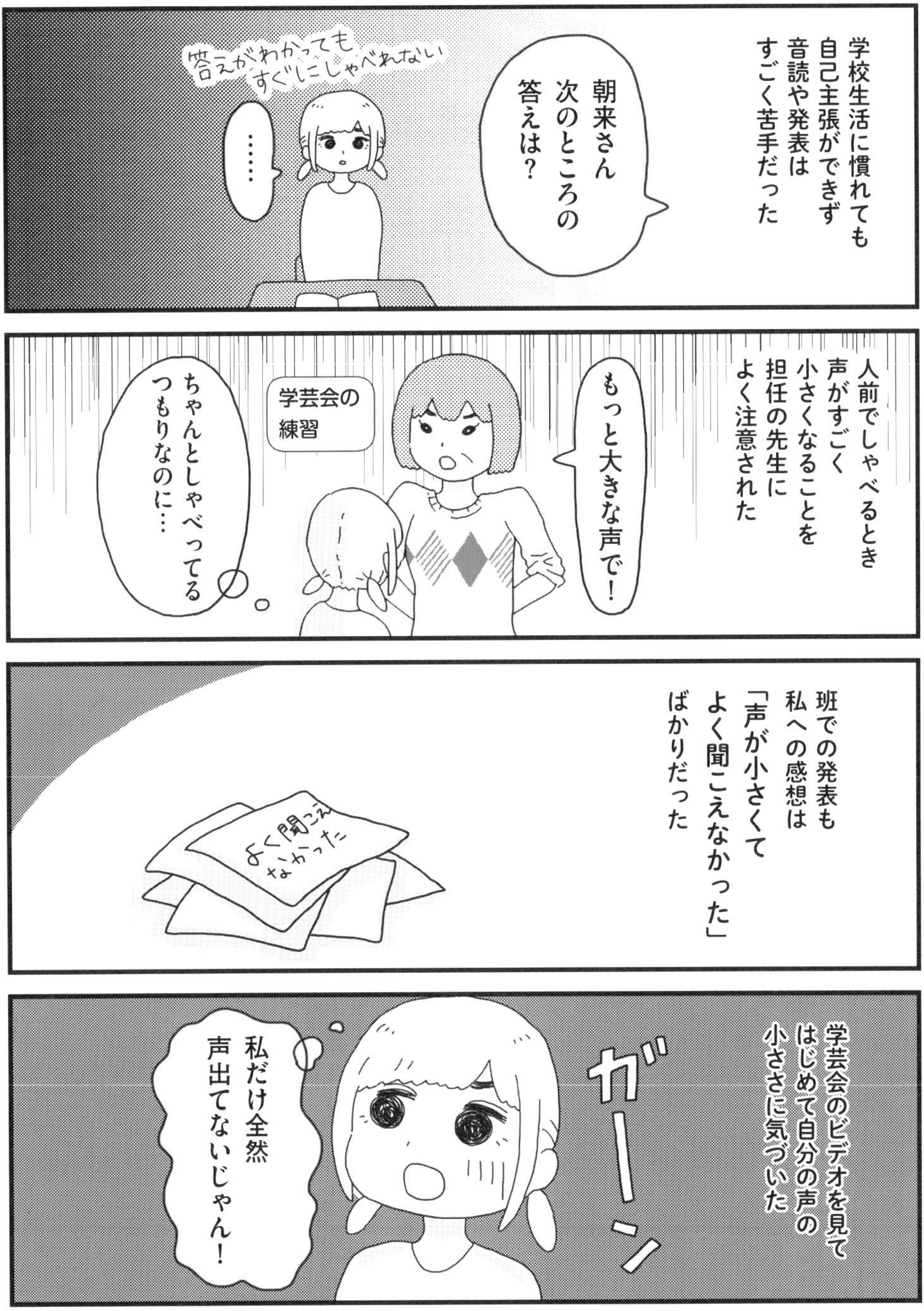
学校生活に慣れても
自己主張ができず
音読や発表は
すごく苦手だった
朝来さん
次のところの
答えは？
……
答えがわかっても
すぐにしゃべれない
人前でしゃべるとき
声がすごく
小さくなることを
担任の先生に
よく注意された
もっと大きな声で！
学芸会の
練習
ちゃんとしゃべってる
つもりなのに…
班での発表も
私への感想は
「声が小さくて
よく聞こえなかった」
ばかりだった
よく聞こえ
なかった
学芸会のビデオを見て
はじめて自分の声の
小ささに気づいた
ガーン
私だけ全然
声出てないじゃん！

声の出てなさにびっくりした

言葉が出てこない

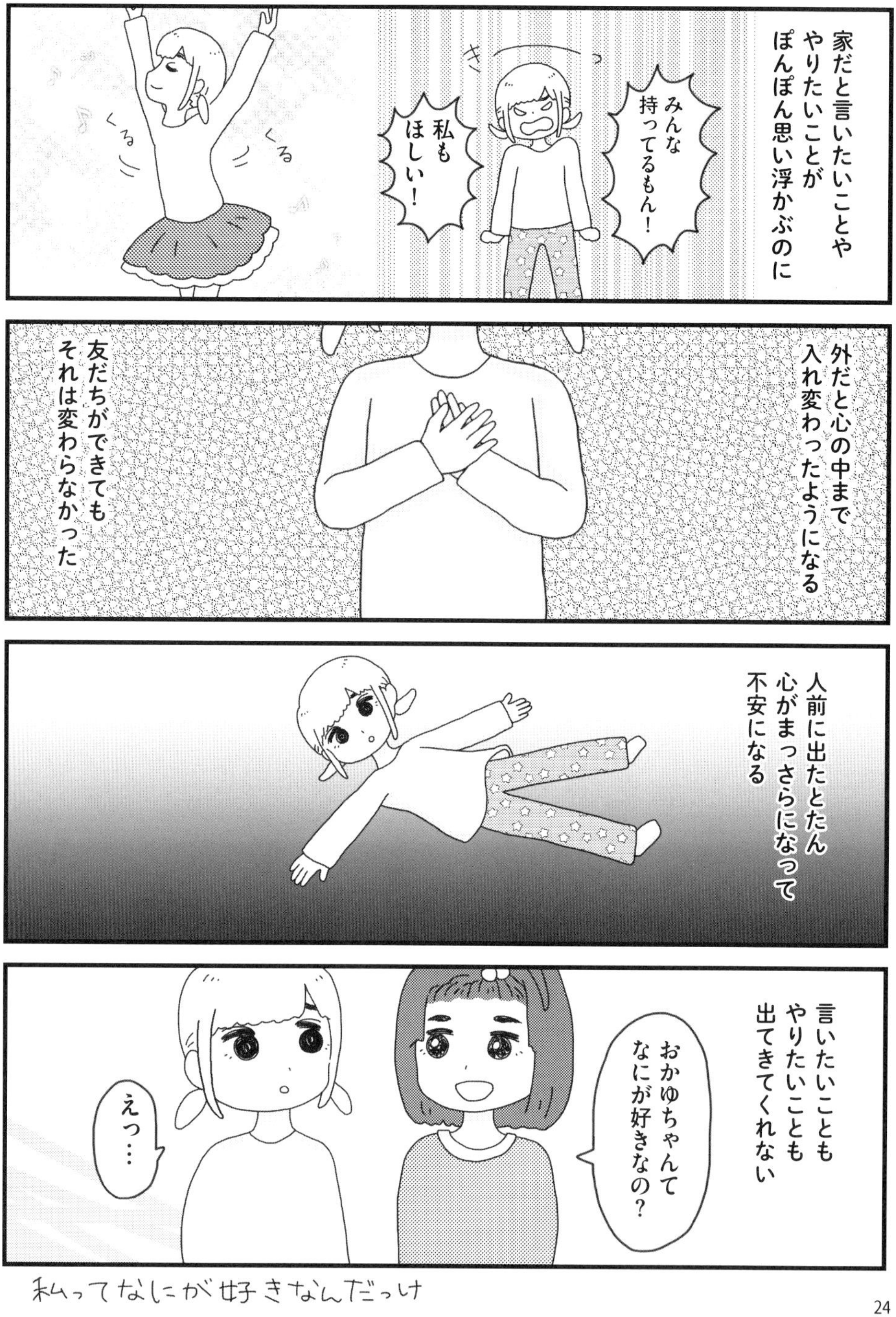
家だと言いたいことや
やりたいことが
ぽんぽん思い浮かぶのに
みんな持ってるもん！
私もほしい！
くる
くる
外だと心の中まで
入れ変わったようになる
友だちができても
それは変わらなかった
人前に出たとたん
心がまっさらになって
不安になる
言いたいことも
やりたいことも
出てきてくれない
おかゆちゃんて
なにが好きなの？
えっ…

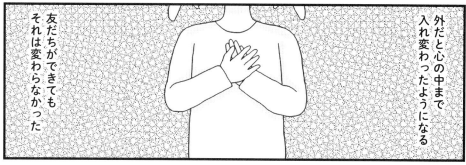

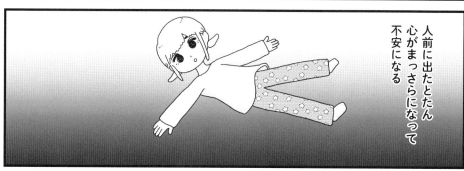

私ってなにが好きなんだっけ

給食が食べられない

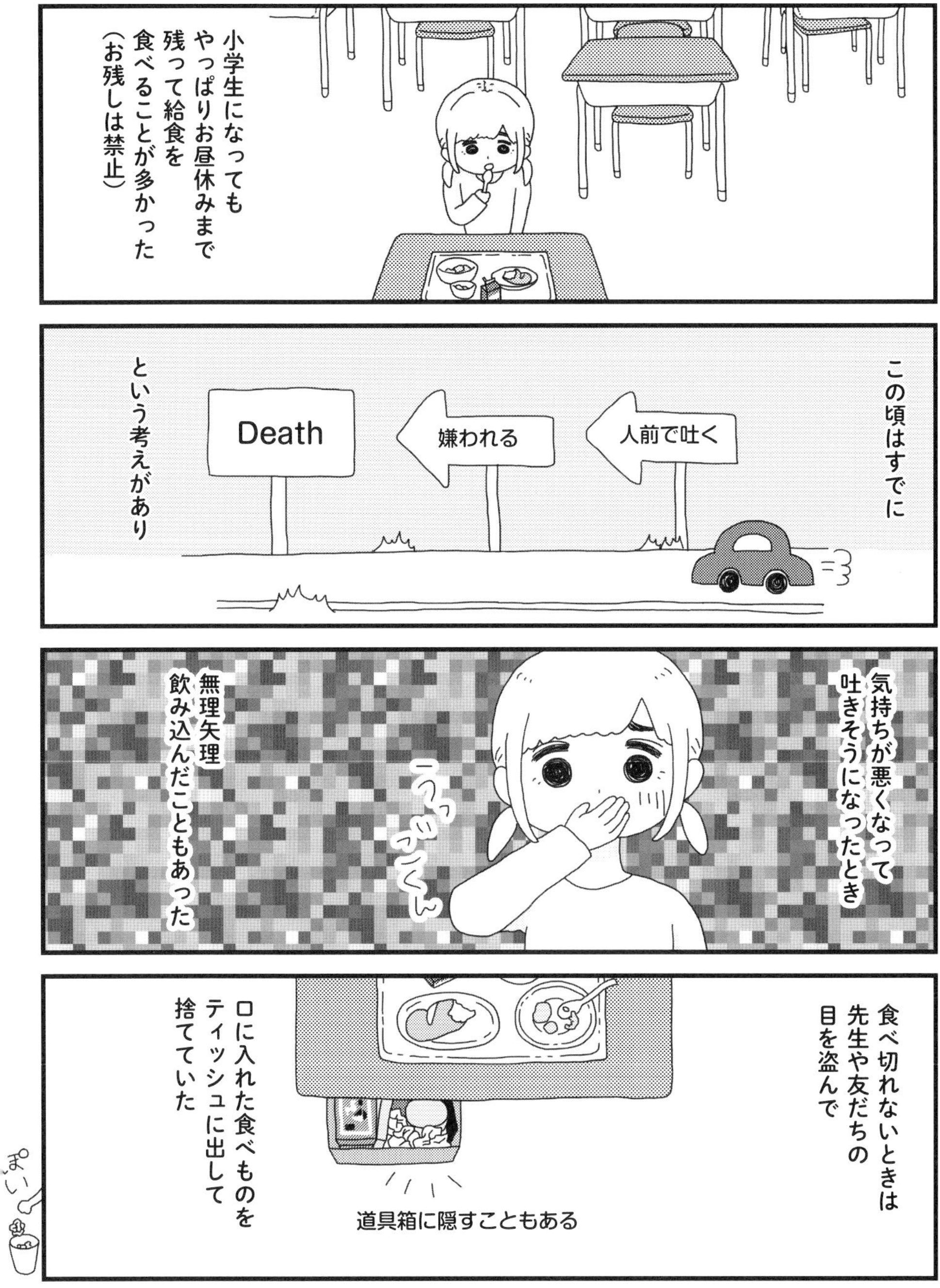
小学生になっても
やっぱりお昼休みまで
残って給食を
食べることが多かった
(お残しは禁止)
この頃はすでに
人前で吐く
嫌われる
Death
という考えがあり
気持ちが悪くなって
吐きそうになったとき
うっぷっくん
無理矢理
飲み込んだこともあった
食べ切れないときは
先生や友だちの
目を盗んで
口に入れた食べものを
ティッシュに出して
捨てていた
道具箱に隠すこともある
ぽい

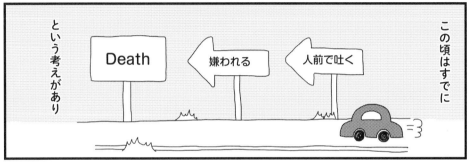

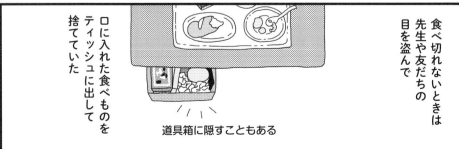

シール

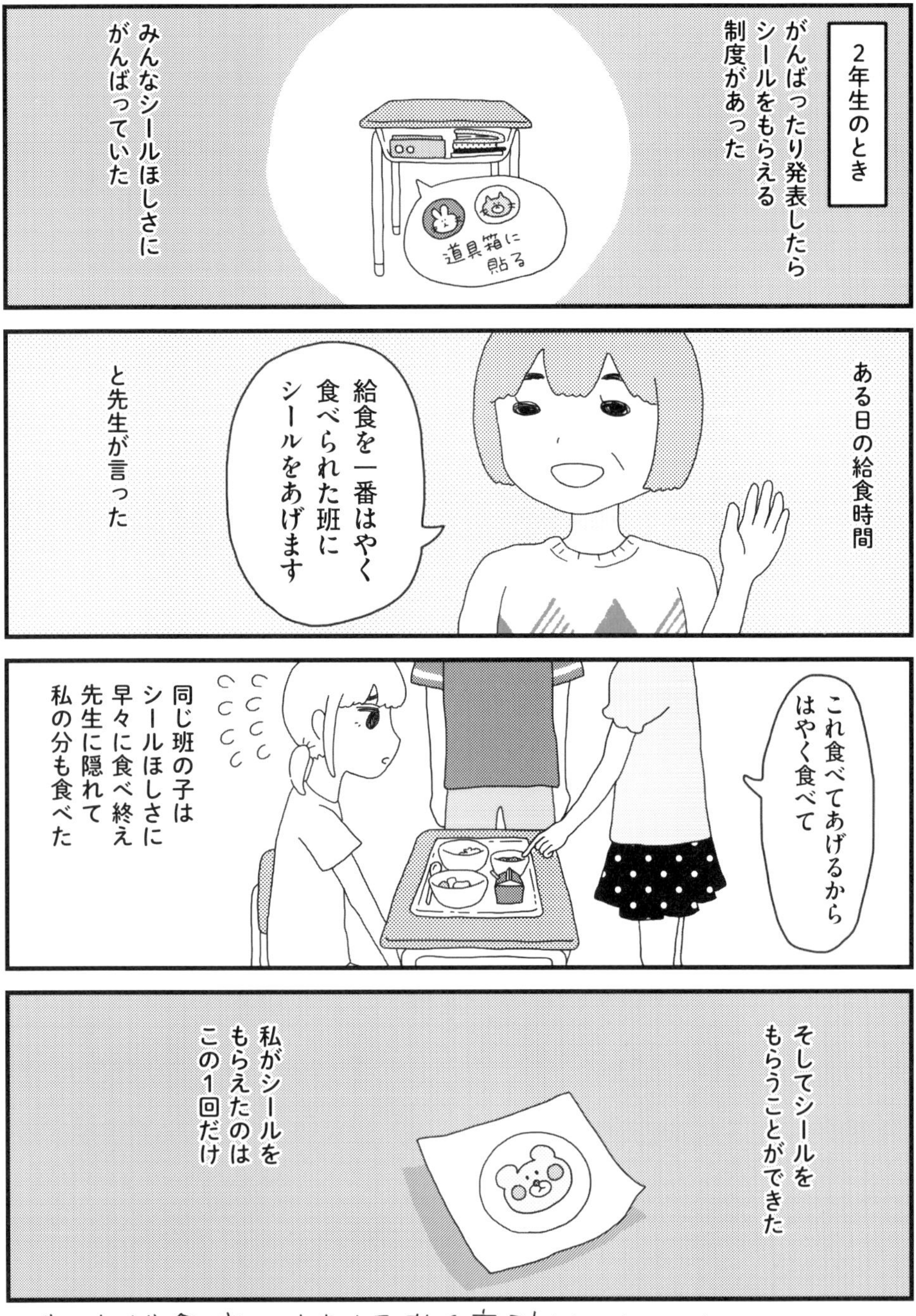
2年生のとき
がんばったり発表したら
シールをもらえる
制度があった
道具箱に
貼る
みんなシールほしさに
がんばっていた
ある日の給食時間
給食を一番はやく
食べられた班に
シールをあげます
と先生が言った
これ食べてあげるから
はやく食べて
同じ班の子は
シールほしさに
早々に食べ終え
先生に隠れて
私の分も食べた
そしてシールを
もらうことができた
私がシールを
もらえたのは
この1回だけ

でもまだ食事に対する苦手意識はなかった

約束を断られるのはつらい

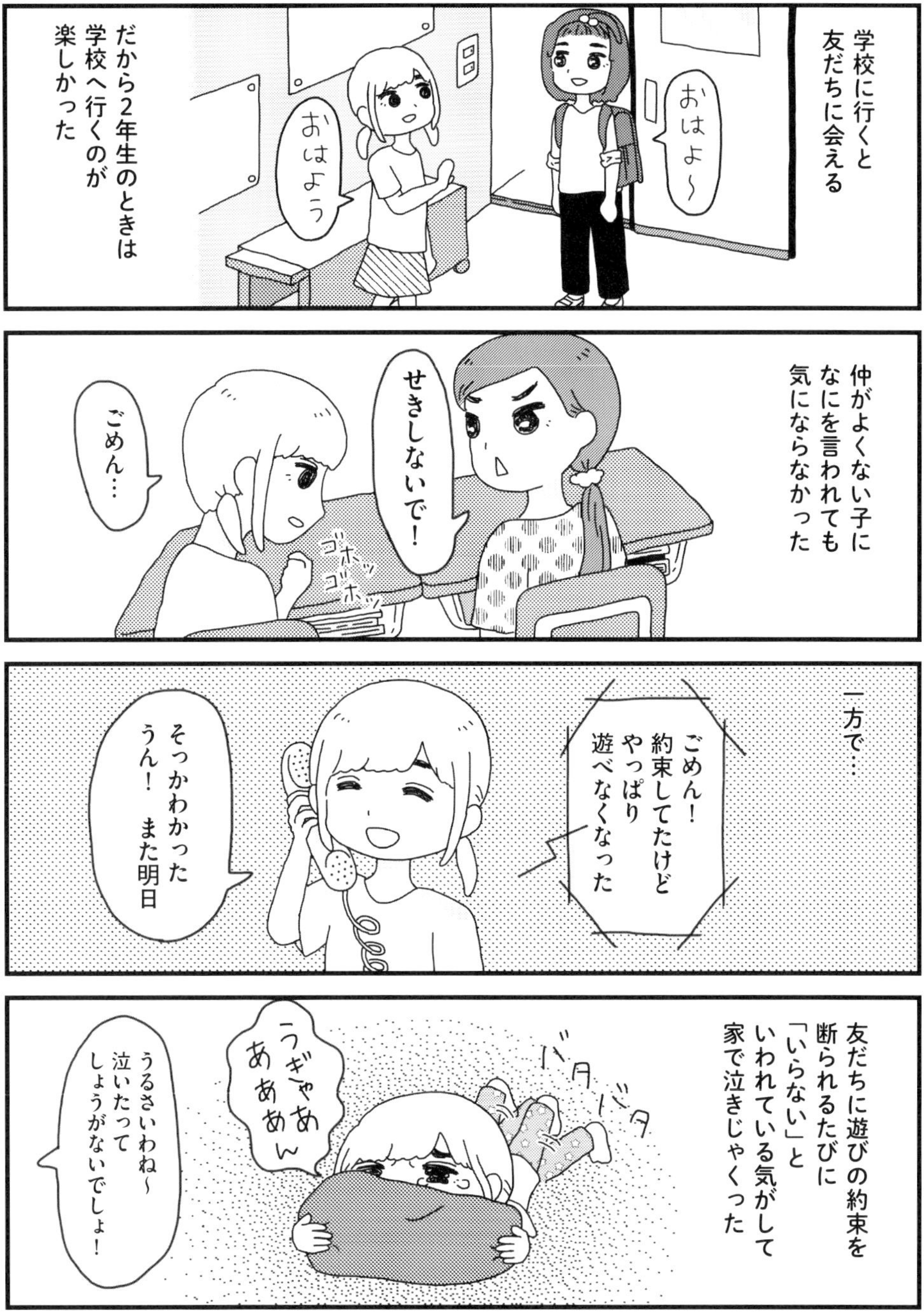
学校に行くと友だちに会える
おはよ〜
おはよう
だから2年生のときは学校へ行くのが楽しかった
仲がよくない子になにを言われても気にならなかった
せきしないで!
ゴホッゴホッ
ごめん…
一方で…
ごめん! 約束してたけどやっぱり遊べなくなった
そっかわかった うん! また明日
友だちに遊びの約束を断られるたびに「いらない」といわれている気がして家で泣きじゃくった
バタバタ
うぎゃあああん
うるさいわね〜 泣いたってしょうがないでしょ!

嫌われたくないのに

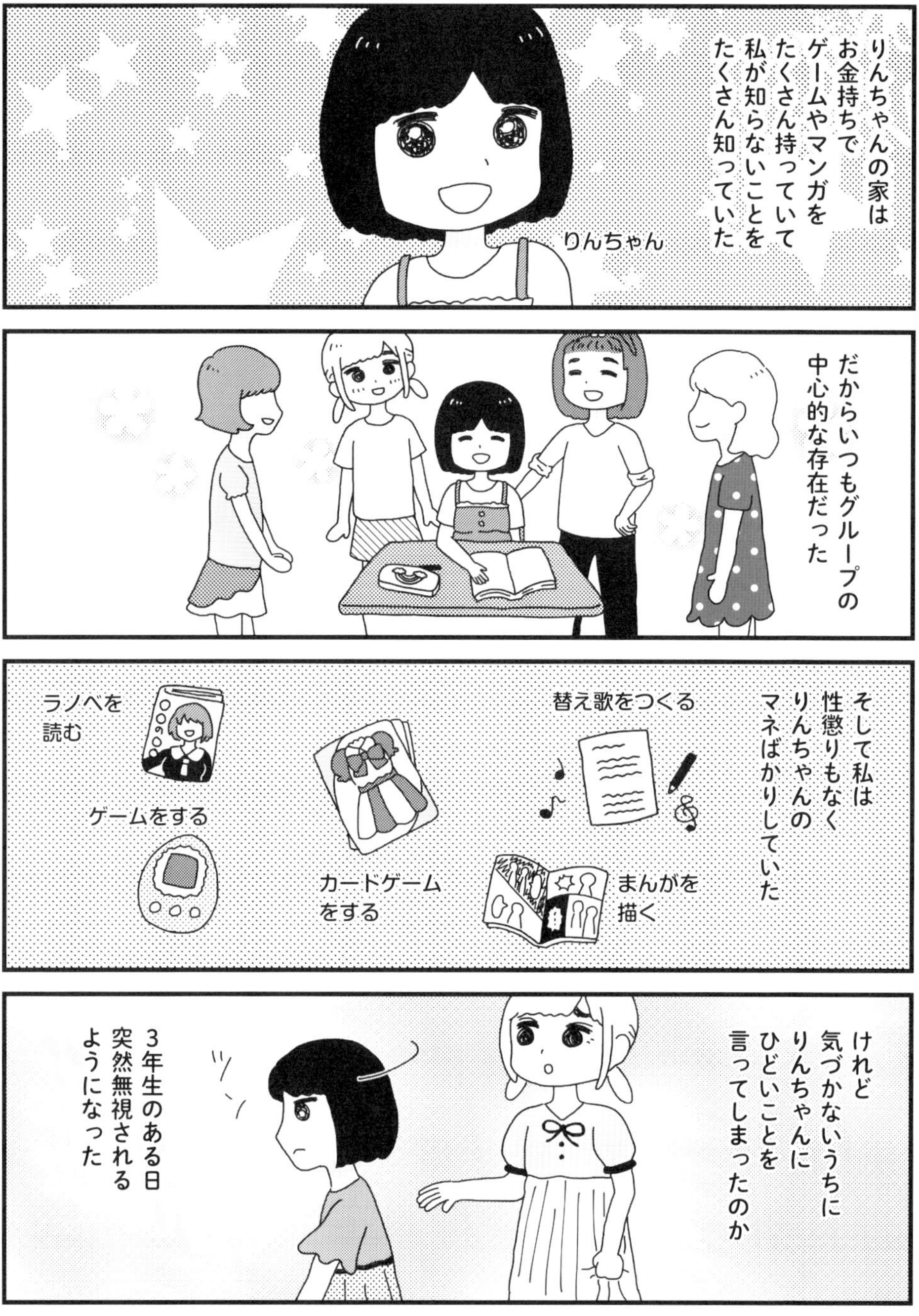
りんちゃんの家は
お金持ちで
ゲームやマンガを
たくさん持っていて
私が知らないことを
たくさん知っていた
りんちゃん
だからいつもグループの
中心的な存在だった
そして私は
性懲りもなく
りんちゃんの
マネばかりしていた
替え歌をつくる
ラノベを
読む
ゲームをする
カードゲーム
をする
まんがを
描く
けれど
気づかないうちに
りんちゃんに
ひどいことを
言ってしまったのか
3年生のある日
突然無視される
ようになった

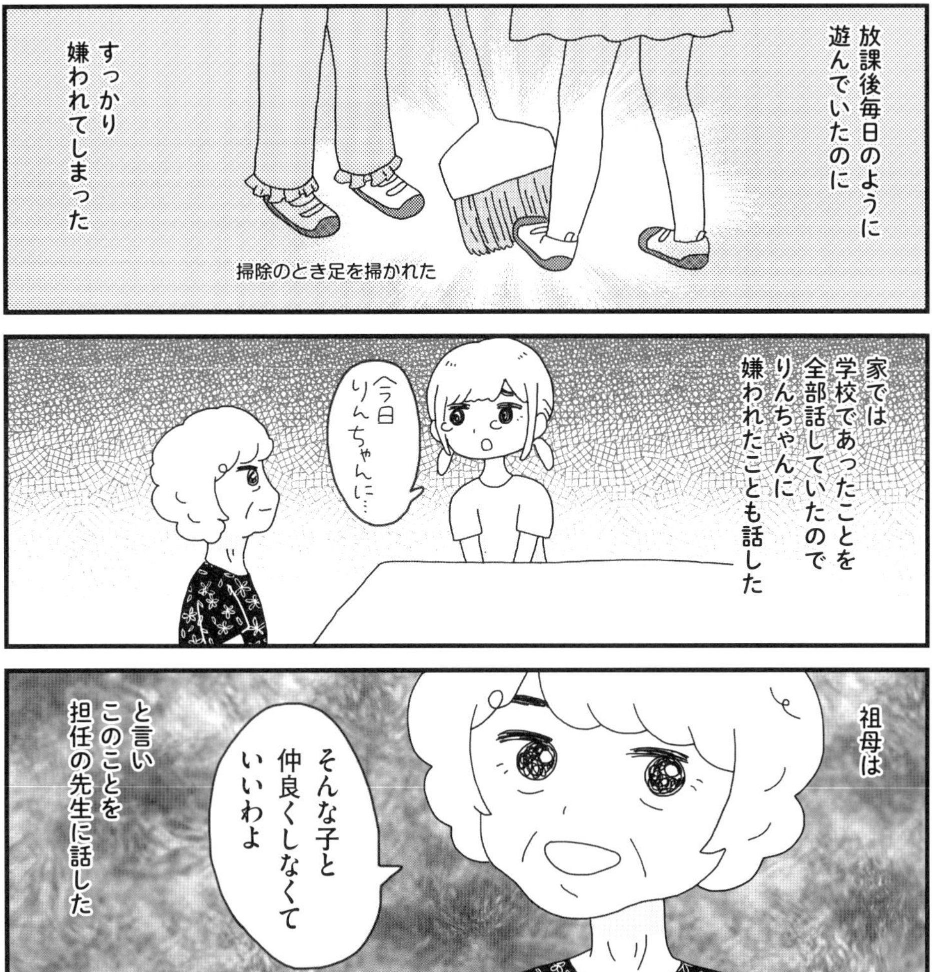
放課後毎日のように遊んでいたのに
すっかり嫌われてしまった
掃除のとき足を掃かれた
家では学校であったことを全部話していたのでりんちゃんに嫌われたことも話した
今日りんちゃんに…
祖母は
そんな子と仲良くしなくていいわよ
と言いこのことを担任の先生に話した
担任の先生は
おかゆさん、性格に裏表があるでしょう授業中と休み時間の態度を見ていればわかります
そういうところに原因があるんじゃないですか？
と言った

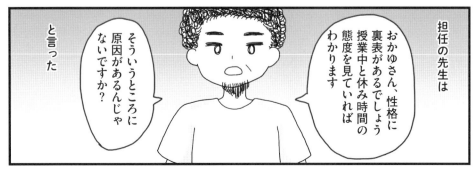

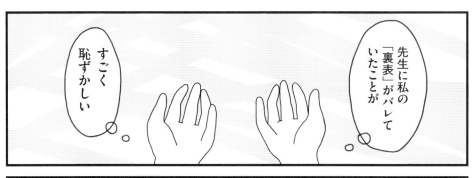

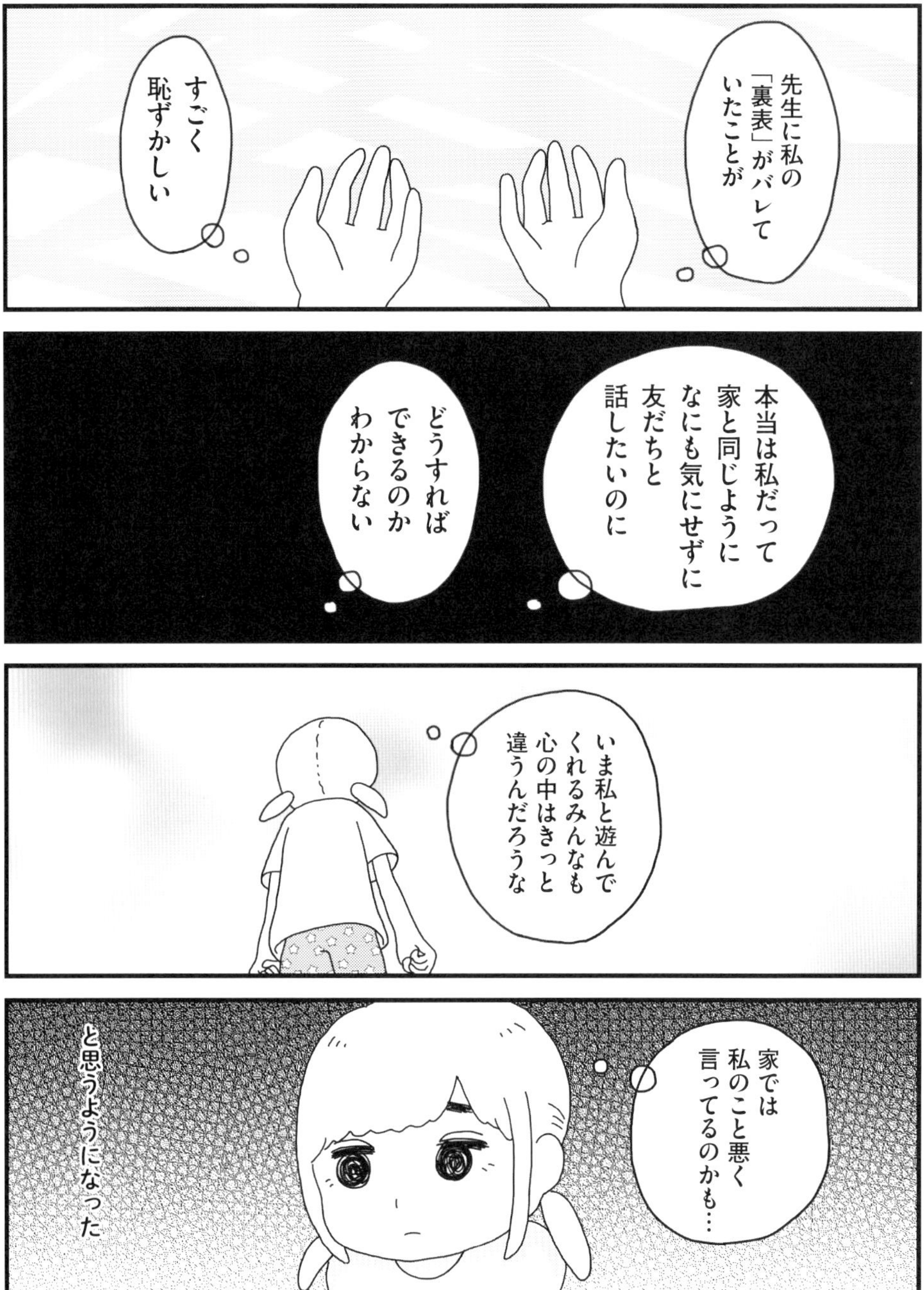
先生に私の「裏表」がバレていたことが
すごく恥ずかしい
本当は私だって家と同じようになにも気にせずに友だちと話したいのに
どうすればできるのかわからない
いま私と遊んでくれるみんなも心の中はきっと違うんだろうな
家では私のこと悪く言ってるのかも…
と思うようになった

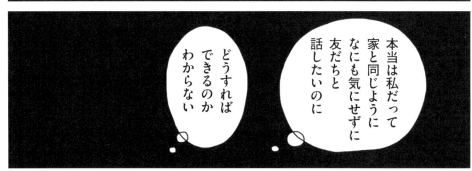

人への怯えが増した

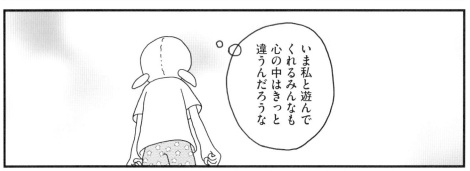

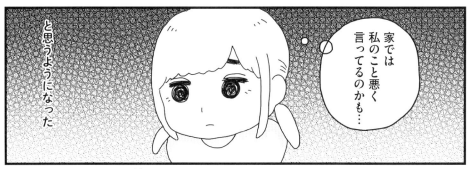

音読大会

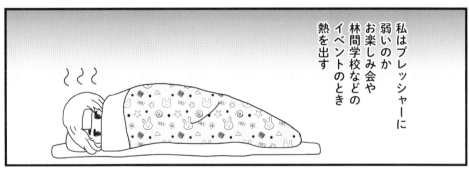

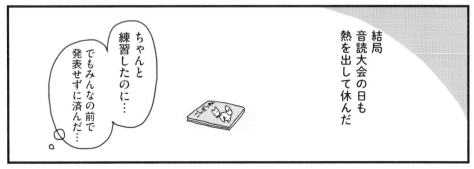

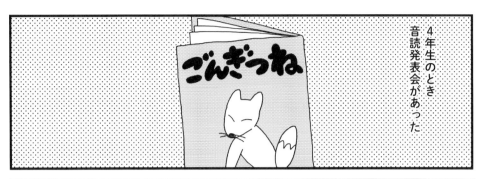

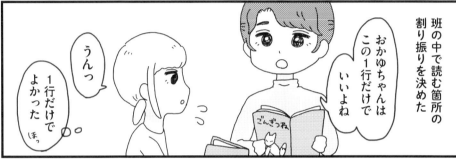

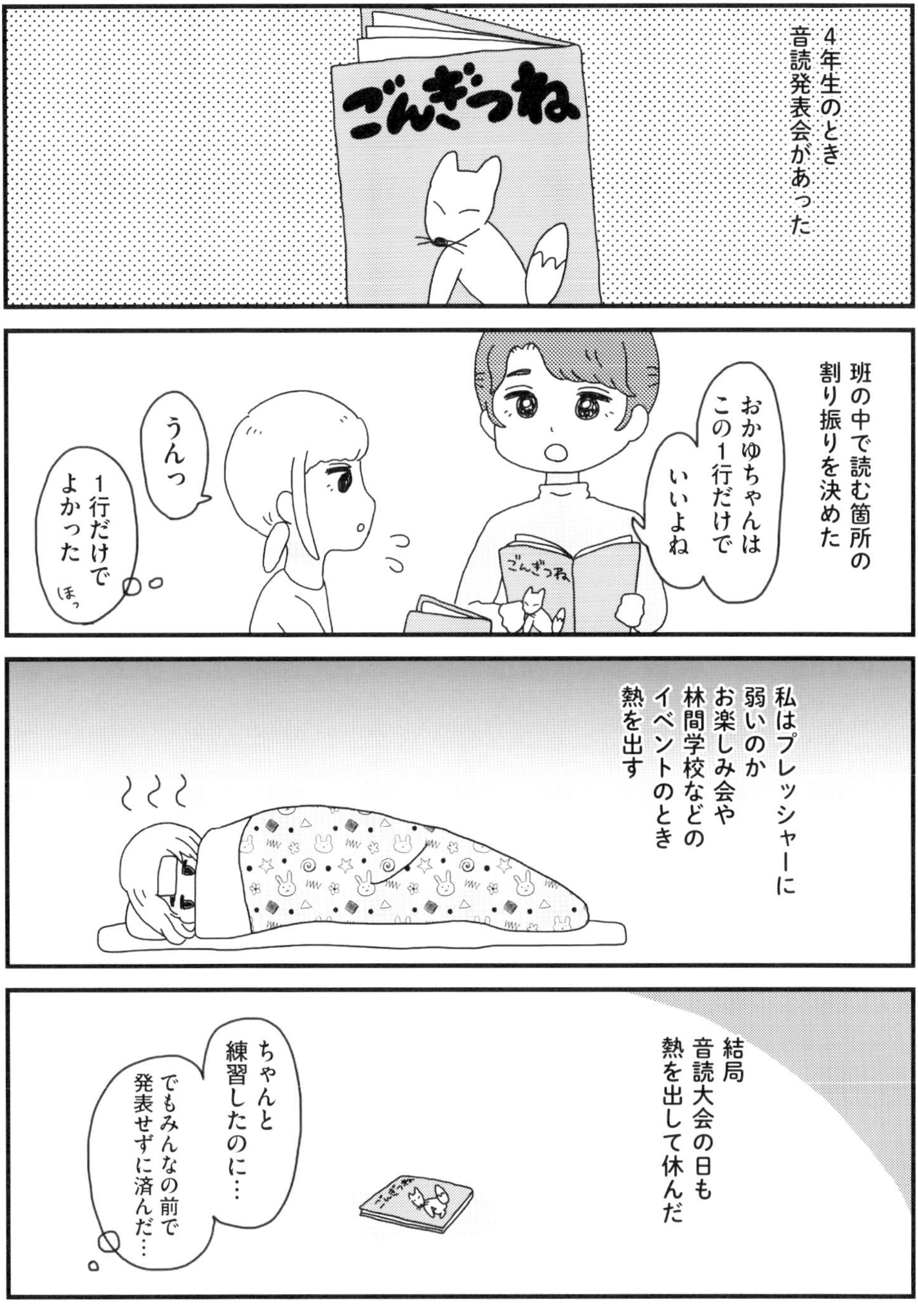
4年生のとき
音読発表会があった
ごんぎつね
班の中で読む箇所の割り振りを決めた
おかゆちゃんは この1行だけで いいよね
ごんぎつね
うんっ
1行だけで よかった
ほっ
私はプレッシャーに 弱いのか お楽しみ会や 林間学校などの イベントのとき 熱を出す
結局 音読大会の日も 熱を出して休んだ
ちゃんと 練習したのに…
でもみんなの前で 発表せずに済んだ…

成長

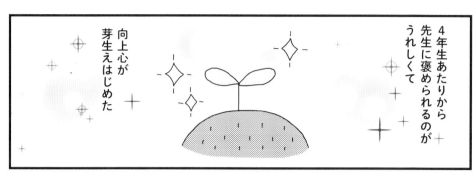

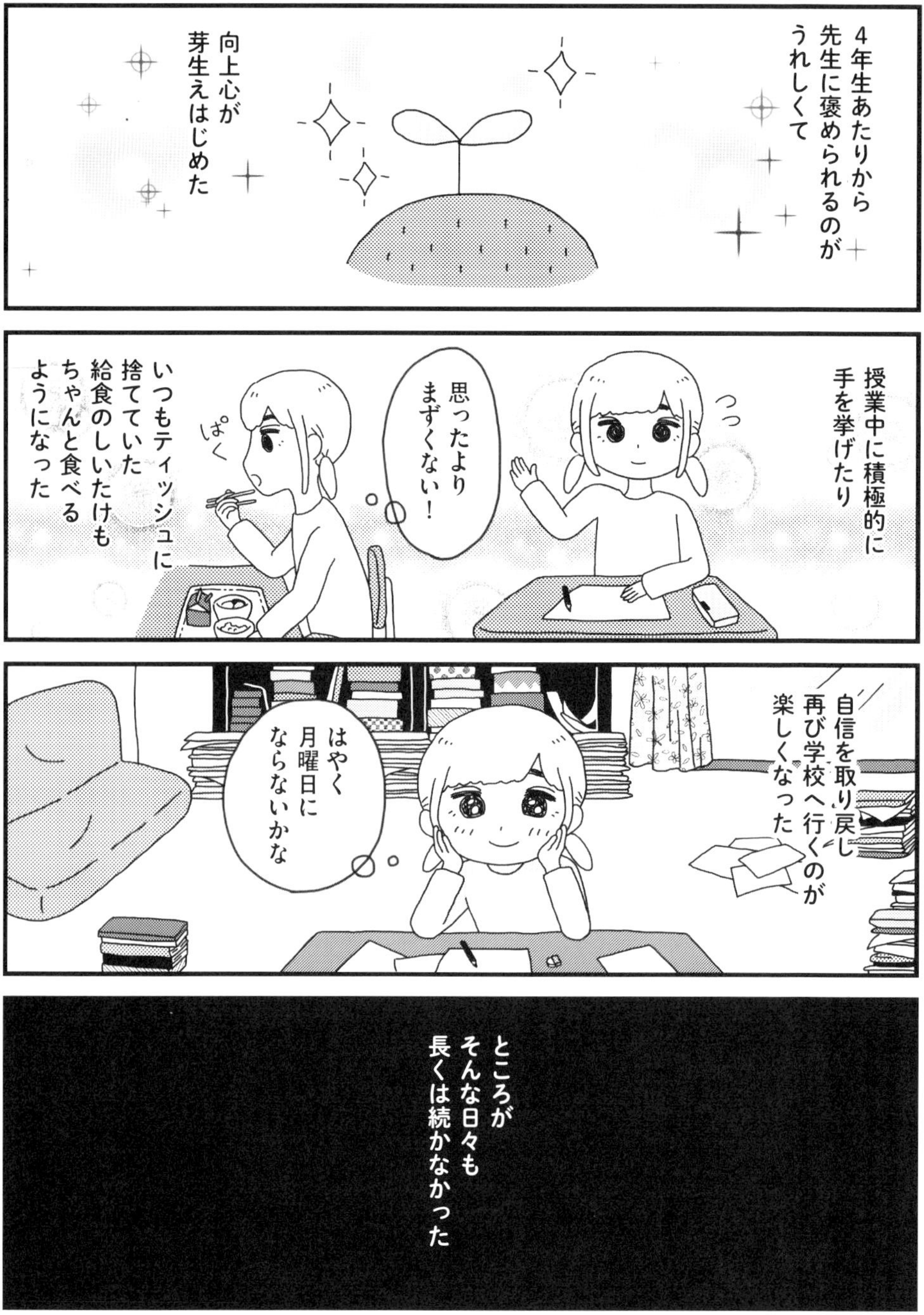
4年生あたりから
先生に褒められるのが
うれしくて
向上心が
芽生えはじめた
授業中に積極的に
手を挙げたり
思ったより
まずくない！
ぱく
いつもティッシュに
捨てていた
給食のしいたけも
ちゃんと食べる
ようになった
自信を取り戻し
再び学校へ行くのが
楽しくなった
はやく
月曜日に
ならないかな
ところが
そんな日々も
長くは続かなかった

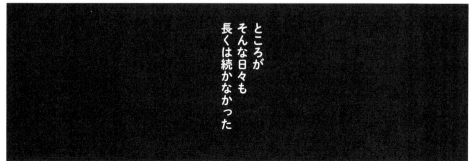

バレる

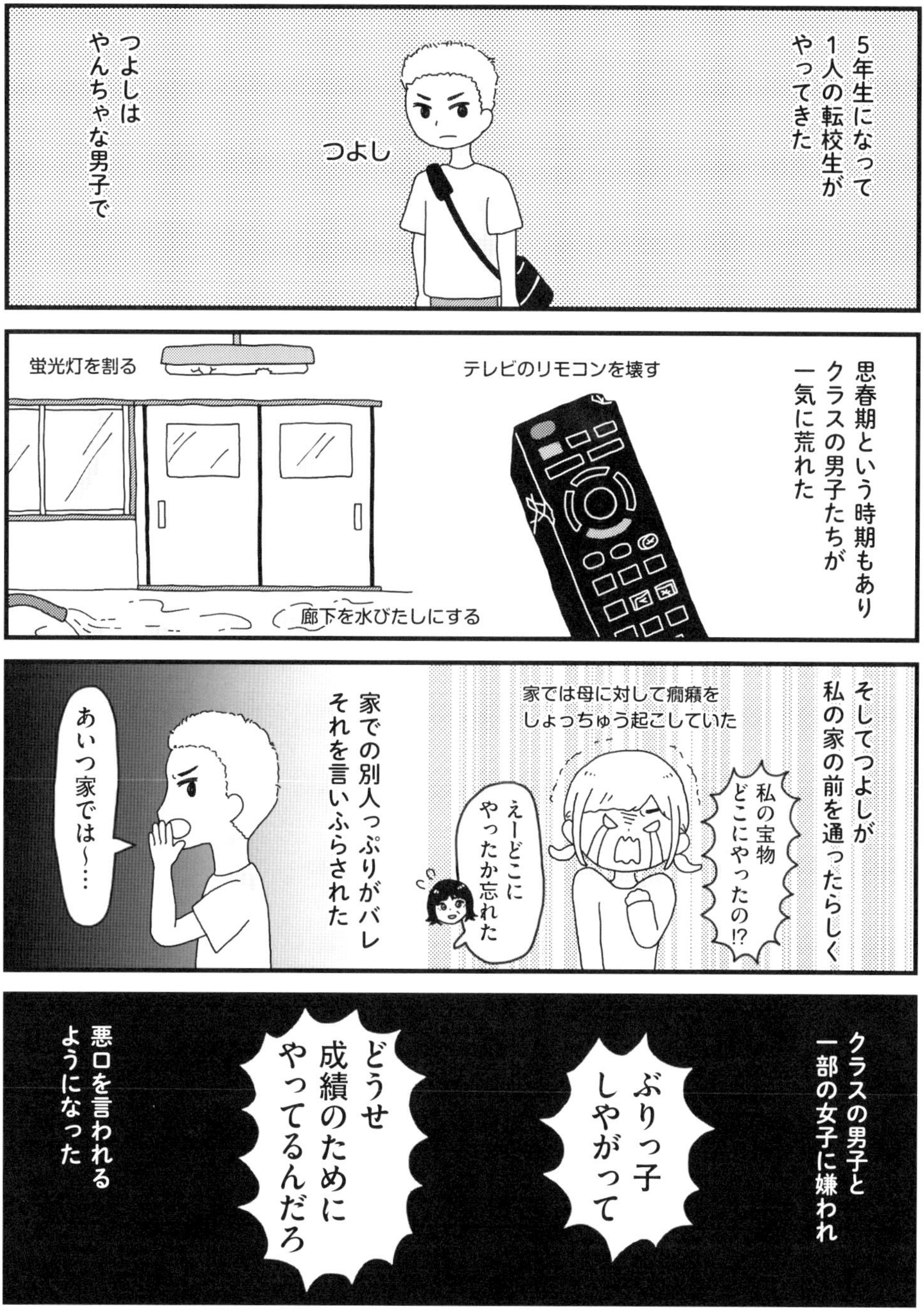
5年生になって
1人の転校生が
やってきた
つよし
つよしは
やんちゃな男子で
思春期という時期もあり
クラスの男子たちが
一気に荒れた
テレビのリモコンを壊す
蛍光灯を割る
廊下を水びたしにする
そしてつよしが
私の家の前を通ったらしく
家では母に対して癇癪を
しょっちゅう起こしていた
私の宝物
どこにやったの!?
えーどこに
やったか忘れた
家での別人っぷりがバレ
それを言いふらされた
あいつ家では〜…
クラスの男子と
一部の女子に嫌われ
ぶりっ子
しやがって
どうせ
成績のために
やってるんだろ
悪口を言われる
ようになった

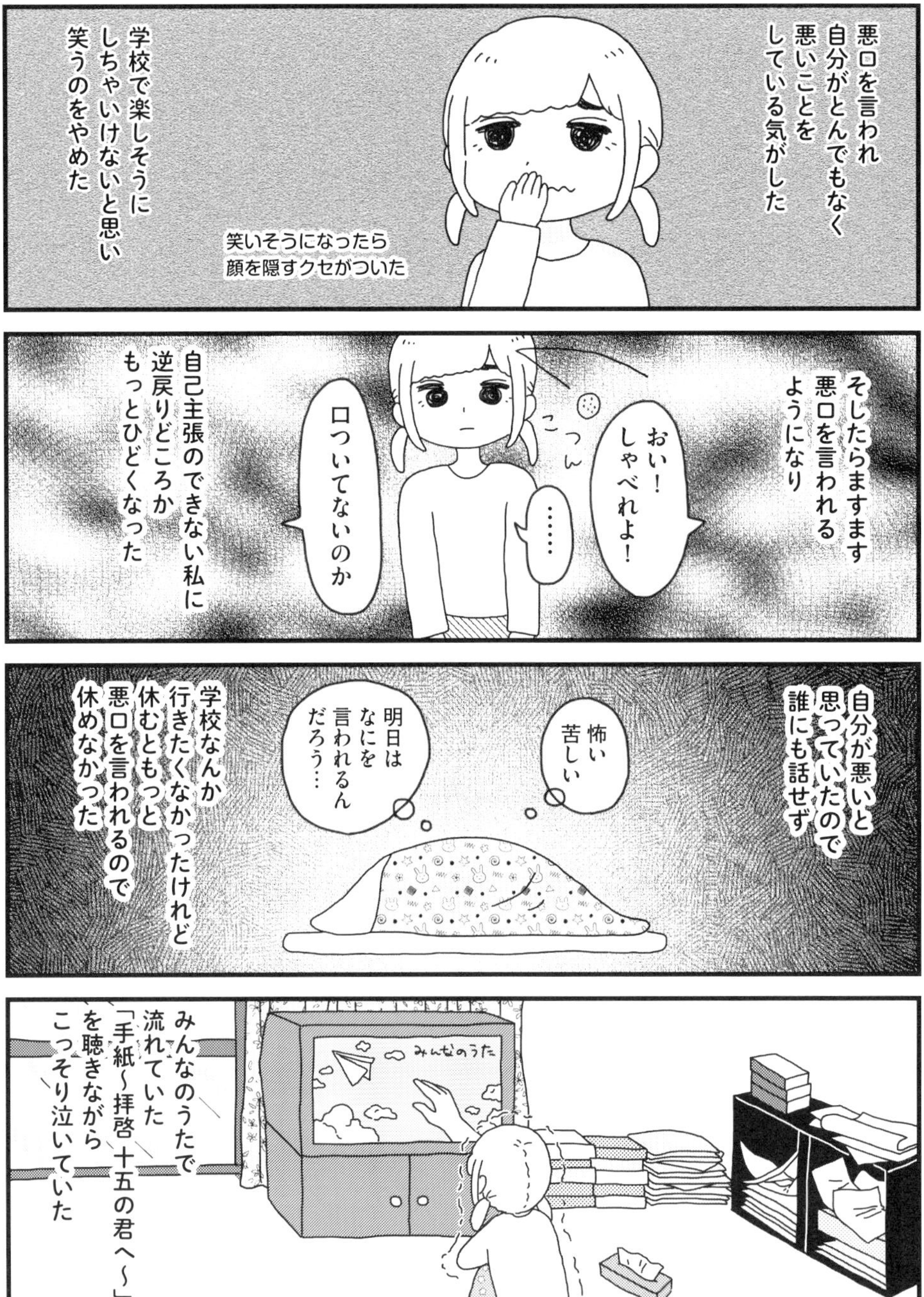
悪口を言われ
自分がとんでもなく
悪いことを
している気がした
笑いそうになったら
顔を隠すクセがついた
学校で楽しそうに
しちゃいけないと思い
笑うのをやめた
そしたらますます
悪口を言われる
ようになり
おい！
しゃべれよ！
こつん
……
口ついてないのか
自己主張のできない私に
逆戻りどころか
もっとひどくなった
自分が悪いと
思っていたので
誰にも話せず
怖い
苦しい
明日は
なにを
言われるん
だろう…
学校なんか
行きたくなかったけれど
休むともっと
悪口を言われるので
休めなかった
みんなのうたで
流れていた
「手紙〜拝啓 十五の君へ〜」
を聴きながら
こっそり泣いていた
みんなのうた

私に裏表があるからいけないんだ

なにをしても不安

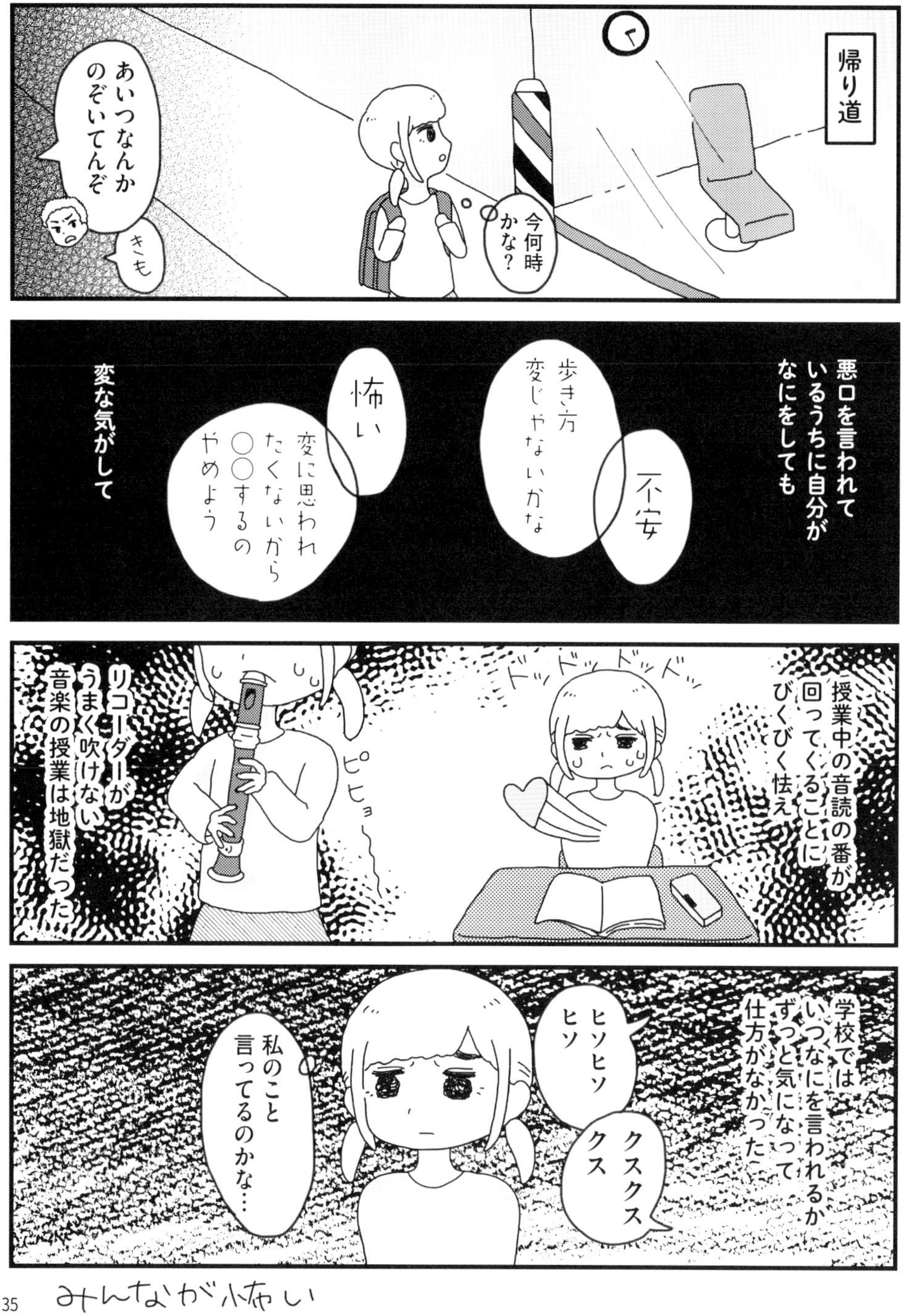
帰り道
今何時かな?
あいつなんかのぞいてんぞ
きも
悪口を言われているうちに自分がなにをしても
不安
歩き方変じゃないかな
怖い
変に思われたくないから○○するのやめよう
変な気がして
授業中の音読の番が回ってくることにびくびく怯え
ドッドッドッドッ
ピヒョ
リコーダーがうまく吹けない音楽の授業は地獄だった
学校ではいつなにを言われるかずっと気になって仕方がなかった
ヒソヒソヒソ
クスクスクス
私のこと言ってるのかな…

みんなが怖い

家ですら話せない

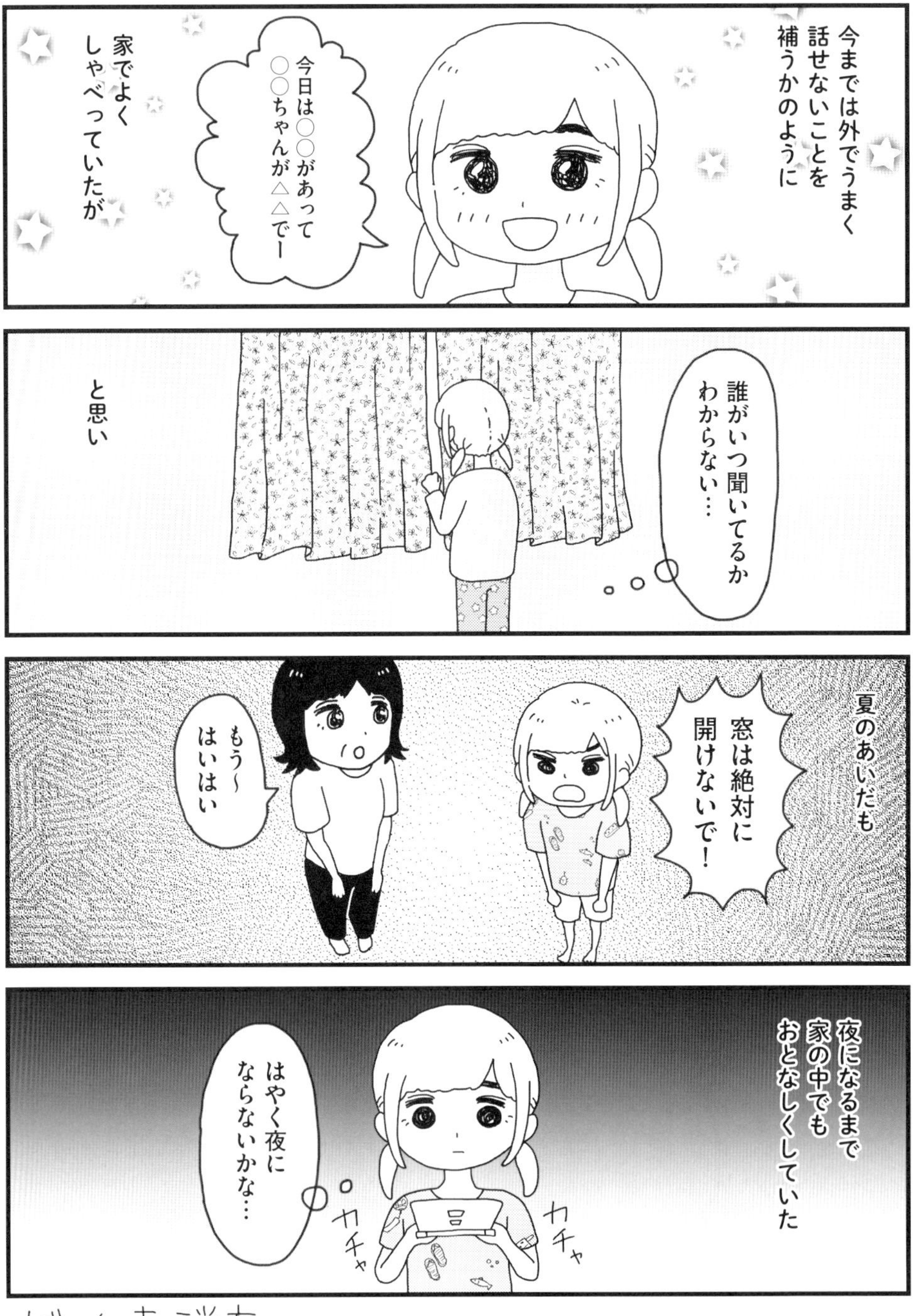
今までは外でうまく
話せないことを
補うかのように
今日は○○があって
○○ちゃんが△△でー
家でよく
しゃべっていたが
誰がいつ聞いてるか
わからない…
と思い
夏のあいだも
窓は絶対に
開けないで!
もう～
はいはい
夜になるまで
家の中でも
おとなしくしていた
はやく夜に
ならないかな…
カチャ
カチャ

ゲームも消音

「ふつう」がわからない

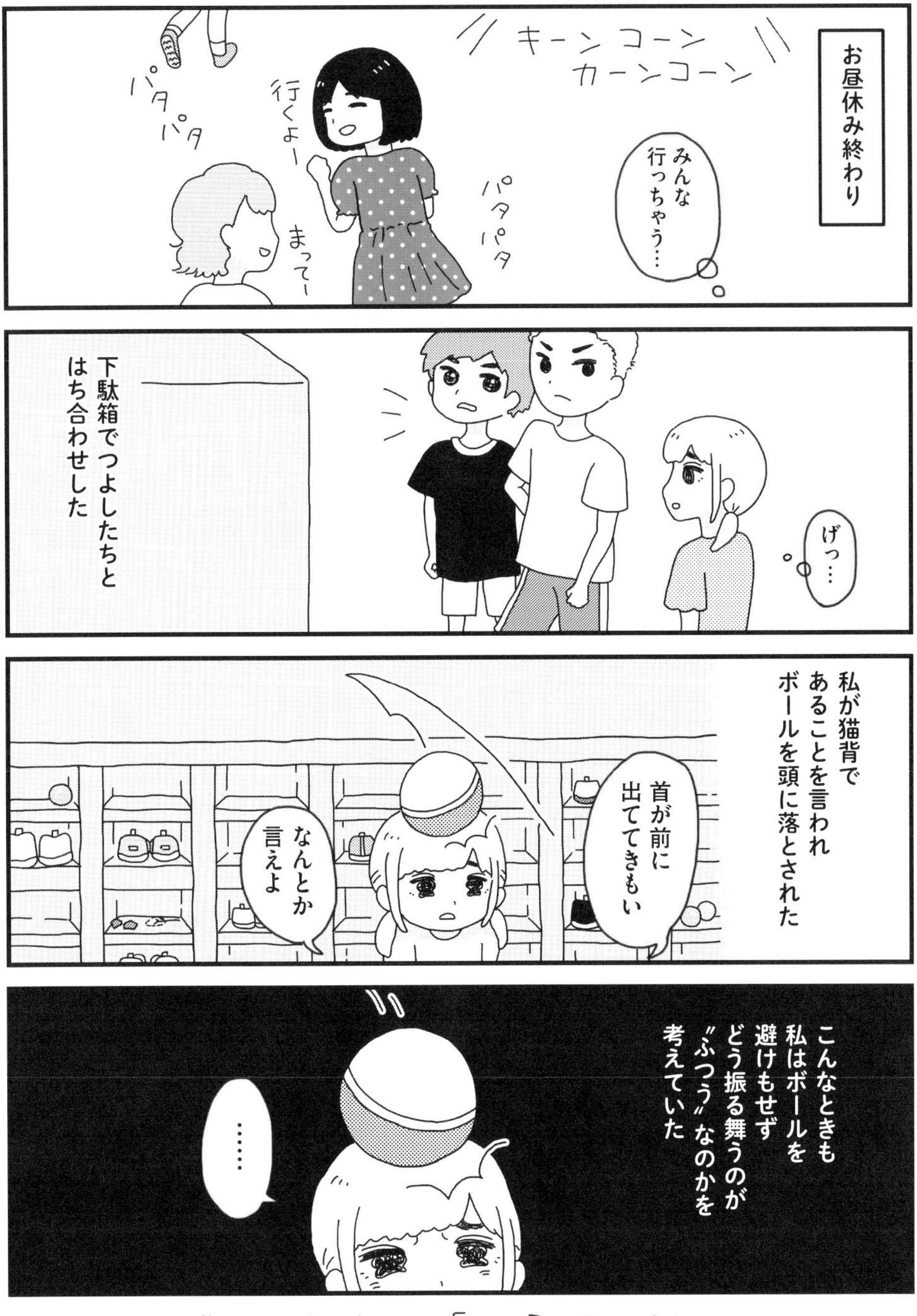
お昼休み終わり
キーンコーン
カーンコーン
みんな行っちゃう…
行くよー
パタパタ
まってー
パタパタ
下駄箱でつよしたちとはち合わせした
げっ…
私が猫背であることを言われボールを頭に落とされた
首が前に出てきもい
なんとか言えよ
こんなときも私はボールを避けもせずどう振る舞うのが〝ふつう〟なのかを考えていた
……

これ以上嫌われないために「ふつう」でいなきゃ

笑えない

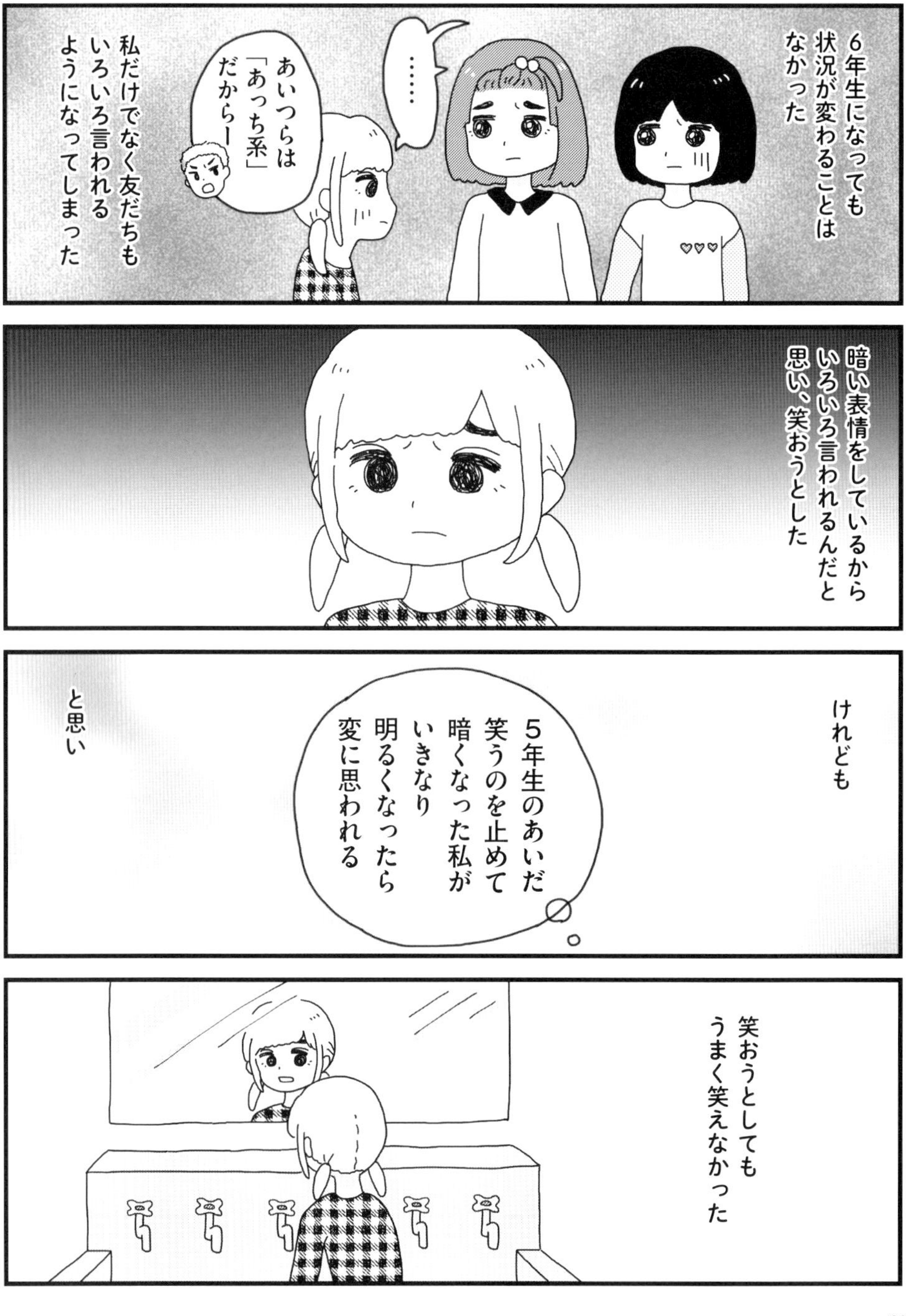

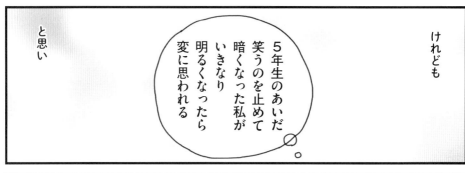

6年生になっても
状況が変わることは
なかった
……
あいつらは
「あっち系」
だからー
私だけでなく友だちも
いろいろ言われる
ようになってしまった
暗い表情をしているから
いろいろ言われるんだと
思い、笑おうとした
けれども
5年生のあいだ
笑うのを止めて
暗くなった私が
いきなり
明るくなったら
変に思われる
と思い
笑おうとしても
うまく笑えなかった

卒アル写真

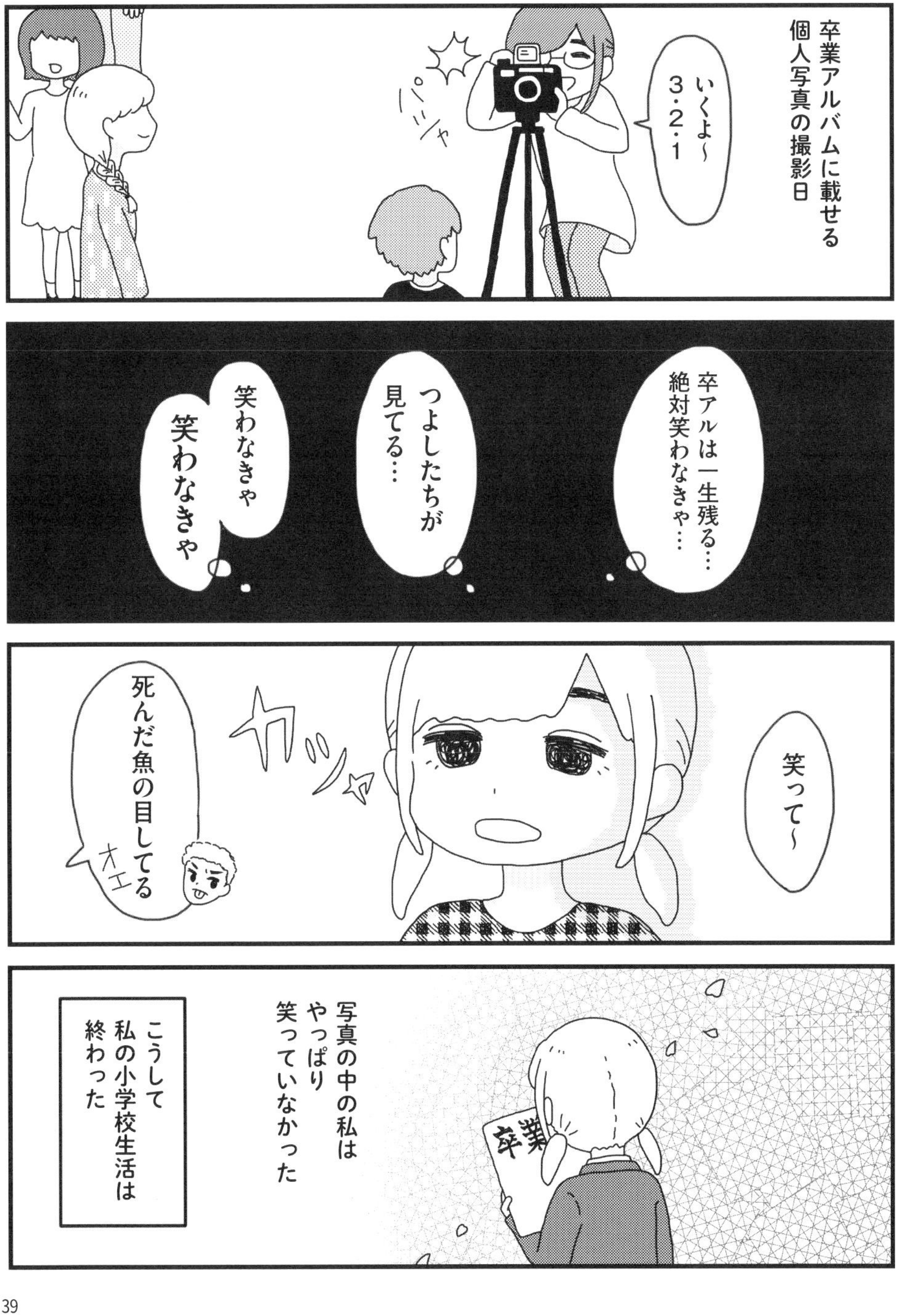
卒業アルバムに載せる個人写真の撮影日
いくよ～ 3・2・1
パシャ
卒アルは一生残る… 絶対笑わなきゃ…
つよしたちが見てる…
笑わなきゃ 笑わなきゃ
笑って～
カシャ
死んだ魚の目してる
オエ
写真の中の私は やっぱり 笑っていなかった
こうして 私の小学校生活は 終わった
卒業

解説 2

社交不安障害ってどんな病気？

会食恐怖症の多くは、正式には社交不安障害（社会不安障害）という病名に当てはまります。人前で不安や緊張を覚えることは、だれにでも少しはあるものです。しかし、そのことが日常生活に大きな支障や苦痛を長期的にもたらすと、**社交不安障害（Social Anxiety Disorder：SAD）**という病態になります。

昔の村社会では、付き合いは近所や親せきの狭い間柄に限られ、未知の人との関係はまれでした。しかし、現代社会ではサービス産業への比重が増して社交性を重視されるようになり、新しい人との出会いも多くなりました。このような社会変化によって、社交に苦痛をともなう社交不安障害の人が増えているのです。

ひと口に社交不安障害といっても、症状の出方は人によりさまざまです。たとえば、次のような種類があります。

- **あがり症**……人前での発表や自己紹介をする時に緊張が強くなり、声や体が震える。
- **会食恐怖症**……人前での食事や会食の時に緊張し、食べられないことを恐れる。
- **多汗恐怖症**……緊張により発汗し、それを人に知られることを恐れる。
- **赤面恐怖症**……人前で緊張感が高まり、顔が赤くなることを恐れる。
- **視線恐怖症**……周囲の人の視線が気になり、どう思われるか不安になる。
- **書痙《しょけい》**……人前で文字を書くときに手が震え、それを人に知られることを恐れる。
- **自己臭《じこしゅう》恐怖症**……自分が嫌な臭い（放屁《ほうひ》・口臭など）を発してると感じて、人に嫌われることを恐れる。
- **腹鳴《ふくめい》恐怖症**……静かな場所でお腹が鳴り、人に変に思われるか不安になる。

これらの社交不安障害に属する恐怖症は、対人緊張から生じます。したがって、高所恐怖症や閉所恐怖症のような対人緊張を介さない恐怖症は社交不安障害には含まれません。

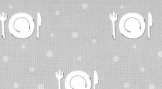

社交不安障害は他人の存在によって成り立つ病態で、人前での発表や会食など特定の状況で過度に緊張するのが特徴です。

社交不安障害の生涯有病率（一生のいずれかの時期に罹患《りかん》する人の率）は約３％と考えられています。米国では１９９０年以後、うつ病、アルコール依存についで多い精神疾患に挙げられています。発症は、他人の目を意識し始める10歳代半ば～20歳代前半に多くみられます。本人は原因を「すべて自分のダメな性格のせいだ」と捉えて、病気であるという意識が乏しく、ひとりで苦悩している場合が少なくありません。

社交不安障害の多くは、会食や会議での緊張を想像して何日も前から非常に心配になります。そして「どうやってその場面をうまく乗り切ろうか」といろいろな安全策を心で練り続けます。しかし、このような心の葛藤がさらに強い不安の呼び水となります。これを**予期不安**といいます。

予期不安のためにさまざまな大事な局面を回避して、不本意なマイナスの人生選択をしてしまうこともあります。症状のために自己肯定感が減り、家族や友人にも相談できず、精神的に孤立してしまいます。強い不安や孤立感のため、社交不安障害の自殺率はうつ病などと比べても決して低くありません。

高橋　進

8コマ　下駄箱の思い出

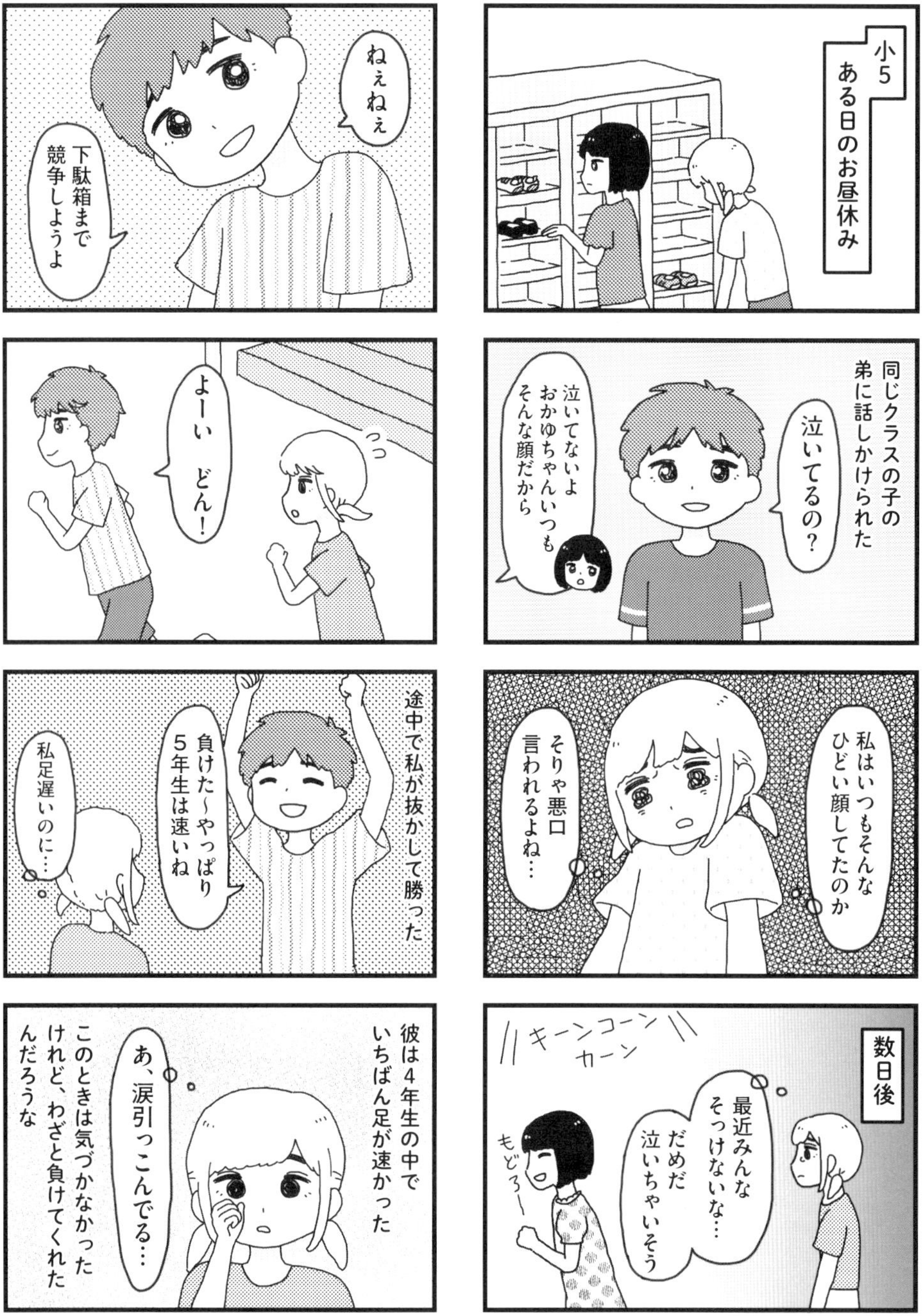
小5
ある日のお昼休み
同じクラスの子の弟に話しかけられた
泣いてるの？
泣いてないよ
おかゆちゃんいつもそんな顔だから
私はいつもそんなひどい顔してたのか
そりゃ悪口言われるよね…
キーンコーンカーン
数日後
最近みんなそっけないな…
だめだ泣いちゃいそう
もどろ～
ねぇねぇ
下駄箱まで競争しようよ
よーい　どん！
っっ
途中で私が抜かして勝った
負けた～やっぱり5年生は速いね
私足遅いのに…
彼は4年生の中でいちばん足が速かった
あ、涙引っこんでる…
このときは気づかなかったけれど、わざと負けてくれたんだろうな

見てくれている人はいるんだな

第3章

会食恐怖症のはじまり

～中学生時代～

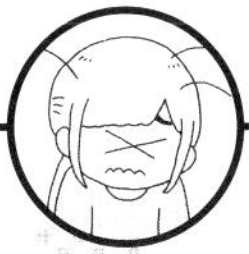

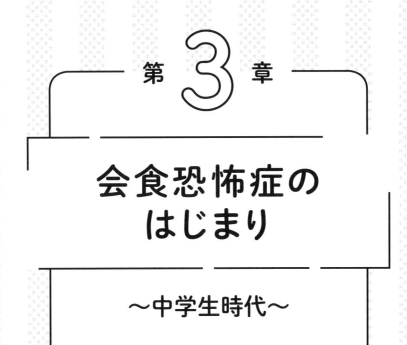

八方美人になる

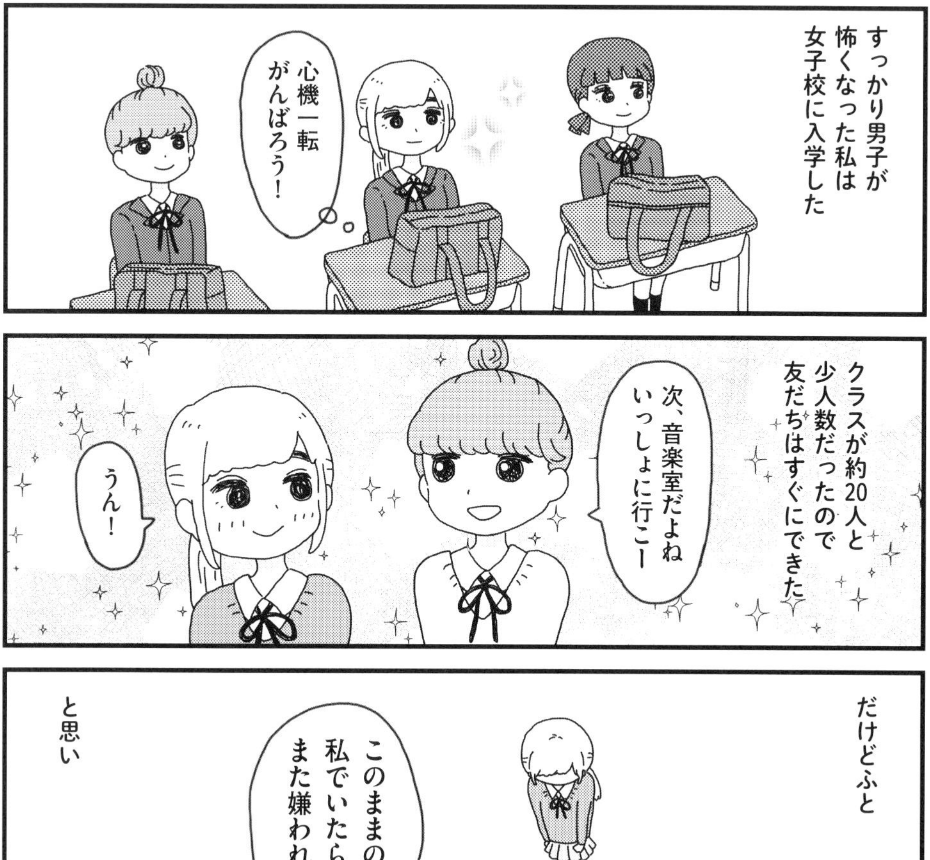
すっかり男子が怖くなった私は女子校に入学した
心機一転がんばろう!
クラスが約20人と少人数だったので友だちはすぐにできた
次、音楽室だよねいっしょに行こー
うん!
だけどふと
このままの私でいたらまた嫌われる
と思い
誰にでも愛想よく振る舞うようになった

もう嫌われたくない

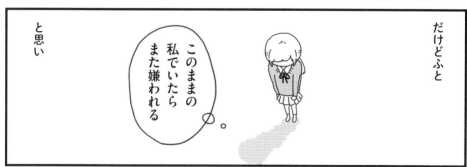

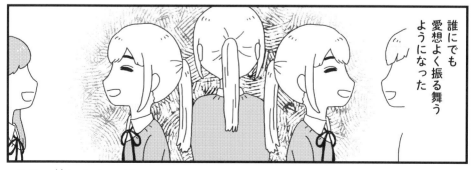

いじられキャラになる

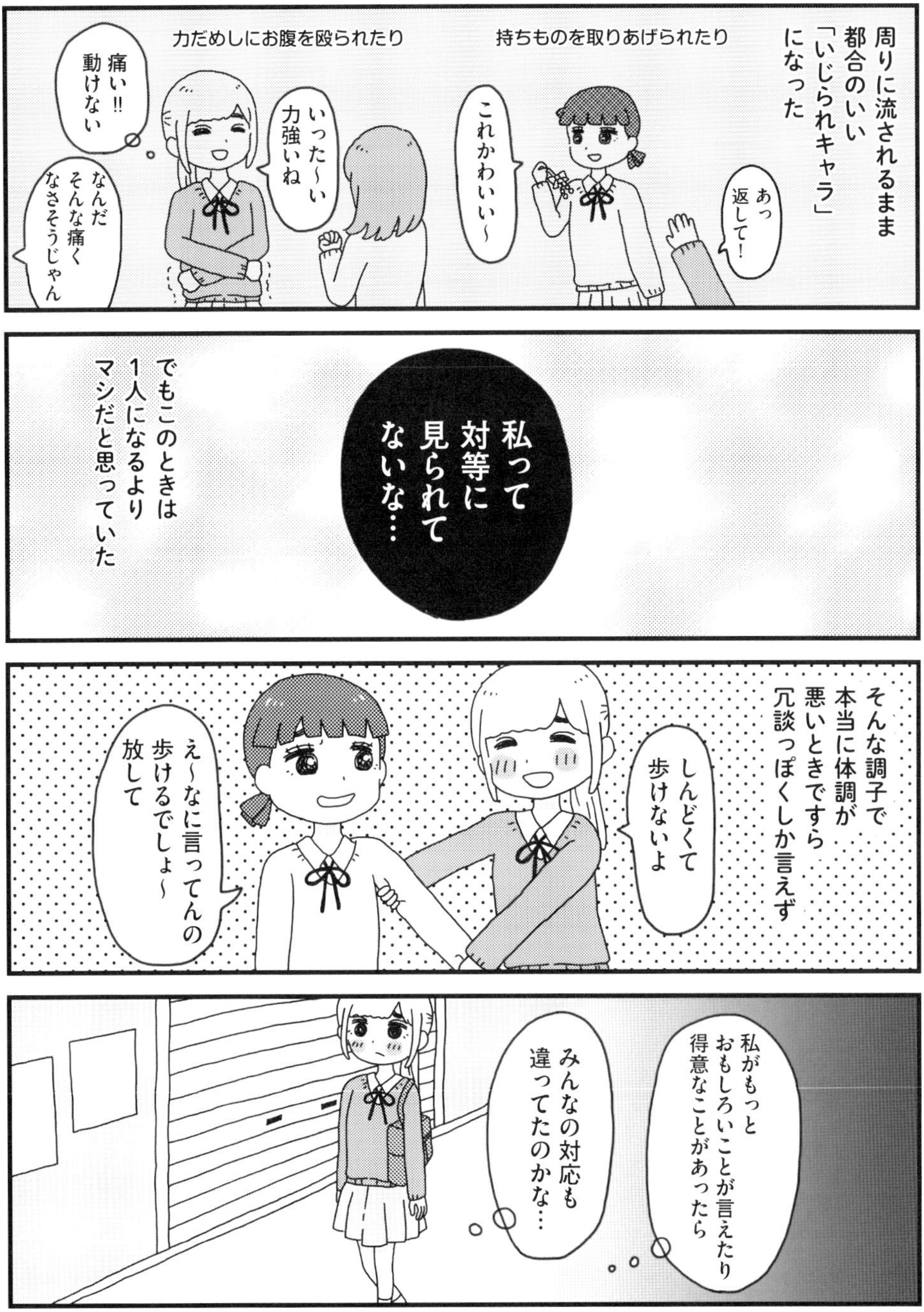
周りに流されるまま都合のいい「いじられキャラ」になった
あっ返して！
持ちものを取りあげられたり
これかわいい～
いった～い力強いね
力だめしにお腹を殴られたり
痛い!! 動けない
なんだそんな痛くなさそうじゃん
私って対等に見られてないな…
でもこのときは1人になるよりマシだと思っていた
そんな調子で本当に体調が悪いときですら冗談っぽくしか言えず
しんどくて歩けないよ
え～なに言ってんの歩けるでしょ～放して
私がもっとおもしろいことが言えたり得意なことがあったら
みんなの対応も違ってたのかな…

ますます周りに「本当のこと」が言えなくなっていく

よく食べるようになったはずが…

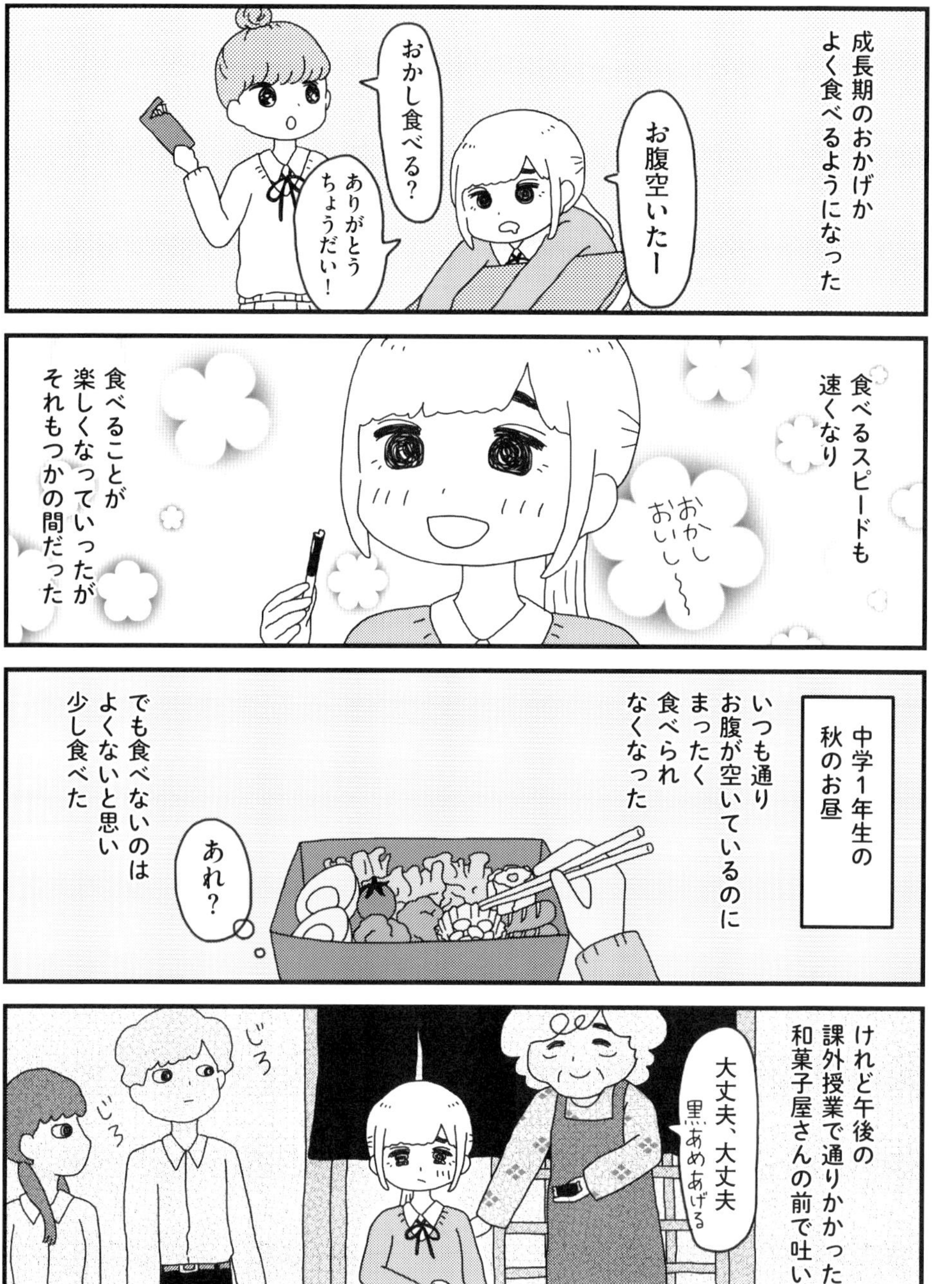

成長期のおかげか
よく食べるようになった
お腹空いたー
おかし食べる?
ありがとうちょうだい!
食べるスピードも
速くなり
おかしおいし〜
食べることが
楽しくなっていったが
それもつかの間だった
中学1年生の
秋のお昼
いつも通り
お腹が空いているのに
まったく
食べられ
なくなった
あれ?
でも食べないのは
よくないと思い
少し食べた
けれど午後の
課外授業で通りかかった
和菓子屋さんの前で吐いた
大丈夫、大丈夫
黒あめあげる
じろ
じろ

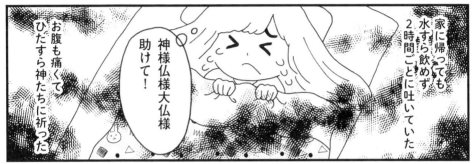

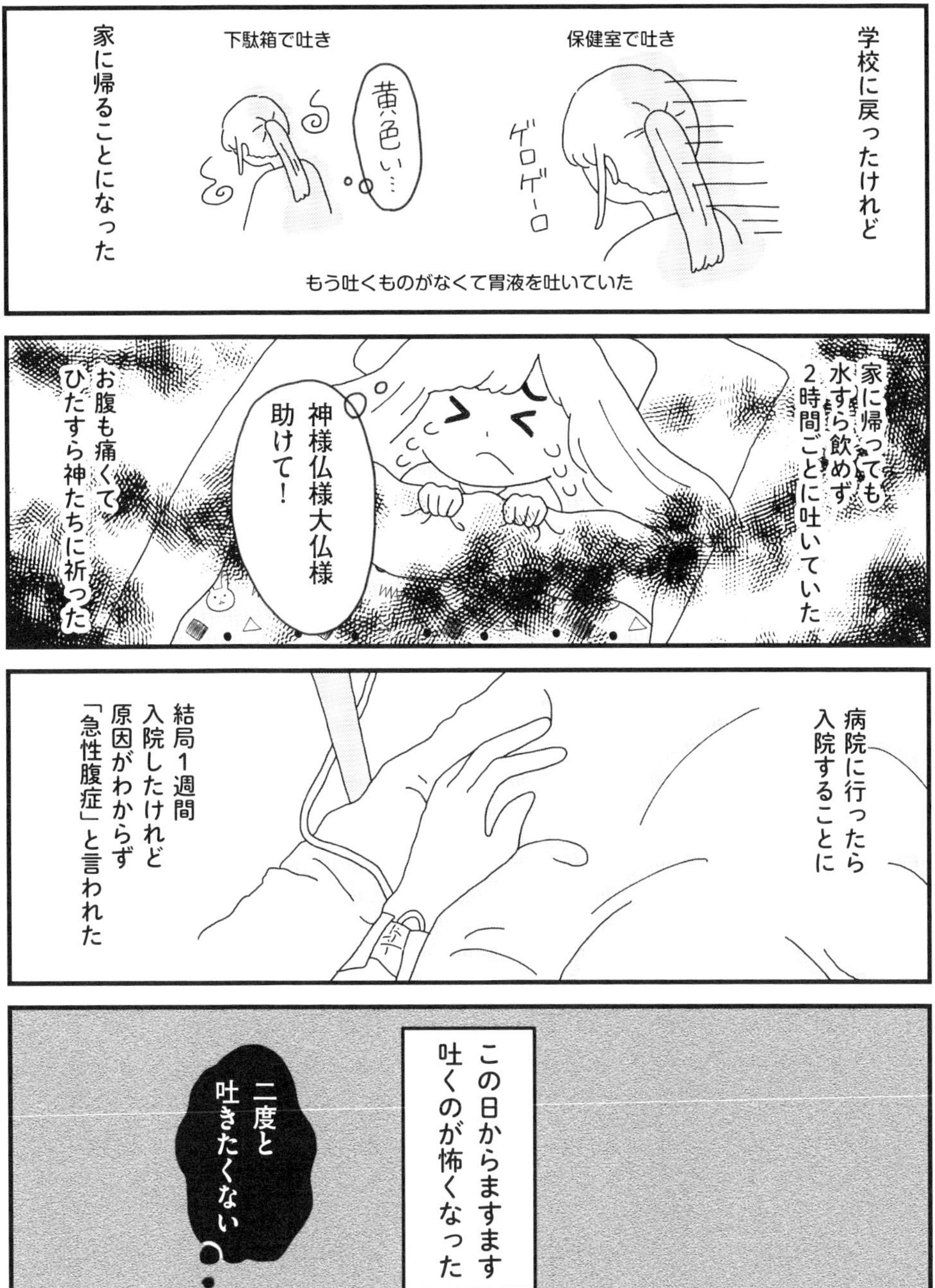
学校に戻ったけれど
保健室で吐き
ゲロゲーロ
下駄箱で吐き
黄色い…
家に帰ることになった
もう吐くものがなくて胃液を吐いていた
家に帰っても水すら飲めず2時間ごとに吐いていた
神様仏様大仏様助けて！
お腹も痛くてひたすら神たちに祈った
病院に行ったら入院することに
結局1週間入院したけれど原因がわからず「急性腹症」と言われた
この日からますます吐くのが怖くなった
二度と吐きたくない

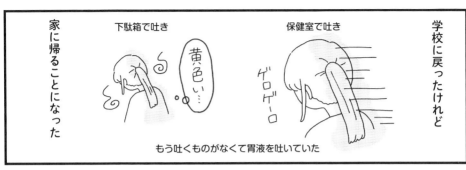

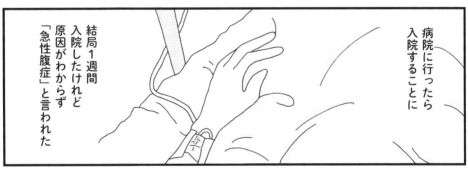

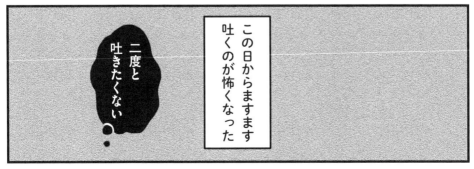

スパゲティのソース

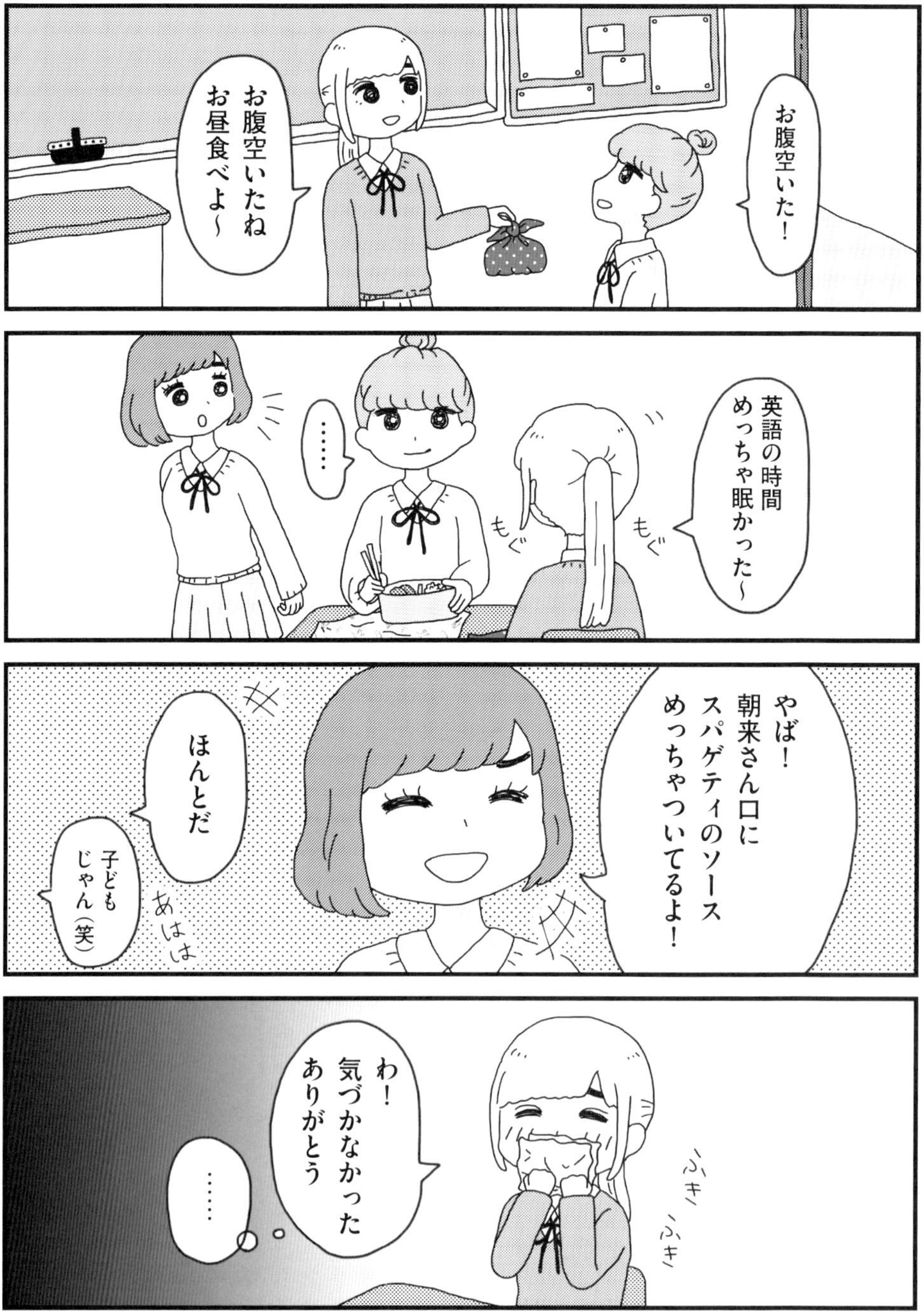
お腹空いた！
お腹空いたね
お昼食べよ～
英語の時間
めっちゃ眠かった～
もぐ もぐ
……
やば！
朝来さん口に
スパゲティのソース
めっちゃついてるよ！
ほんとだ
子ども
じゃん(笑)
あはは
ふき ふき
わ！
気づかなかった
ありがとう
……

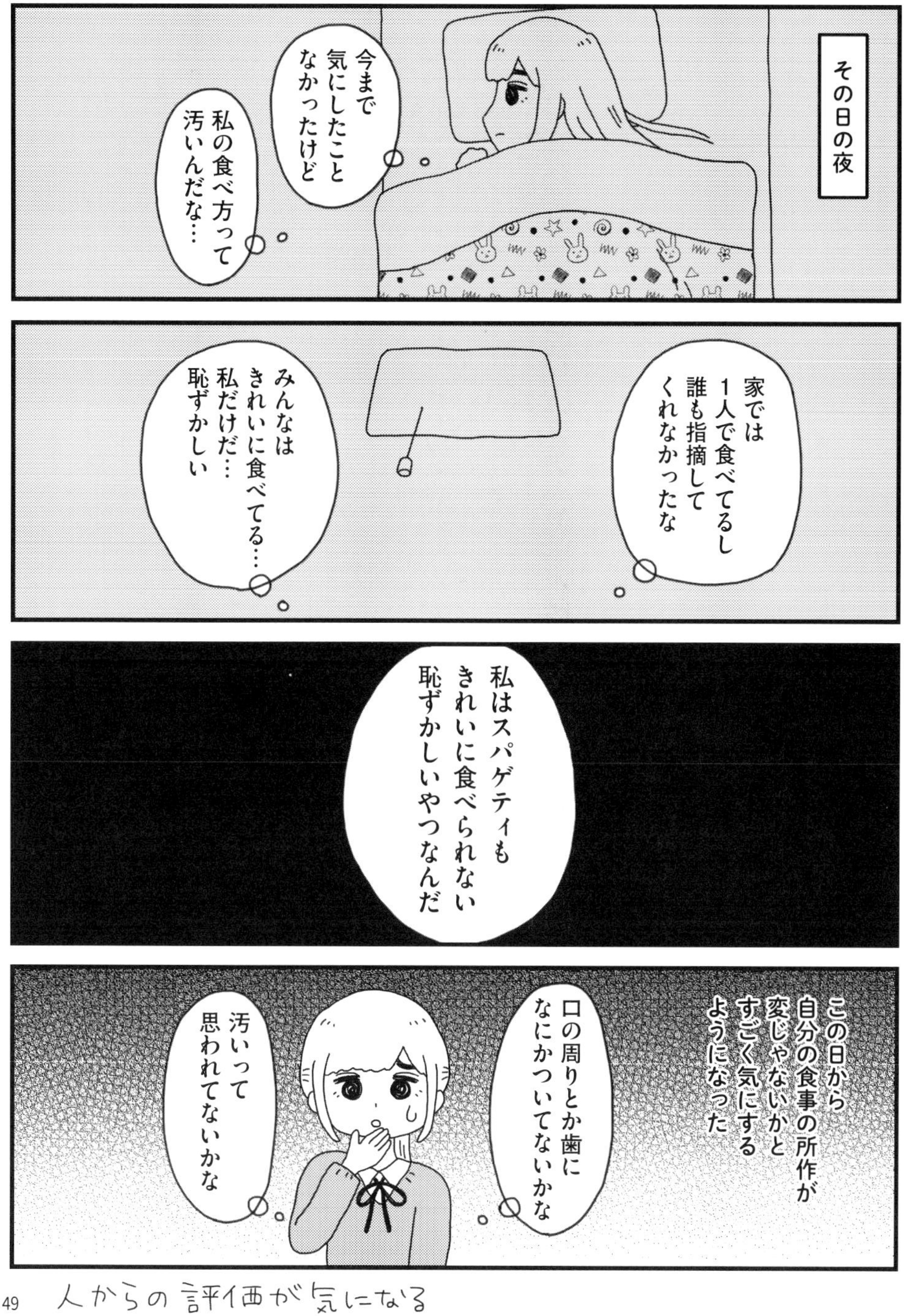
その日の夜
今まで気にしたことなかったけど
私の食べ方って汚いんだな…
家では1人で食べてるし誰も指摘してくれなかったな
みんなはきれいに食べてる…私だけだ…恥ずかしい
私はスパゲティもきれいに食べられない恥ずかしいやつなんだ
この日から自分の食事の所作が変じゃないかとすごく気にするようになった
口の周りとか歯になにかついてないかな
汚いって思われてないかな

 人からの評価が気になる

吐き気のはじまり

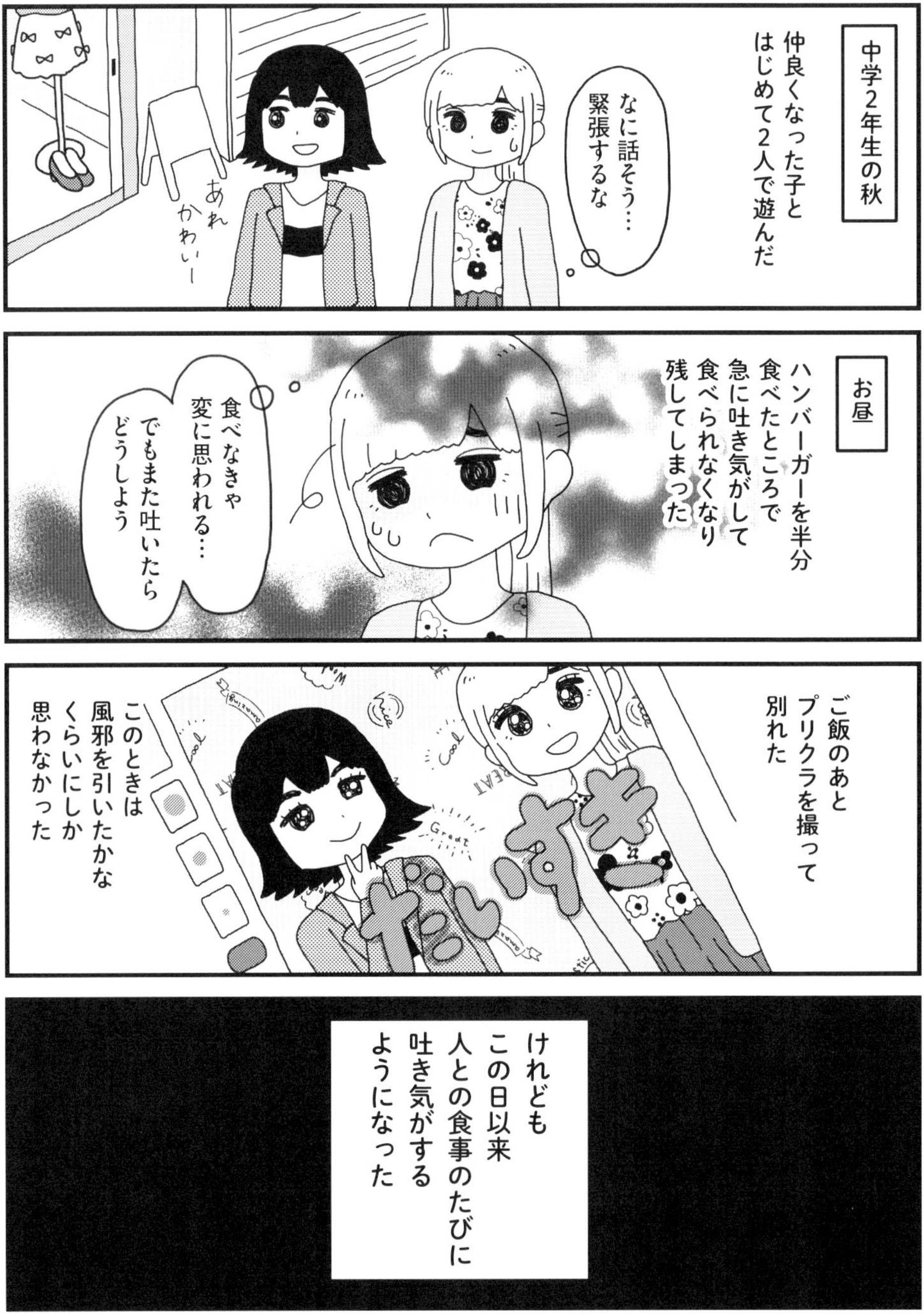
中学2年生の秋
仲良くなった子と
はじめて2人で遊んだ
なに話そう…
緊張するな
あれ
かわいー
お昼
ハンバーガーを半分
食べたところで
急に吐き気がして
食べられなくなり
残してしまった
食べなきゃ
変に思われる…
でもまた吐いたら
どうしよう
ご飯のあと
プリクラを撮って
別れた
だいすき
このときは
風邪を引いたかな
くらいにしか
思わなかった
けれども
この日以来
人との食事のたびに
吐き気がする
ようになった

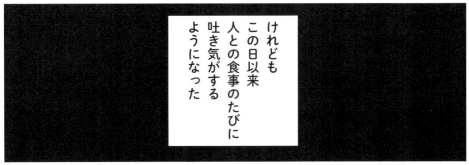

お弁当と友だちとの外食

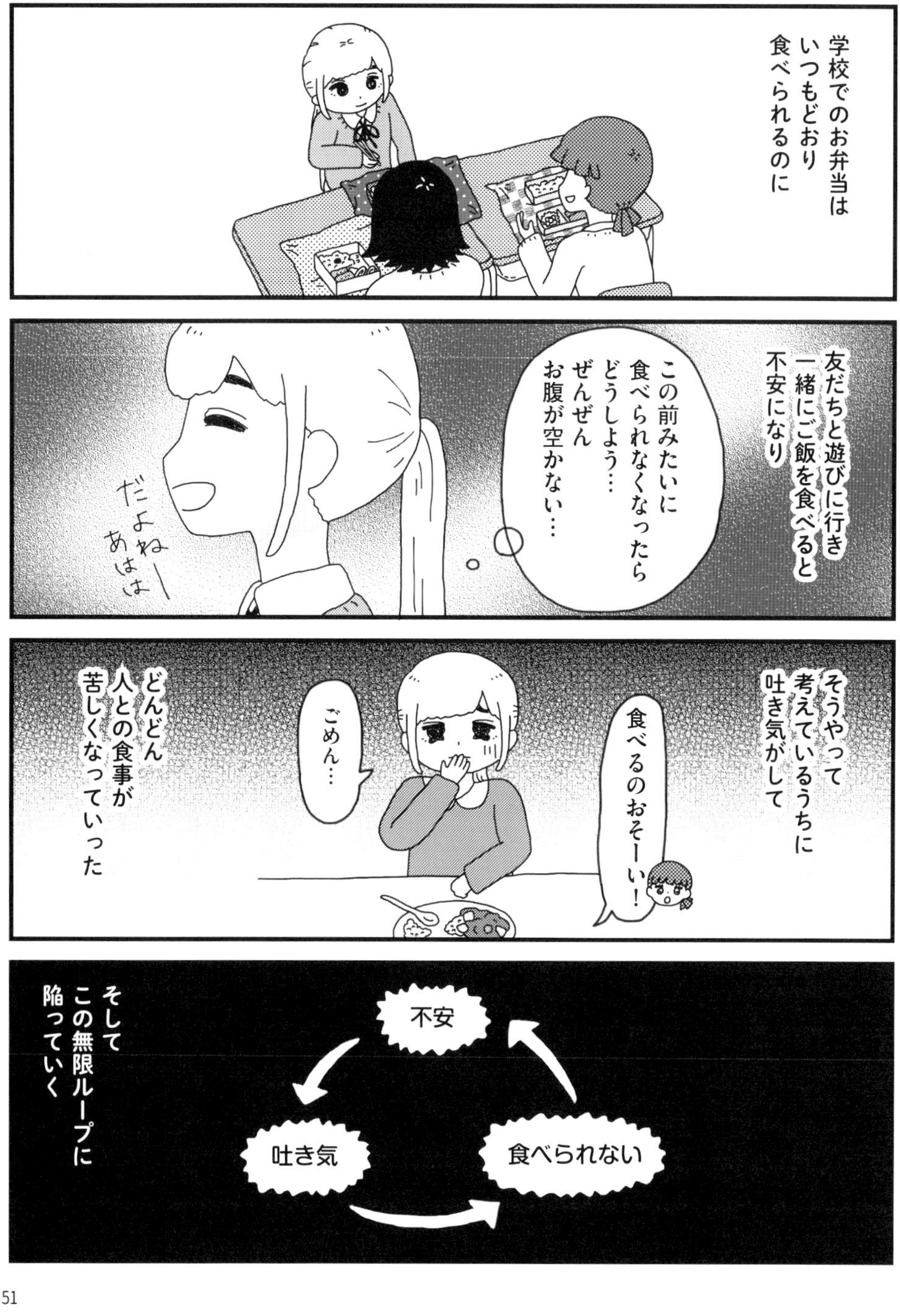
学校でのお弁当は
いつもどおり
食べられるのに
友だちと遊びに行き
一緒にご飯を食べると
不安になり
この前みたいに
食べられなくなったら
どうしよう…
ぜんぜん
お腹が空かない…
だよねー
あはは
そうやって
考えているうちに
吐き気がして
食べるのおそーい！
ごめん…
どんどん
人との食事が
苦しくなっていった
そして
この無限ループに
陥っていく
不安
食べられない
吐き気

「人との食事」難易度

「人との食事」は相手や場所、シチュエーションによって難易度が違う
ふつう ☆
難しい ☆☆
激ムズ ☆☆☆
拷問 ☆☆☆☆☆
お弁当 ☆
吐き気もせず完食できる
食堂のご飯 ☆☆☆
吐き気がして食べ終えるのに時間がかかる
自分の家のリビング ☆
小学2年生のときから家族とは違うテーブルで1人で食べていたので平気
小学生のときはテレビの前
中学生以降はパソコンの前
わははは
外食 ☆☆☆☆☆
自分の親以外誰が相手でも難しい前日から食欲が湧かない
吐いたらどうしよう
食べ方汚くないかな
いろんなことが気になって味を楽しむどころではない

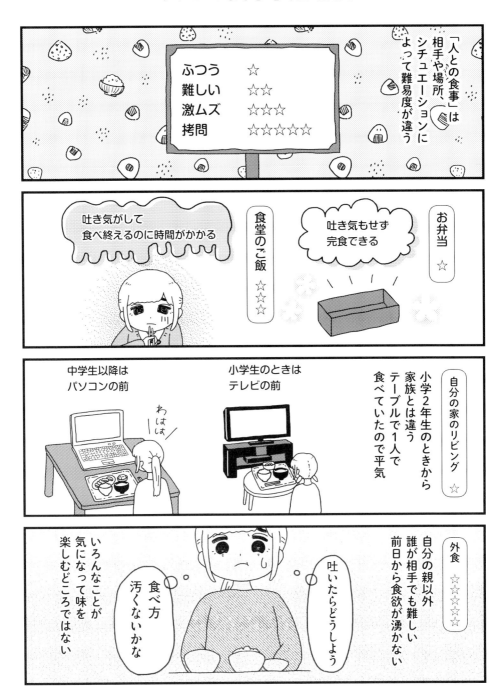

好き嫌いではなく、食べなきゃと思っているからこそ食べられない

平気なものと苦手なもの

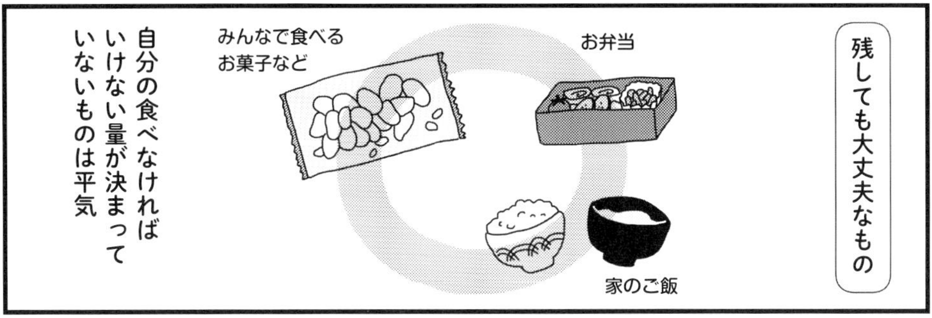
残しても大丈夫なもの
お弁当
みんなで食べる
お菓子など
家のご飯
自分の食べなければ
いけない量が決まって
いないものは平気

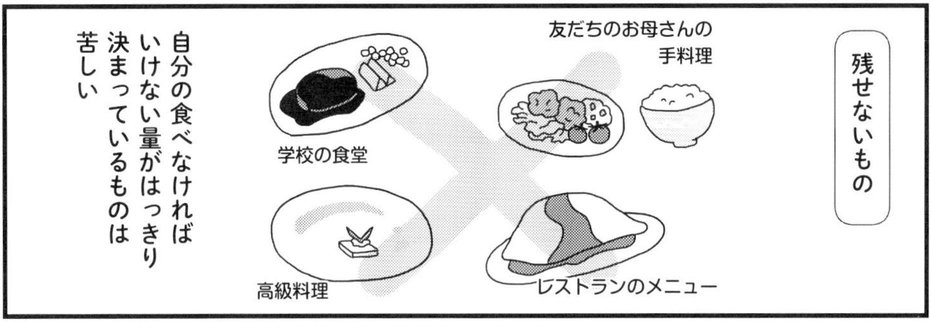
残せないもの
友だちのお母さんの
手料理
学校の食堂
レストランのメニュー
高級料理
自分の食べなければ
いけない量がはっきり
決まっているものは
苦しい

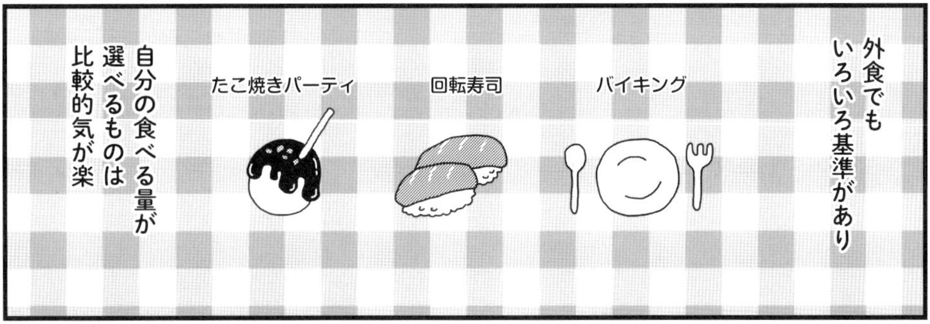
外食でも
いろいろ基準があり
バイキング
回転寿司
たこ焼きパーティ
自分の食べる量が
選べるものは
比較的気が楽

あっさりしたものや
ファミレスなどの
食べ慣れている料理、
冷たいものは食べやすい
逆にお肉や揚げものは
吐き気が促進されて
拷問なので避けたい

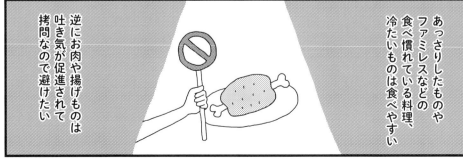

本当はお肉だいすきなのに

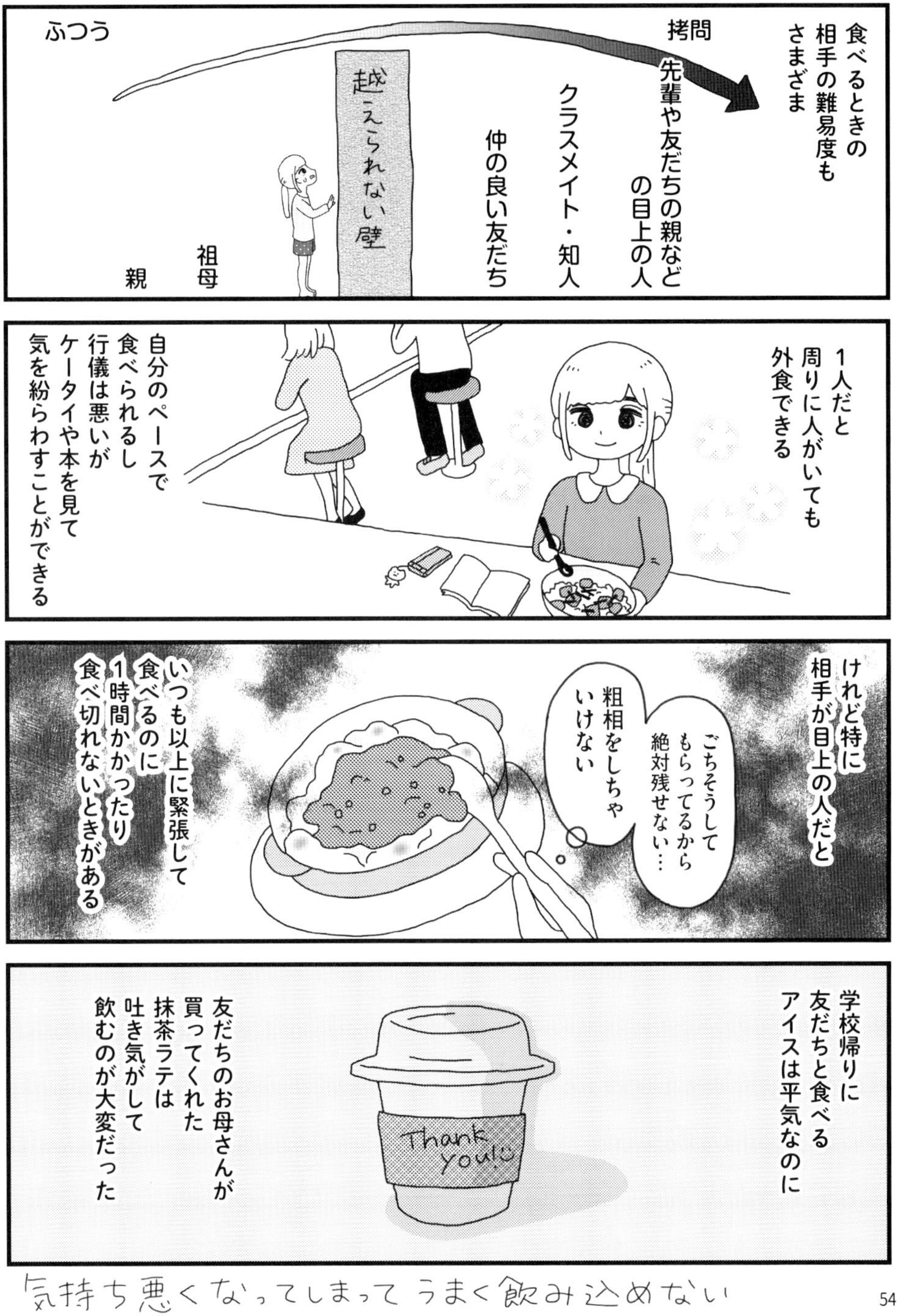
食べるときの相手の難易度もさまざま
拷問
先輩や友だちの親などの目上の人
クラスメイト・知人
仲の良い友だち
越えられない壁
祖母
親
ふつう
1人だと周りに人がいても外食できる
自分のペースで食べられるし行儀は悪いがケータイや本を見て気を紛らわすことができる
けれど特に相手が目上の人だと
ごちそうしてもらってるから絶対残せない…
粗相をしちゃいけない
いつも以上に緊張して食べるのに1時間かかったり食べ切れないときがある
学校帰りに友だちと食べるアイスは平気なのに
Thank you!
友だちのお母さんが買ってくれた抹茶ラテは吐き気がして飲むのが大変だった

気持ち悪くなってしまって うまく飲み込めない

誘いを断れない

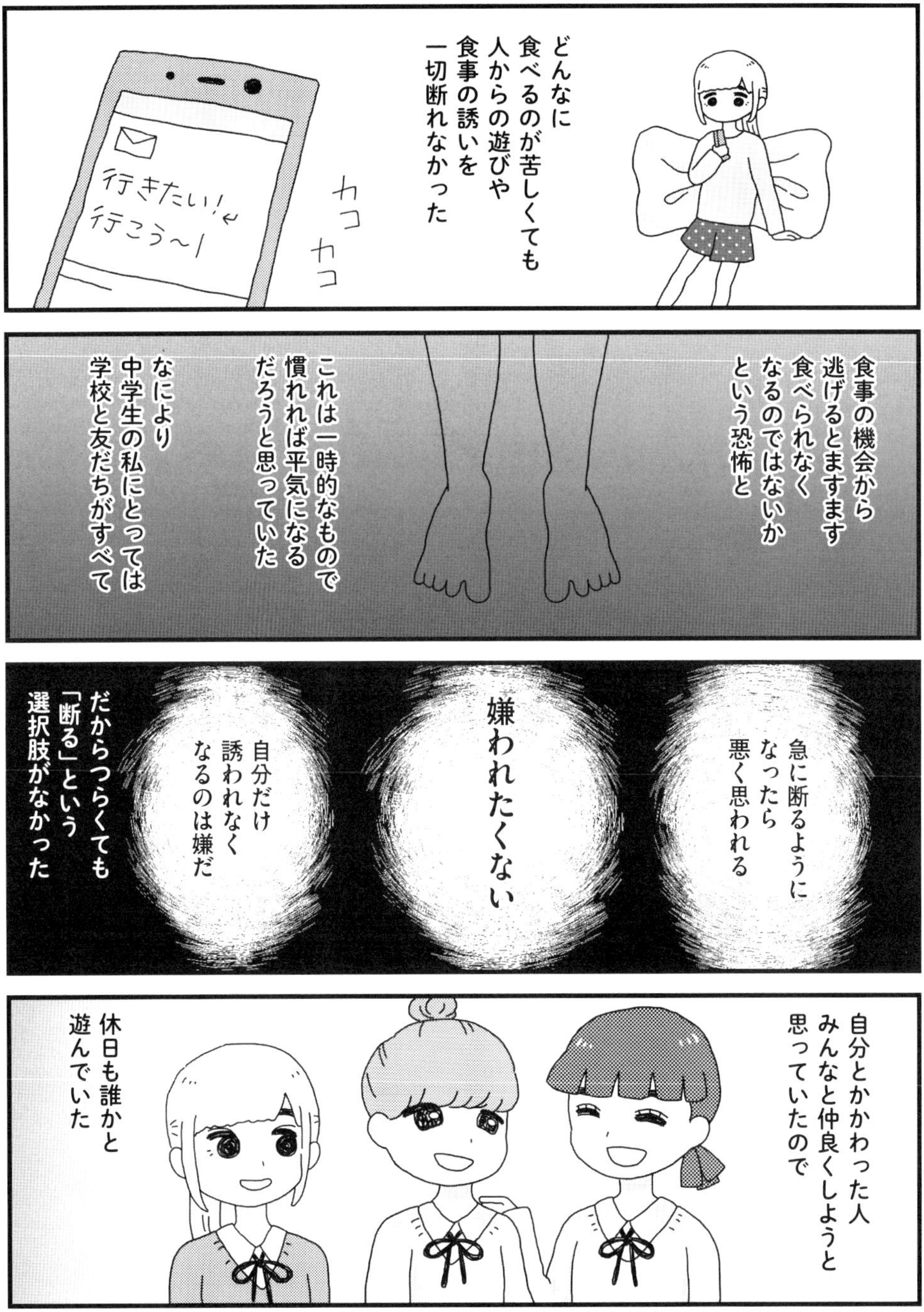

どんなに
食べるのが苦しくても
人からの遊びや
食事の誘いを
一切断れなかった
行きたい!↓
行こう〜!
カコ
カコ
食事の機会から
逃げるとますます
食べられなく
なるのではないか
という恐怖と
これは一時的なもので
慣れれば平気になる
だろうと思っていた
なにより
中学生の私にとっては
学校と友だちがすべて
急に断るように
なったら
悪く思われる
嫌われたくない
自分だけ
誘われなく
なるのは嫌だ
だからつらくても
「断る」という
選択肢がなかった
自分とかかわった人
みんなと仲良くしようと
思っていたので
休日も誰かと
遊んでいた

とにかく人に好かれたかった

お昼の時間が近づくと…

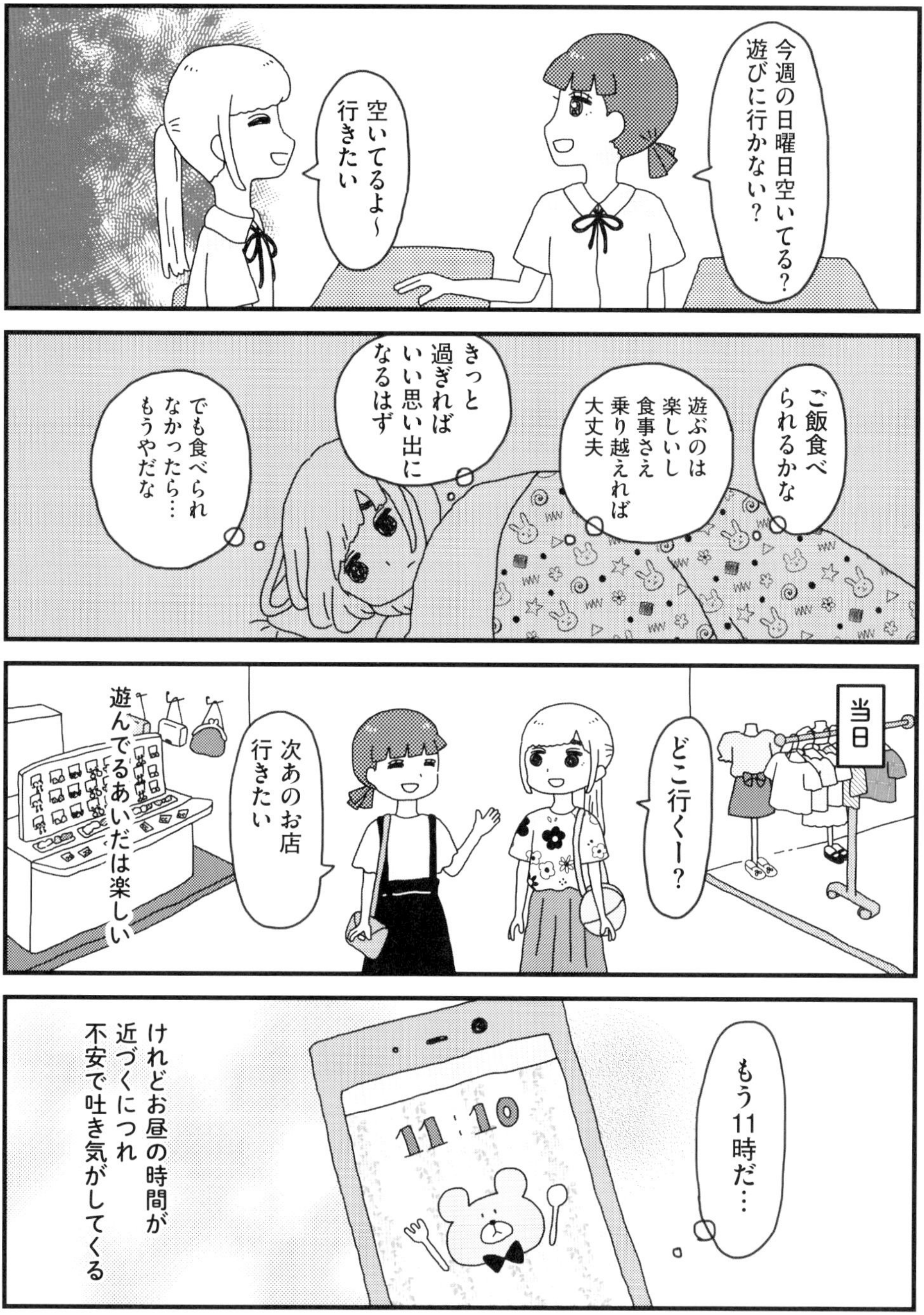
今週の日曜日空いてる？遊びに行かない？
空いてるよ〜行きたい
ご飯食べられるかな
遊ぶのは楽しいし食事さえ乗り越えれば大丈夫
きっと過ぎればいい思い出になるはず
でも食べられなかったら…もうやだな
当日
どこ行くー？
次あのお店行きたい
遊んでるあいだは楽しい
もう11時だ…
11:10
けれどお昼の時間が近づくにつれ不安で吐き気がしてくる

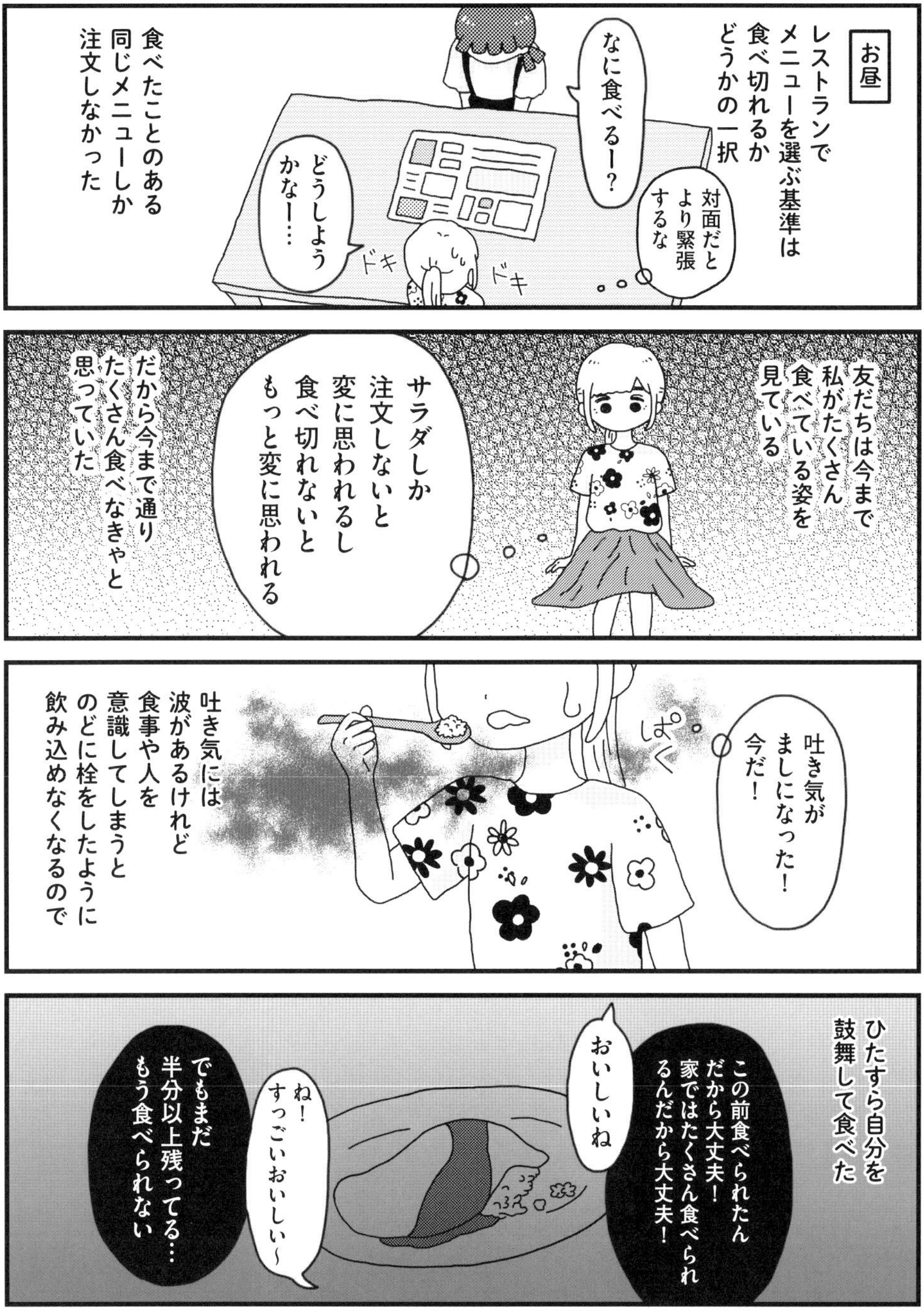
お昼
レストランでメニューを選ぶ基準は食べ切れるかどうかの一択
なに食べるー?
対面だとより緊張するな
どうしようかなー…
ドキ
ドキ
食べたことのある同じメニューしか注文しなかった
友だちは今まで私がたくさん食べている姿を見ている
サラダしか注文しないと変に思われるし食べ切れないともっと変に思われる
だから今まで通りたくさん食べなきゃと思っていた
吐き気がましになった!今だ!
ぱく
吐き気には波があるけれど食事や人を意識してしまうとのどに栓をしたように飲み込めなくなるので
ひたすら自分を鼓舞して食べた
この前食べられたんだから大丈夫!家ではたくさん食べられるんだから大丈夫!
おいしいね
ね!すっごいおいしい〜
でもまだ半分以上残ってる…もう食べられない

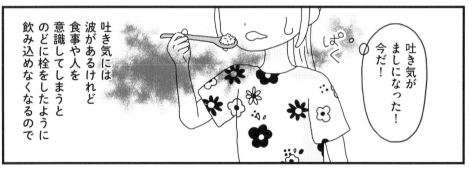

食事中ずっとこれのくり返し

吐き気の波

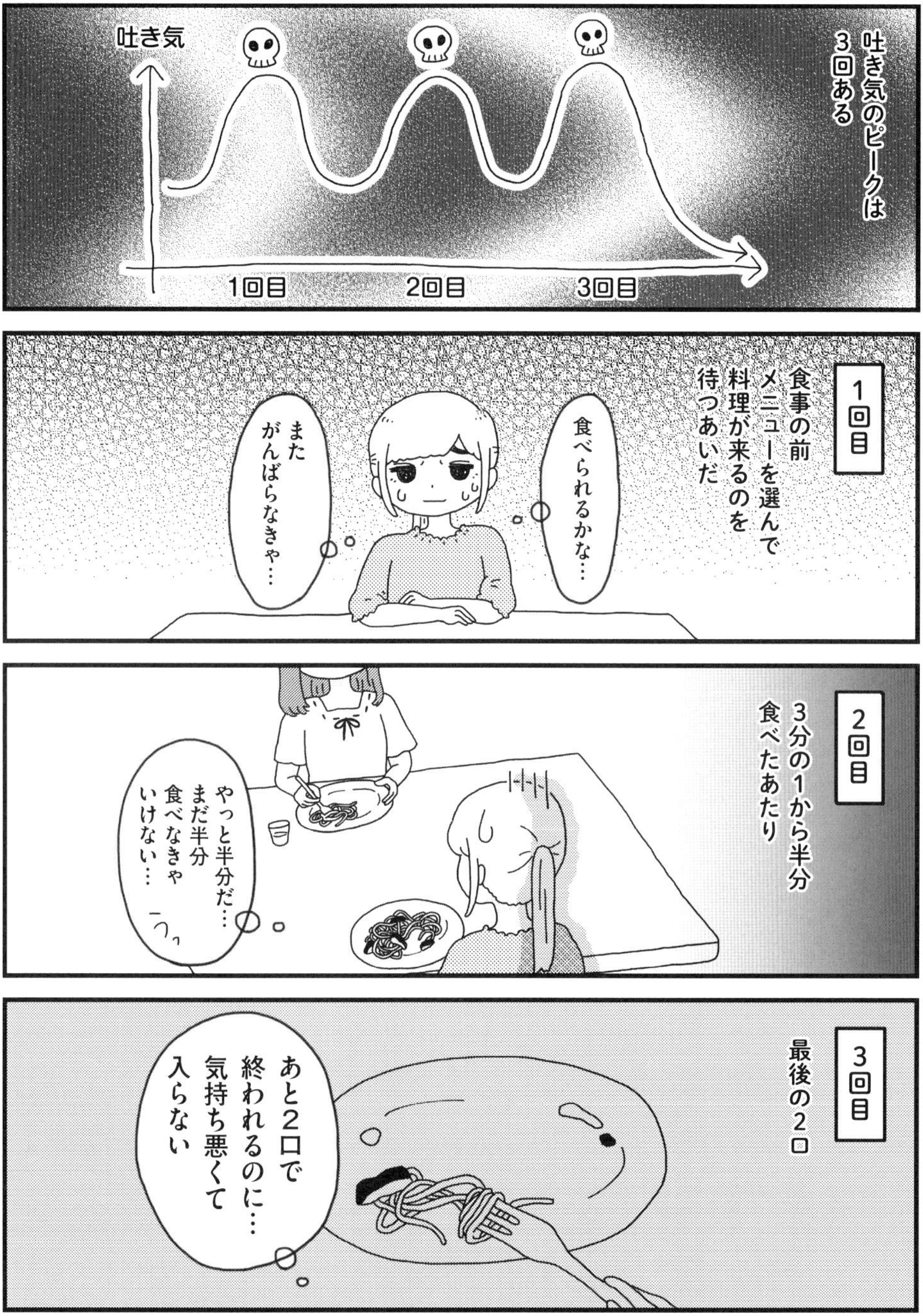

このあと2口がすごく苦しい

試練

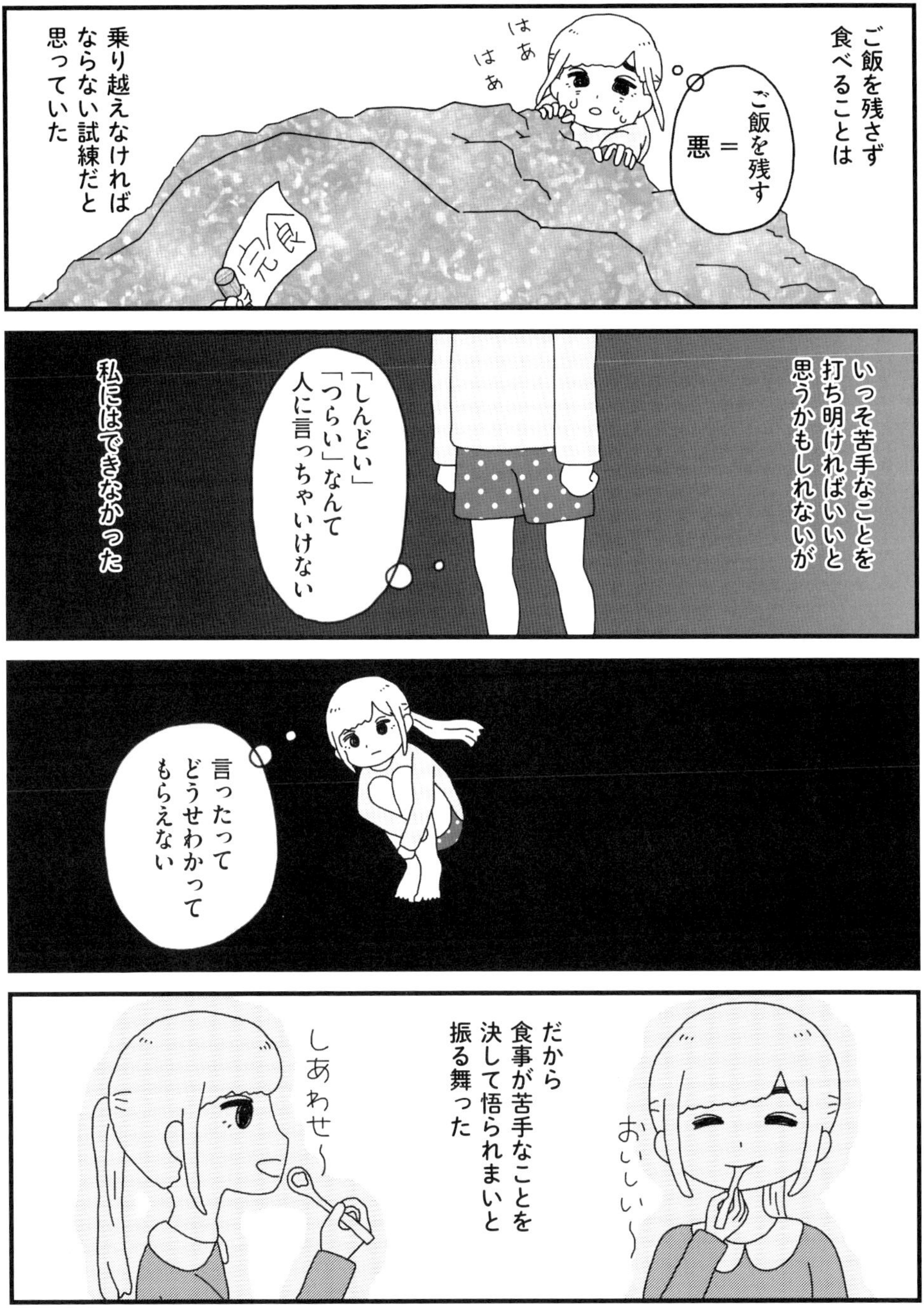
ご飯を残さず
食べることは
ご飯を残す
＝
悪
はあ
はあ
完食
乗り越えなければならない試練だと思っていた
いっそ苦手なことを打ち明ければいいと思うかもしれないが
「しんどい」「つらい」なんて人に言っちゃいけない
私にはできなかった
言ったってどうせわかってもらえない
だから食事が苦手なことを決して悟られまいと振る舞った
おいしい～
しあわせ～

おいしそうに食べなきゃ

伝わらない

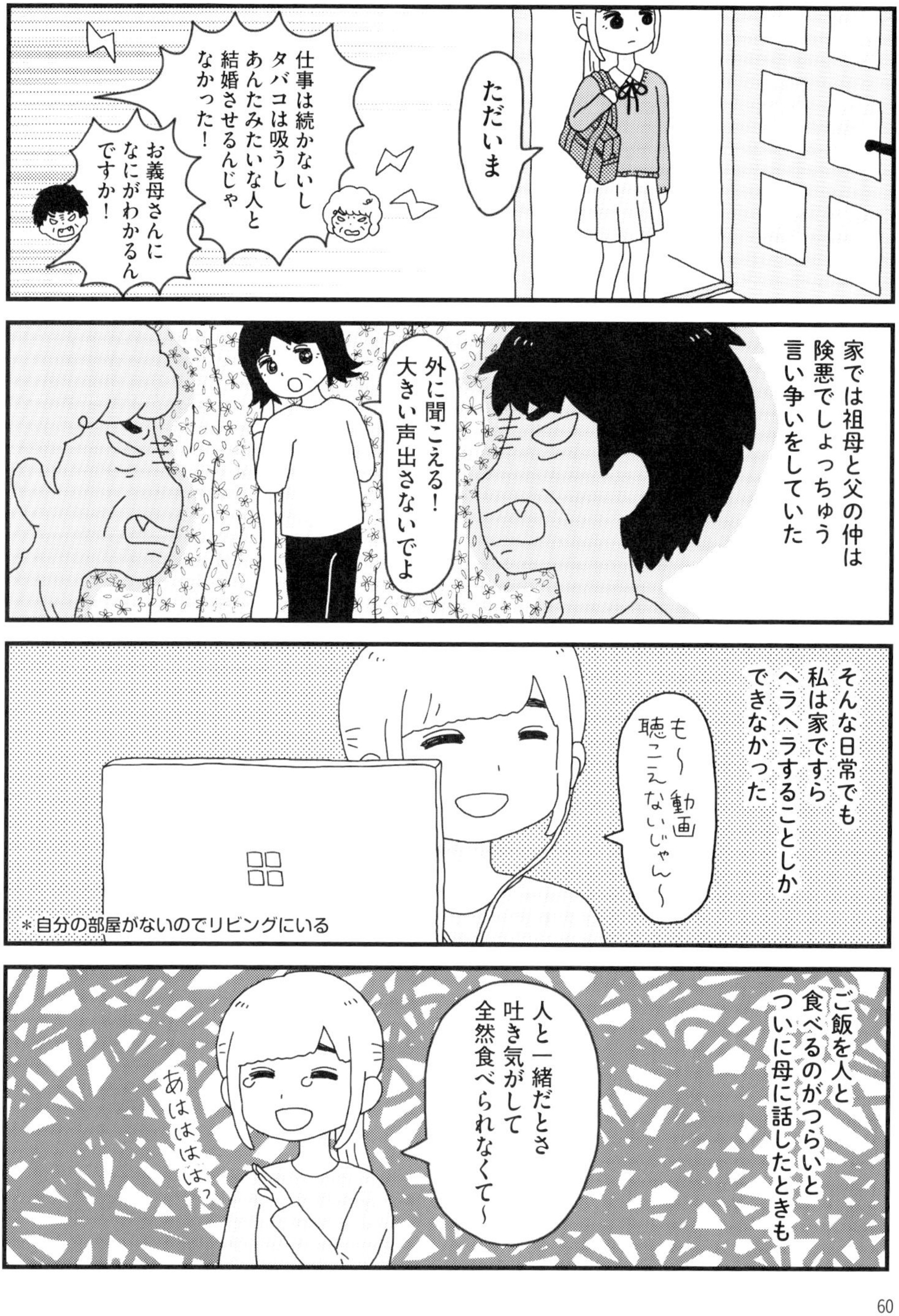

ただいま
仕事は続かないし タバコは吸うし あんたみたいな人と 結婚させるんじゃ なかった！
お義母さんに なにがわかるん ですか！
家では祖母と父の仲は険悪でしょっちゅう言い争いをしていた
外に聞こえる！ 大きい声出さないでよ
そんな日常でも私は家ですらヘラヘラすることしかできなかった
も〜動画聴こえないじゃん〜
＊自分の部屋がないのでリビングにいる
ご飯を人と食べるのがつらいとついに母に話したときも
人と一緒だとさ 吐き気がして 全然食べられなくて〜
あはははは？

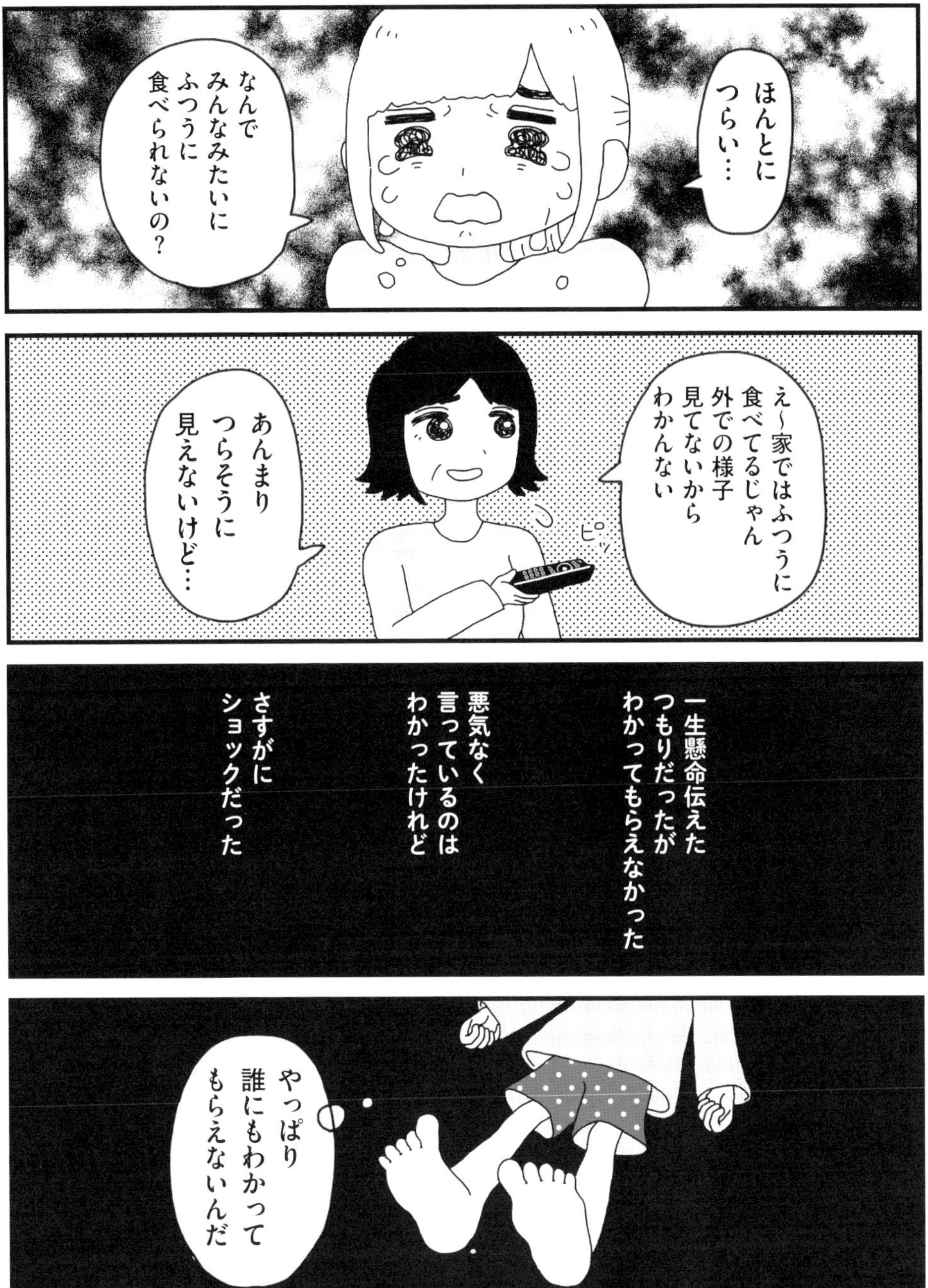
ほんとに
つらい…
なんで
みんなみたいに
ふつうに
食べられないの？
え～家ではふつうに
食べてるじゃん
外での様子
見てないから
わかんない
ピッ
あんまり
つらそうに
見えないけど…
一生懸命伝えた
つもりだったが
わかってもらえなかった
悪気なく
言っているのは
わかったけれど
さすがに
ショックだった
やっぱり
誰にもわかって
もらえないんだ

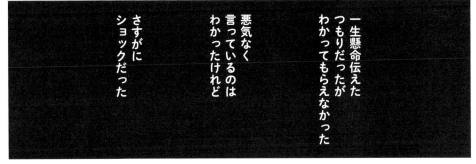

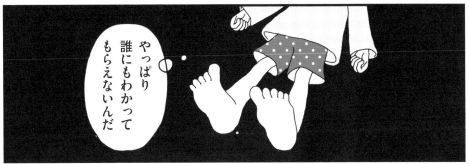

修学旅行（中学校編）

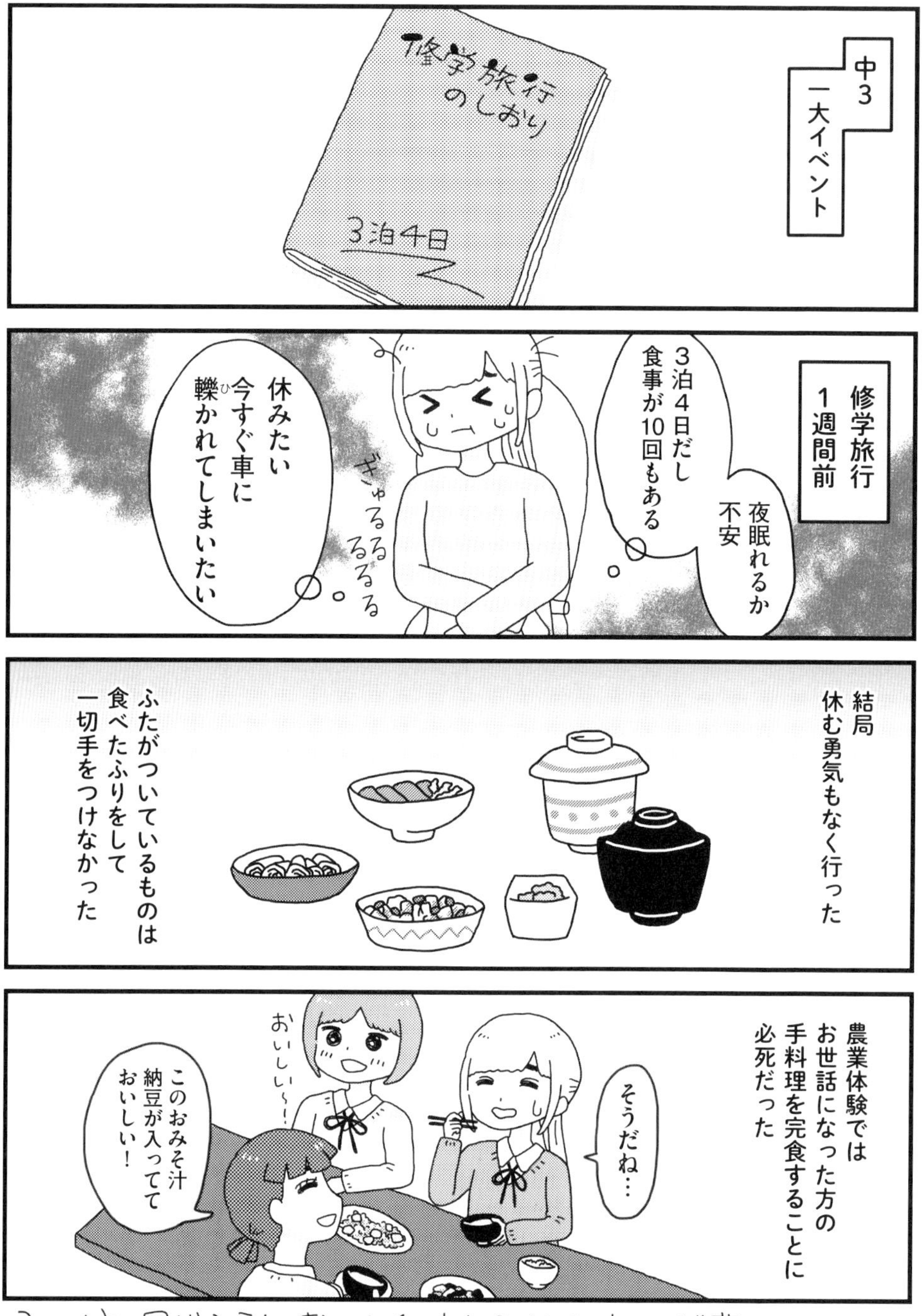
中3
一大イベント
修学旅行のしおり
3泊4日
修学旅行
1週間前
夜眠れるか不安
3泊4日だし
食事が10回もある
ぎゅるるるるるる
休みたい
今すぐ車に轢《ひ》かれてしまいたい
結局
休む勇気もなく行った
ふたがついているものは
食べたふりをして
一切手をつけなかった
農業体験では
お世話になった方の
手料理を完食することに
必死だった
そうだね…
おいしい～!!
このおみそ汁
納豆が入ってて
おいしい！

みんなと同じふうにおいしく味わえなかったのが悲しい

家と外

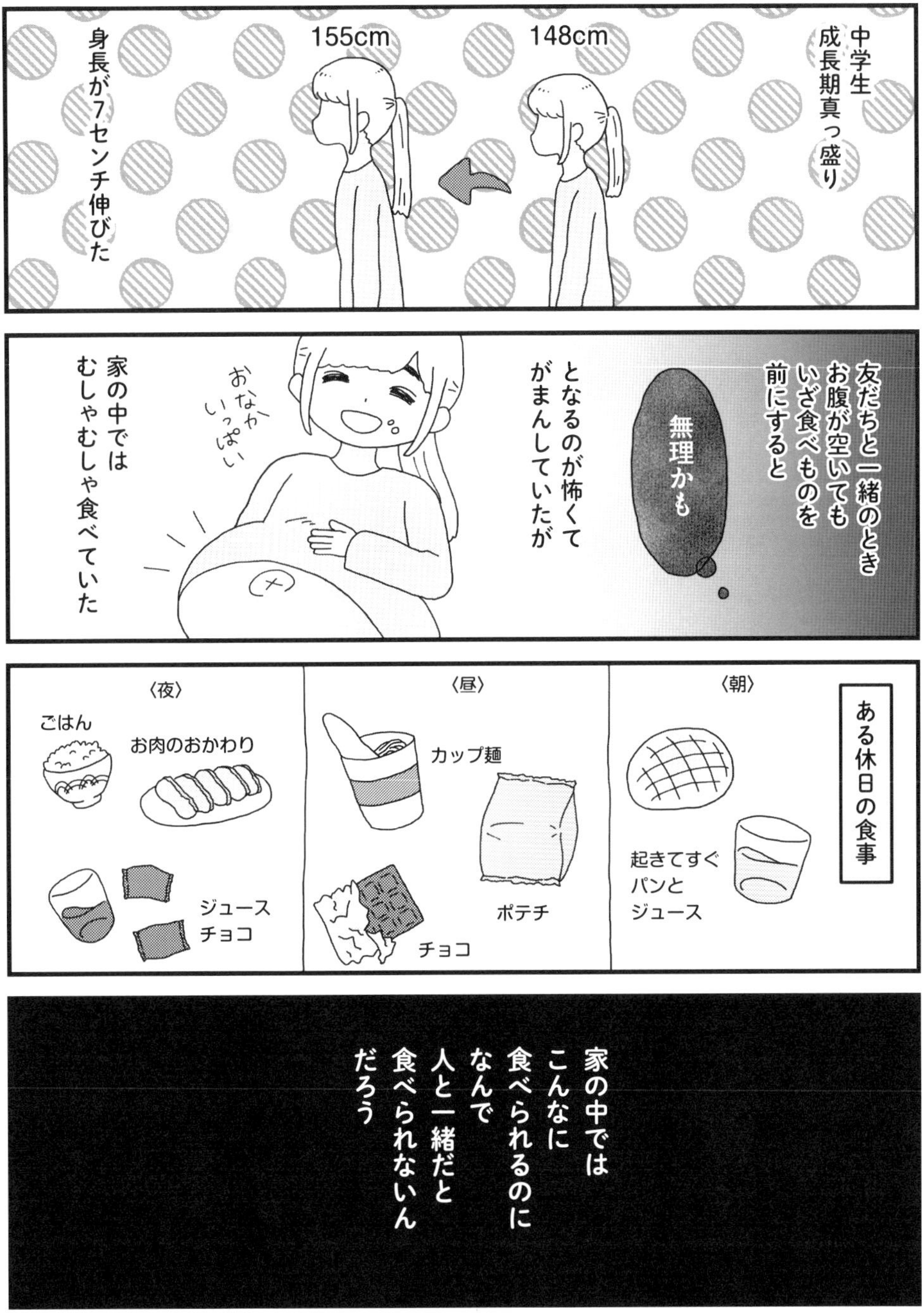
中学生
成長期真っ盛り
148cm
155cm
身長が7センチ伸びた
友だちと一緒のとき
お腹が空いていても
いざ食べものを
前にすると
無理かも
となるのが怖くて
がまんしていたが
おなか
いっぱい
家の中では
むしゃむしゃ食べていた
ある休日の食事
〈朝〉
起きてすぐ
パンと
ジュース
〈昼〉
カップ麺
ポテチ
チョコ
〈夜〉
ごはん
お肉のおかわり
ジュース
チョコ
家の中では
こんなに
食べられるのに
なんで
人と一緒だと
食べられないん
だろう

考えては泣いていた

会食恐怖

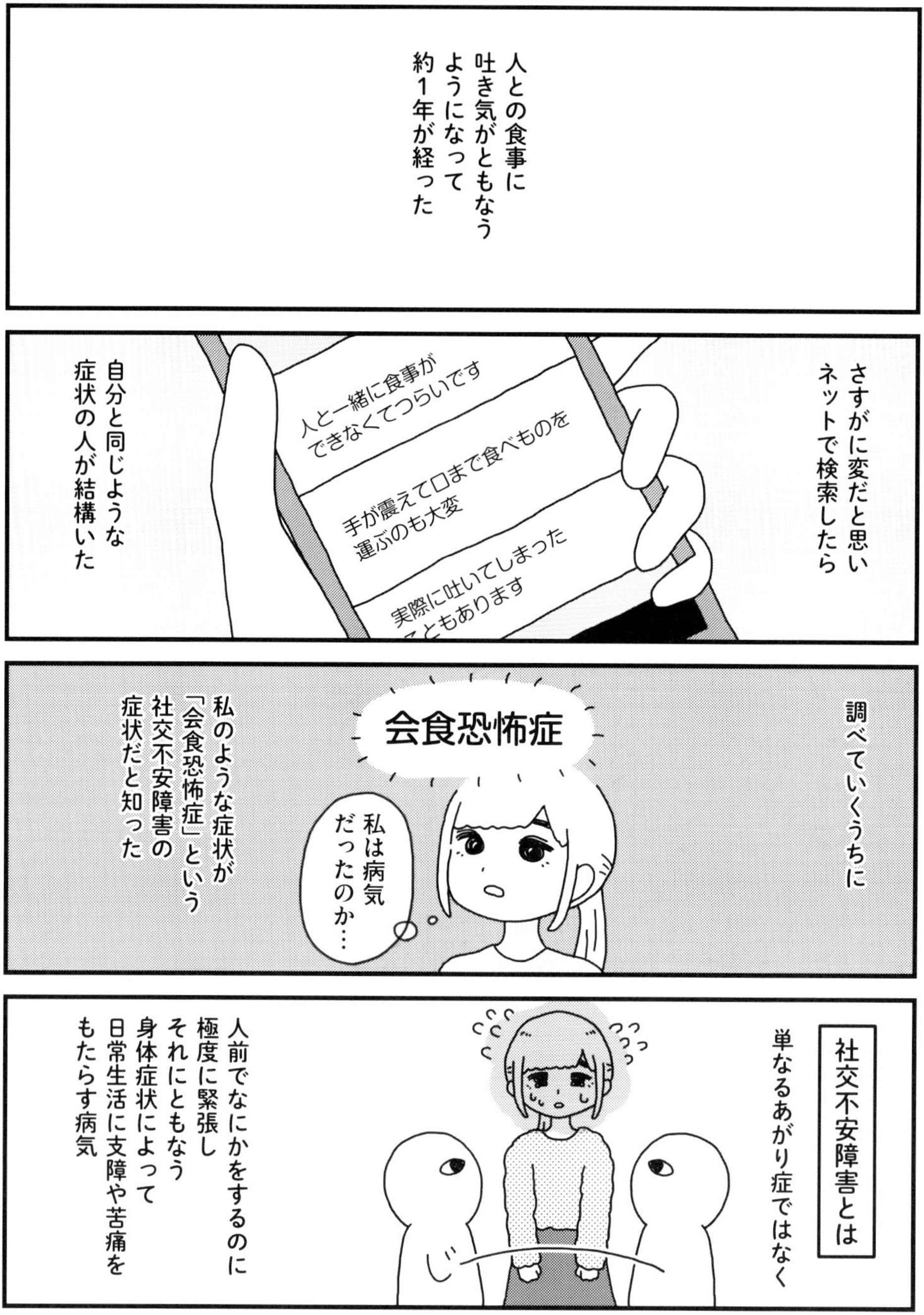

人との食事に
吐き気がともなう
ようになって
約1年が経った
さすがに変だと思い
ネットで検索したら
人と一緒に食事が
できなくてつらいです
手が震えて口まで食べものを
運ぶのも大変
実際に吐いてしまった
こともあります
自分と同じような
症状の人が結構いた
調べていくうちに
会食恐怖症
私は病気
だったのか…
私のような症状が
「会食恐怖症」という
社交不安障害の
症状だと知った
社交不安障害とは
単なるあがり症ではなく
じ
人前でなにかをするのに
極度に緊張し
それにともなう
身体症状によって
日常生活に支障や苦痛を
もたらす病気

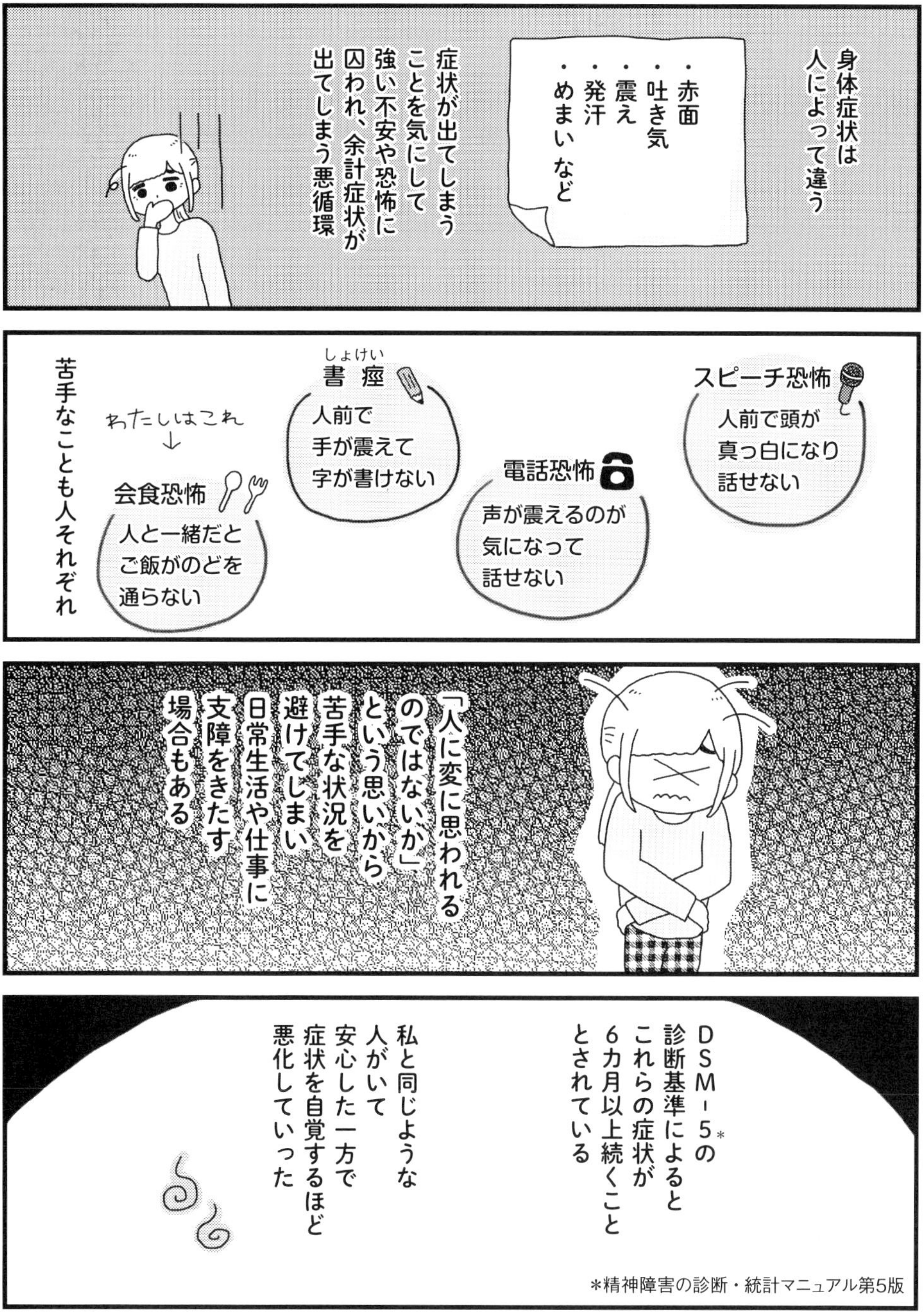
身体症状は人によって違う
・赤面
・吐き気
・震え
・発汗
・めまい など
症状が出てしまうことを気にして強い不安や恐怖に囚われ、余計症状が出てしまう悪循環
スピーチ恐怖
人前で頭が真っ白になり話せない
電話恐怖
声が震えるのが気になって話せない
書痙《しょけい》
人前で手が震えて字が書けない
わたしはこれ
↓
会食恐怖
人と一緒だとご飯がのどを通らない
苦手なことも人それぞれ
「人に変に思われるのではないか」という思いから苦手な状況を避けてしまい日常生活や仕事に支障をきたす場合もある
DSM-5＊の診断基準によるとこれらの症状が6カ月以上続くこととされている
私と同じような人がいて安心した一方で症状を自覚するほど悪化していった
＊精神障害の診断・統計マニュアル第5版

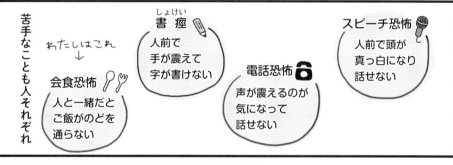

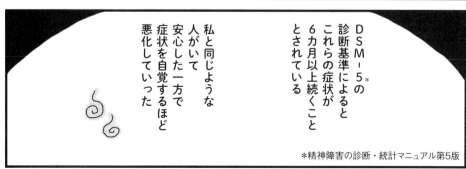

一度体が恐怖を覚えると反射的に拒否反応を起こしてしまう

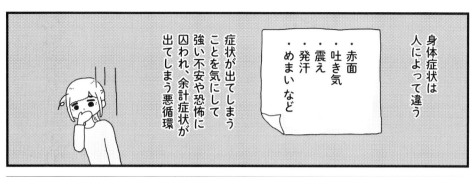

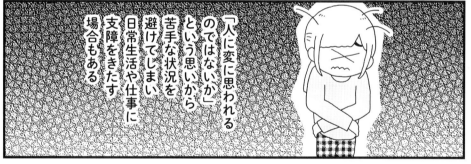

病院には行かずに現実逃避

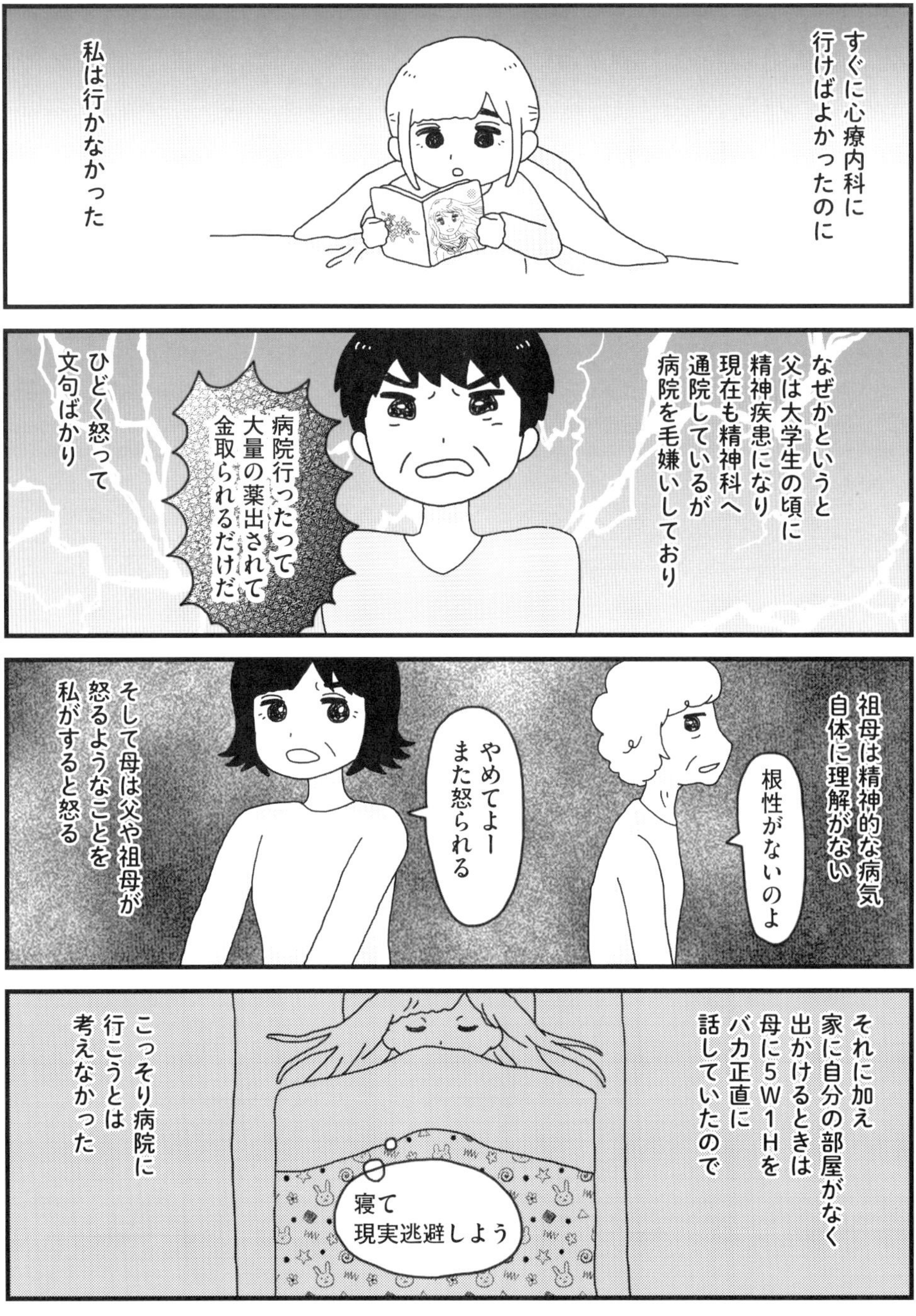
すぐに心療内科に
行けばよかったのに
私は行かなかった
なぜかというと
父は大学生の頃に
精神疾患になり
現在も精神科へ
通院しているが
病院を毛嫌いしており
病院行ったって
大量の薬出されて
金取られるだけだ
ひどく怒って
文句ばかり
祖母は精神的な病気
自体に理解がない
根性がないのよ
やめてよー
また怒られる
そして母は父や祖母が
怒るようなことを
私がすると怒る
それに加え
家に自分の部屋がなく
出かけるときは
母に5W1Hを
バカ正直に
話していたので
寝て
現実逃避しよう
こっそり病院に
行こうとは
考えなかった

解説 3

社交不安障害はどうやって診断されるの？

■社交不安障害の診断

社交不安障害は、多くの対人場面で心身の緊張を生じやすく、学校、職場、デパート・レストランなど日常的な場面で困難を生じます。〝人と接するのが恥ずかしい〟〝人と交わる自信がない〟というネガティブな感情や恐怖心がとても強く、心の緊張とともに身体全体の過緊張（交感神経の緊張）も生じます。さらに、自分の態度や行動が周囲の人を不快にさせ迷惑になっているという加害者意識（加害性）を持つようになります。

交感神経系の緊張が心臓に伝わると強い動悸や頻脈《ひんみゃく》の訴えとなります。呼吸器に伝わると過呼吸症状となります。胃腸に伝わると神経性嘔吐（機能性胃腸症）といった症状として表れます。これらの身体症状は緊張に基づく一時的・機能的なものであり、病院で心電図、胃カメラ・血液検査などをおこなっても異常は指摘されません。

また、社交不安障害は、発達障害の1つであるＡＤＨＤ（注意欠如・多動症／注意欠如・多動性障害）やうつ病を合併しやすいことが報告されており、診断は合併症を念頭にして慎重におこなう必要があります。また思春期などでは重症になると「みんなから嫌われているに違いない」という妄想のような症状が一時的に強く出ることがあります（思春期危機）。

社交不安障害診断のための補助的な心理テストとして、ＬＳＡＳ－Ｊという自己記入式のテストがあり、合計点数が50点以上で社交不安障害が疑われます。

■社交不安障害になる原因は？

社交不安障害の原因はまだ明確にはわかっていません。しかし多くのほかの精神障害と同様に、生まれもった気質と育った環境の2つの要因が、複雑に関係しているだろうと考えられています。

気質とは、人格の基底を形作るような要素をいいます。最近ではMRIなどによる脳の画像診断が発達したおかげで、脳のどの部分が社交不安障害の気質や症状と関連しているかが少しずつ解明されるようになりました。たとえば、脳の奥にある一対のアーモンドくらいの大きさの扁桃核《へんとうかく》という部分の興奮が、強い不安と関係していることが明らかになっています。また、大脳の前頭葉がこの扁桃核の興奮状態をうまくコントロールできない状態が社交不安障害の発症に関連しているとマクロ的に考えられています。

社交不安障害は遺伝するのかという点では、社交不安障害を生じやすい気質が、ある程度遺伝する可能性はあります。しかし発病には生活環境なども影響するので、そのような遺伝気質を持った人が必ずしも社交不安障害を発病するわけではありません。残念ながら遺伝子レベルの詳しいことはまだわかっていないのです。

社交不安障害の原因には、生育環境もある程度関係していると言われます。大人の社交不安障害の約半数は、児童期にすでにその気質が認められ、子どもの頃から人見知りや引っ込み思案の傾向があります。また児童期のなんらかの〝人前での大きな恥ずかしい体験〟が、心のトラウマとなって成人になるまで残る場合があります。

アメリカのある心理学者は、乳児期の過敏な気質が将来どうなっていくのか調査しました。実験で生後数カ月の赤ちゃんに刺激的な臭いをかがせると、過敏に反応して泣く赤ちゃんとそうでない赤ちゃんがいました。そして泣くという過敏な反応を示した赤ちゃんは、3年近くたっても道化師の格好をした人や見知らぬ人を恐れやすく、このような赤ちゃんの気質が将来不安障害を招く危険因子であることを示唆しています。

高橋　進

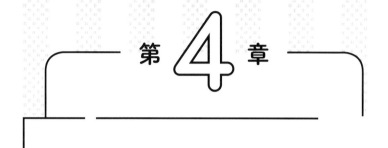

第4章

心を閉ざす

～高校生時代～

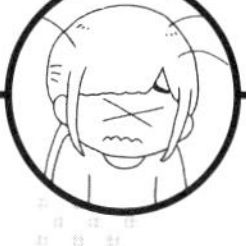

逃げるための選択

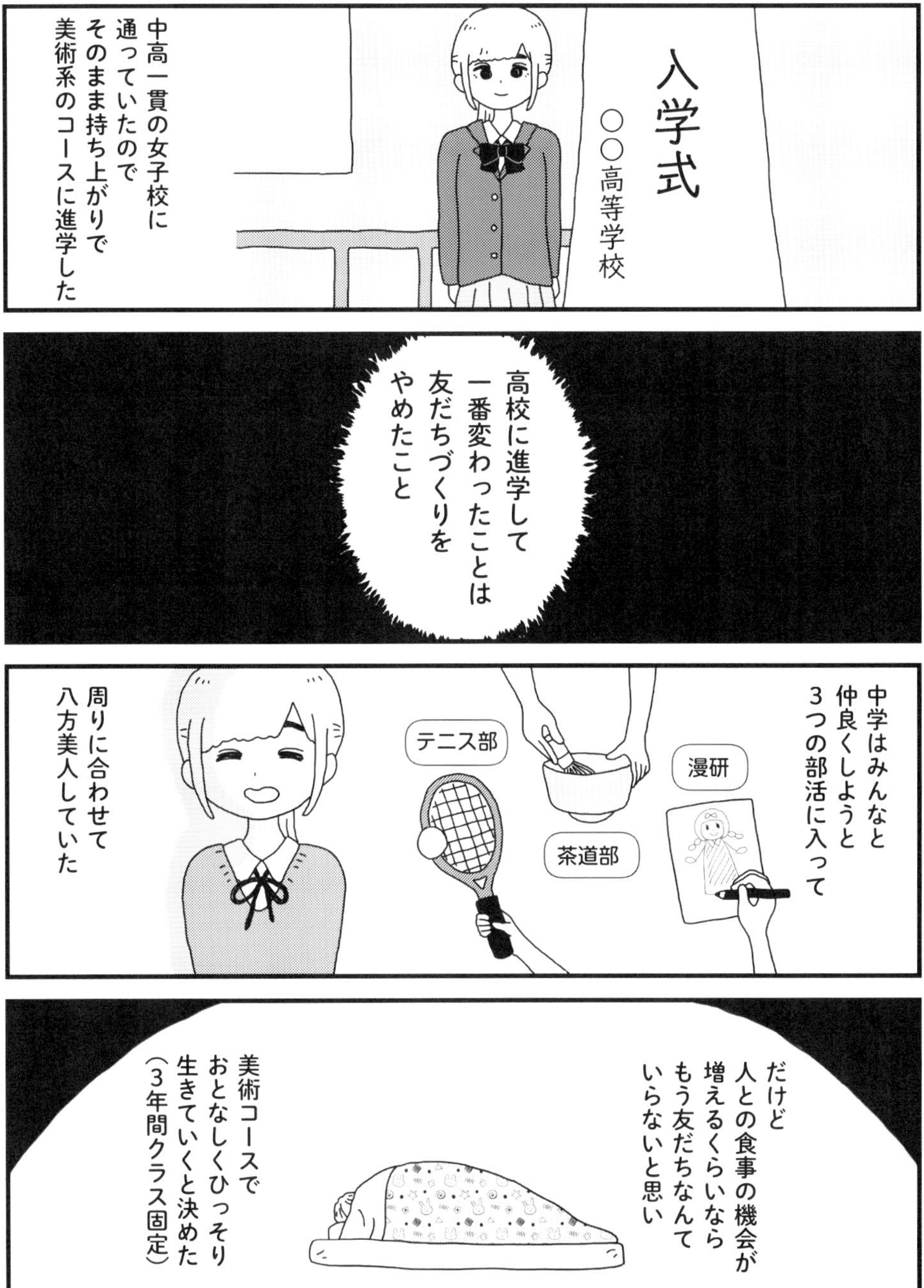
入学式
○○高等学校
中高一貫の女子校に
通っていたので
そのまま持ち上がりで
美術系のコースに進学した
高校に進学して
一番変わったことは
友だちづくりを
やめたこと
中学はみんなと
仲良くしようと
3つの部活に入って
漫研
茶道部
テニス部
周りに合わせて
八方美人していた
だけど
人との食事の機会が
増えるくらいなら
もう友だちなんて
いらないと思い
美術コースで
おとなしくひっそり
生きていくと決めた
（3年間クラス固定）

「存在感ないね」

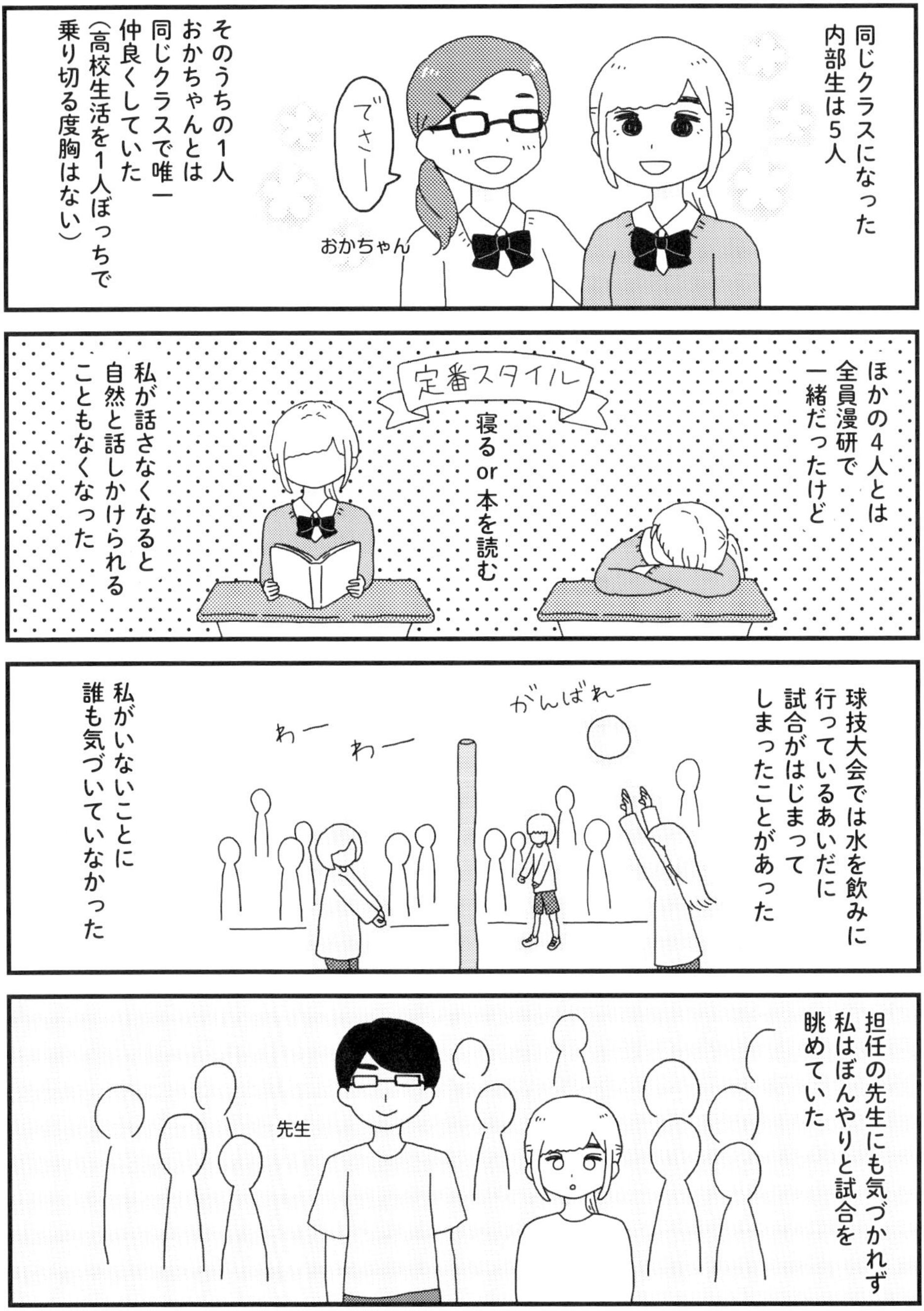
同じクラスになった内部生は５人
でさー
おかちゃん
そのうちの１人おかちゃんとは同じクラスで唯一仲良くしていた
(高校生活を１人ぼっちで乗り切る度胸はない)
ほかの４人とは全員漫研で一緒だったけど
定番スタイル
寝る or 本を読む
私が話さなくなると自然と話しかけられることもなくなった
球技大会では水を飲みに行っているあいだに試合がはじまってしまったことがあった
がんばれー
わー
わー
私がいないことに誰も気づいていなかった
担任の先生にも気づかれず私はぼんやりと試合を眺めていた
先生

私の体操服だけきれいなまま

よねちゃん

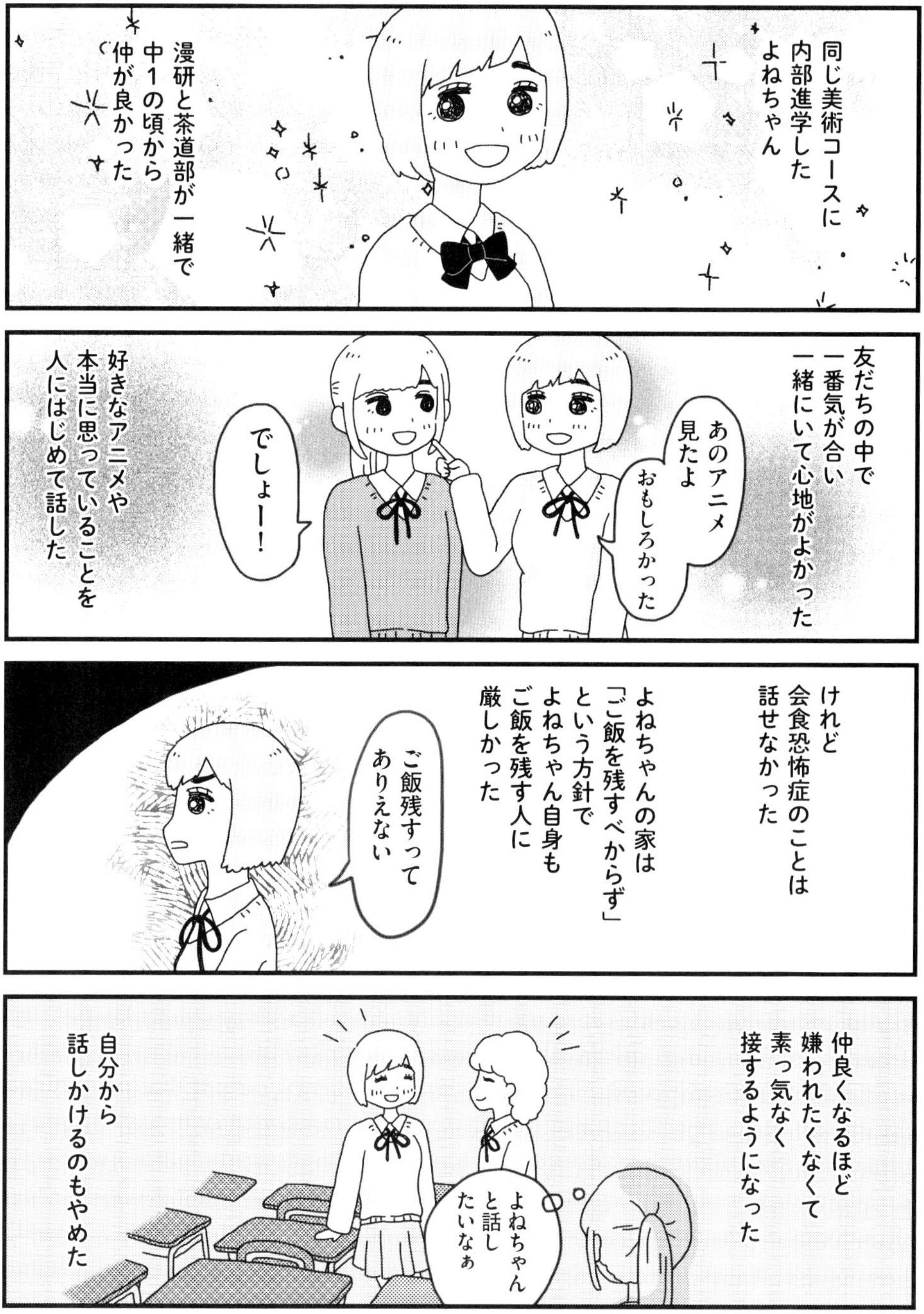
同じ美術コースに
内部進学した
よねちゃん
漫研と茶道部が一緒で
中1の頃から
仲が良かった
友だちの中で
一番気が合い
一緒にいて心地がよかった
あのアニメ
見たよ
おもしろかった
でしょー!
好きなアニメや
本当に思っていることを
人にはじめて話した
けれど
会食恐怖症のことは
話せなかった
よねちゃんの家は
「ご飯を残すべからず」
という方針で
よねちゃん自身も
ご飯を残す人に
厳しかった
ご飯残すって
ありえない
仲良くなるほど
嫌われたくなくて
素っ気なく
接するようになった
よねちゃん
と話し
たいなぁ
自分から
話しかけるのもやめた

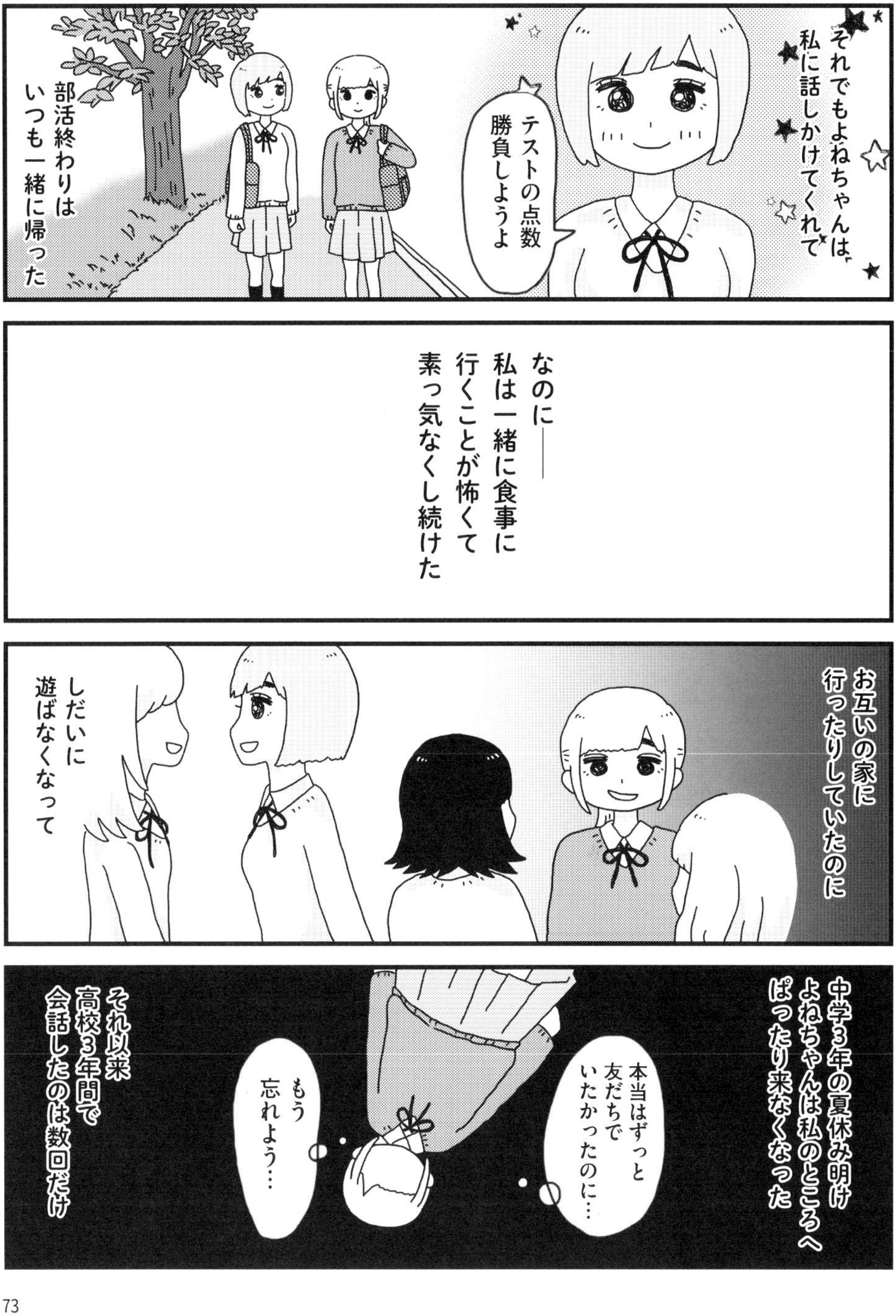
それでもよねちゃんは、私に話しかけてくれて
テストの点数勝負しようよ
部活終わりはいつも一緒に帰った
なのに——私は一緒に食事に行くことが怖くて素っ気なくし続けた
お互いの家に行ったりしていたのに
しだいに遊ばなくなって
中学3年の夏休み明けよねちゃんは私のところへぱったり来なくなった
本当はずっと友だちでいたかったのに…
もう忘れよう…
それ以来高校3年間で会話したのは数回だけ

美術の授業

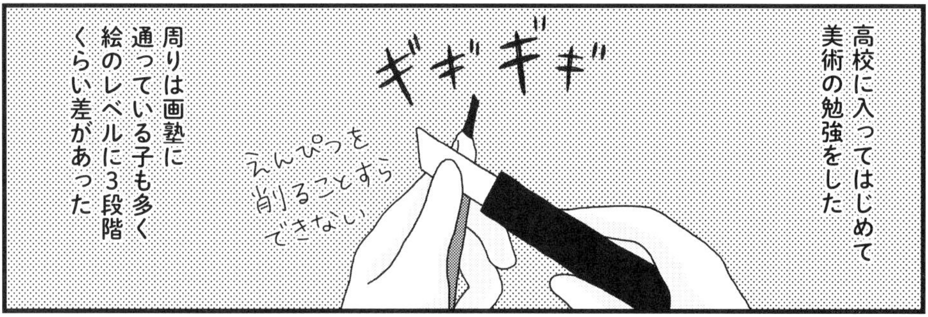

高校に入ってはじめて美術の勉強をした
ギギギギ
えんぴつを削ることすらできない
周りは画塾に通っている子も多く絵のレベルに3段階くらい差があった

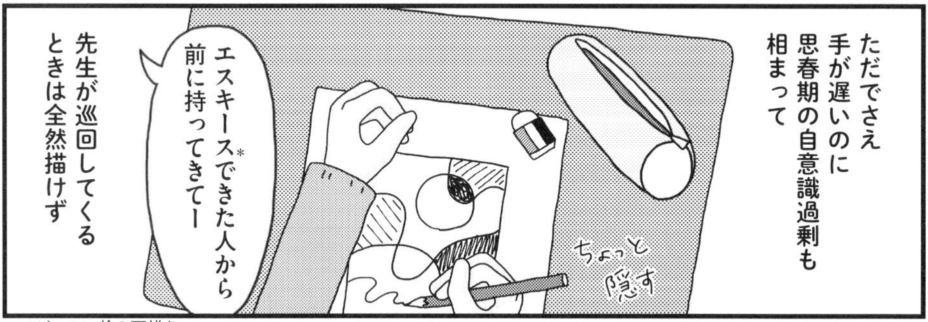

ただでさえ手が遅いのに思春期の自意識過剰も相まって
ちょっと隠す
エスキース＊できた人から前に持ってきてー
先生が巡回してくるときは全然描けず

＊エスキース：絵の下描き

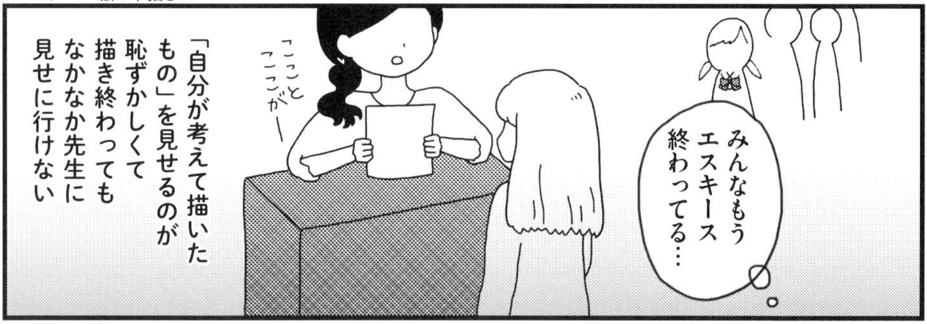

みんなもうエスキース終わってる…
ここっとここがー
「自分が考えて描いたもの」を見せるのが恥ずかしくて描き終わってもなかなか先生に見せに行けない

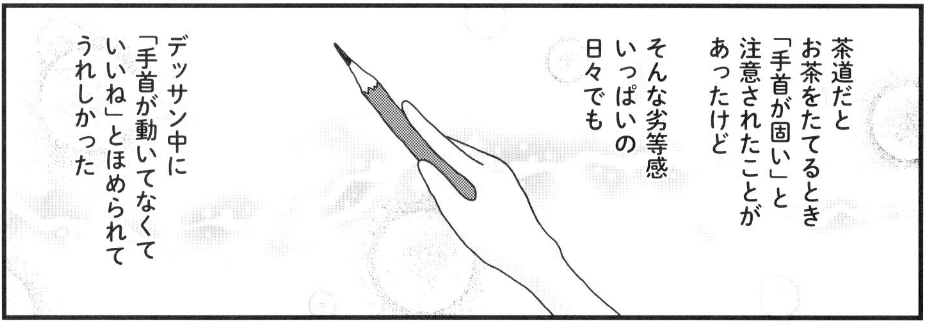

茶道だとお茶をたてるとき「手首が固い」と注意されたことがあったけど
そんな劣等感いっぱいの日々でも
デッサン中に「手首が動いてなくていいね」とほめられてうれしかった

よくなかったところが違うところでは生かされることもあるんだ

はじめてのアルバイト

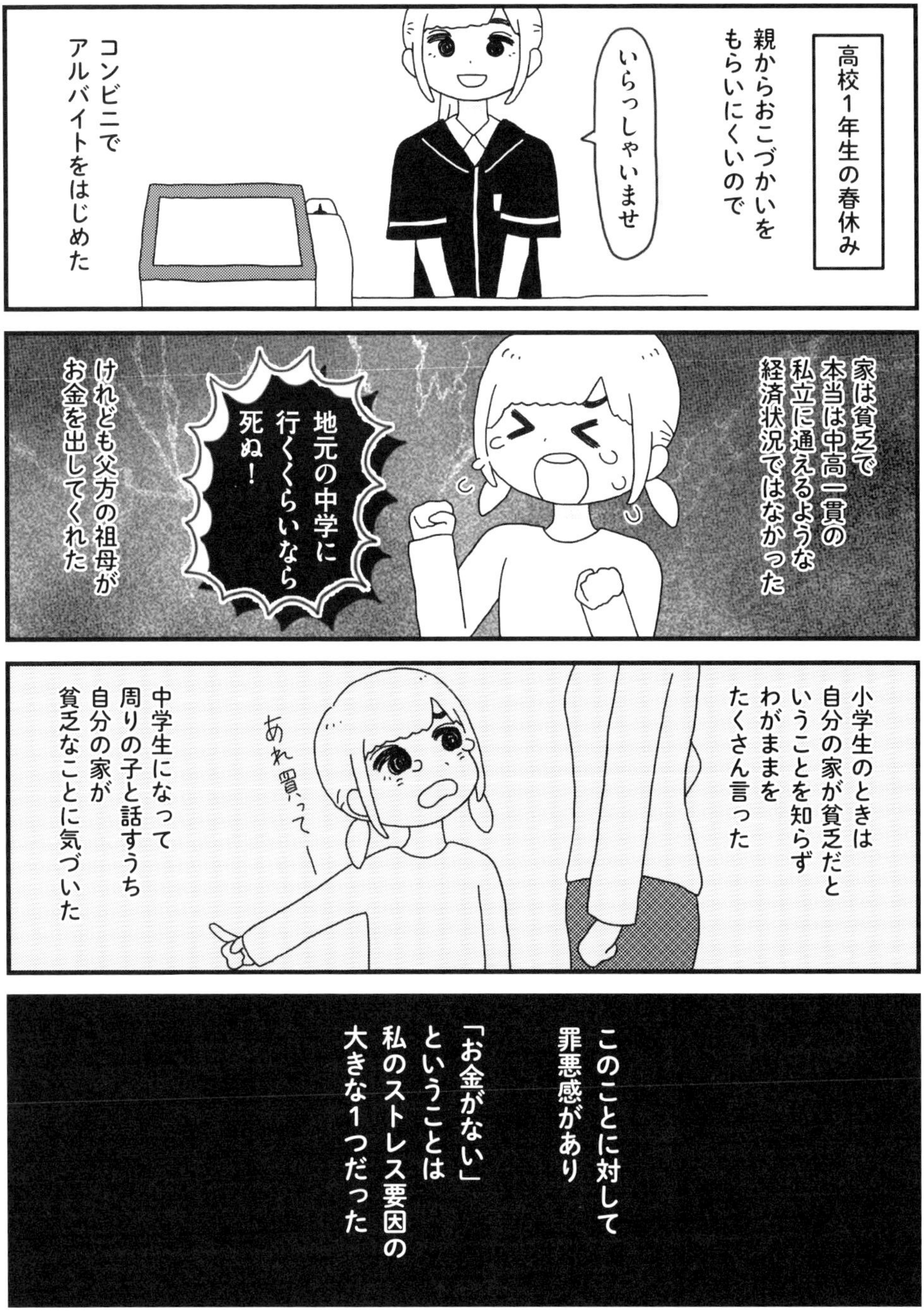
高校1年生の春休み
親からおこづかいを
もらいにくいので
いらっしゃいませ
コンビニで
アルバイトをはじめた
家は貧乏で
本当は中高一貫の
私立に通えるような
経済状況ではなかった
地元の中学に
行くくらいなら
死ぬ！
けれども父方の祖母が
お金を出してくれた
小学生のときは
自分の家が貧乏だと
いうことを知らず
わがままを
たくさん言った
あれ買ってー
中学生になって
周りの子と話すうち
自分の家が
貧乏なことに気づいた
このことに対して
罪悪感があり
「お金がない」
ということは
私のストレス要因の
大きな1つだった

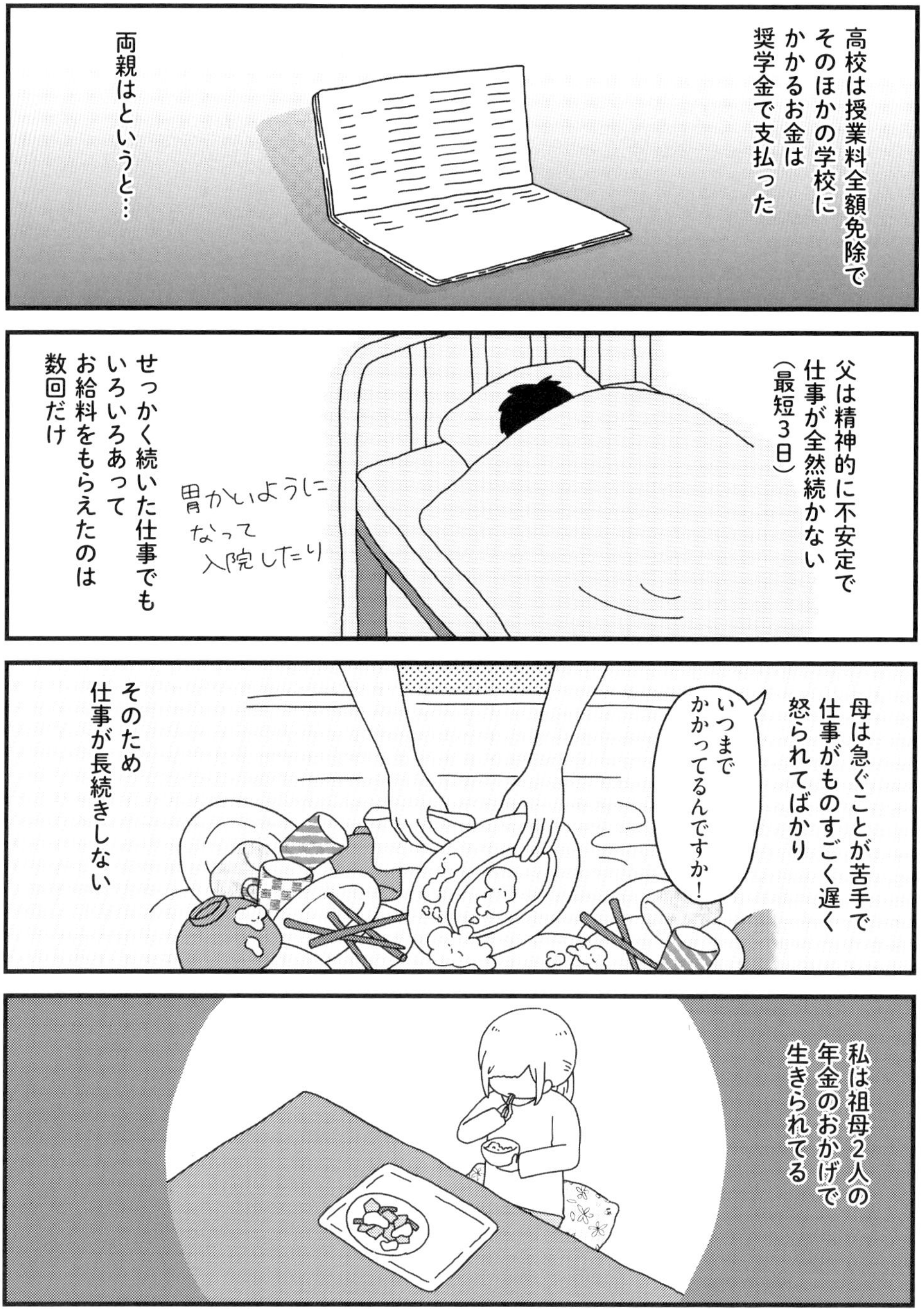
高校は授業料全額免除で
そのほかの学校に
かかるお金は
奨学金で支払った
両親はというと…
父は精神的に不安定で
仕事が全然続かない
（最短3日）
胃かいようになって入院したり
せっかく続いた仕事でも
いろいろあって
お給料をもらえたのは
数回だけ
母は急ぐことが苦手で
仕事がものすごく遅く
怒られてばかり
いつまでかかってるんですか！
そのため
仕事が長続きしない
私は祖母2人の
年金のおかげで
生きられてる

バイト仲間

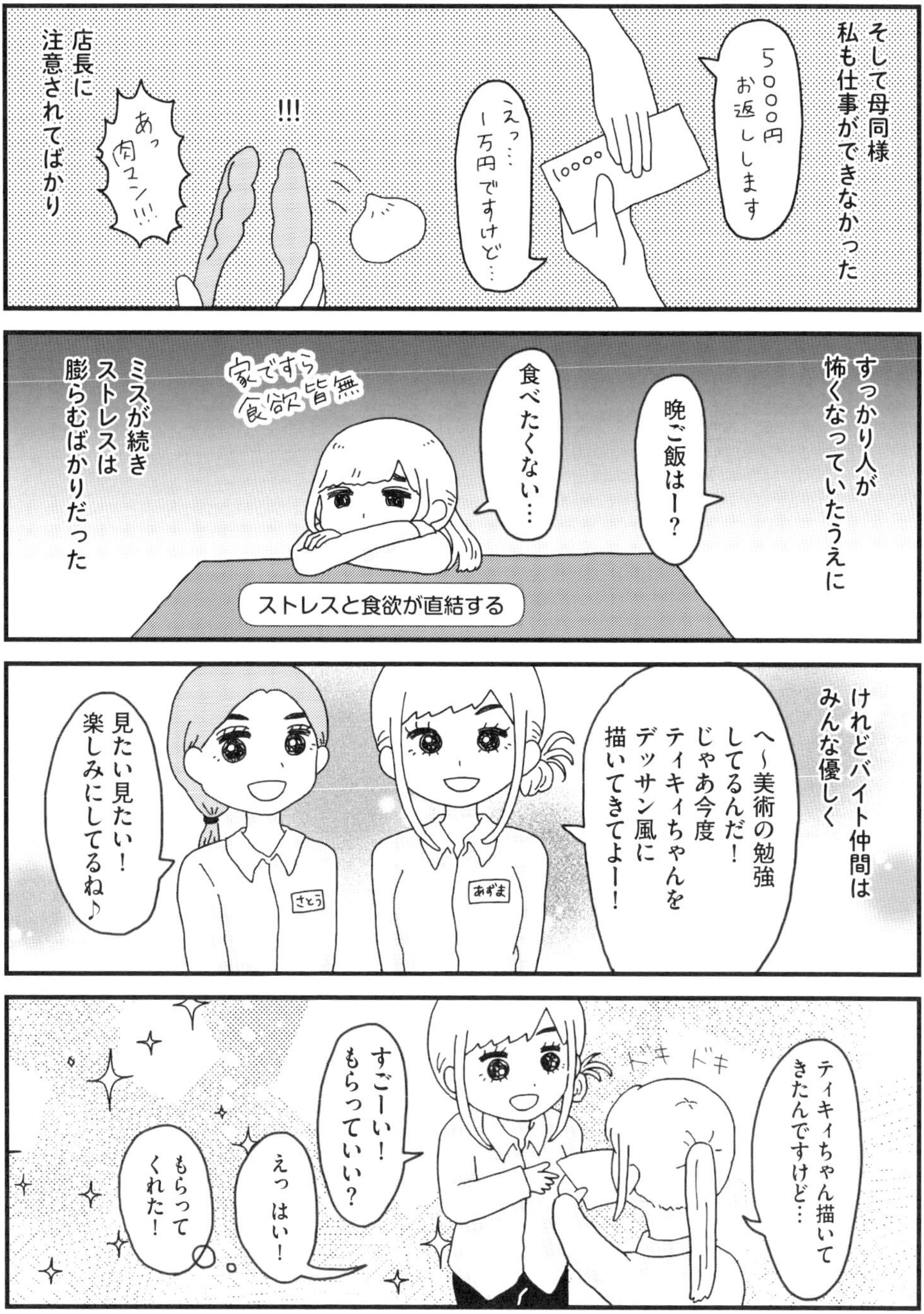
そして母同様
私も仕事ができなかった
5000円お返しします
えっ…1万円ですけど…
!!!
あっ肉マン!!!
店長に注意されてばかり
すっかり人が怖くなっていたうえに
晩ご飯はー?
食べたくない…
家ですら食欲皆無
ミスが続きストレスは膨らむばかりだった
ストレスと食欲が直結する
けれどバイト仲間はみんな優しく
へ～美術の勉強してるんだ!じゃあ今度ティキィちゃんをデッサン風に描いてきてよー!
あずま
さとう
見たい見たい!楽しみにしてるね♪
ティキィちゃん描いてきたんですけど…
ドキドキ
すごーい!もらっていい?
えっはい!
もらってくれた!

絵をほめられたことがあまりないからすごくうれしかった

落ちていく

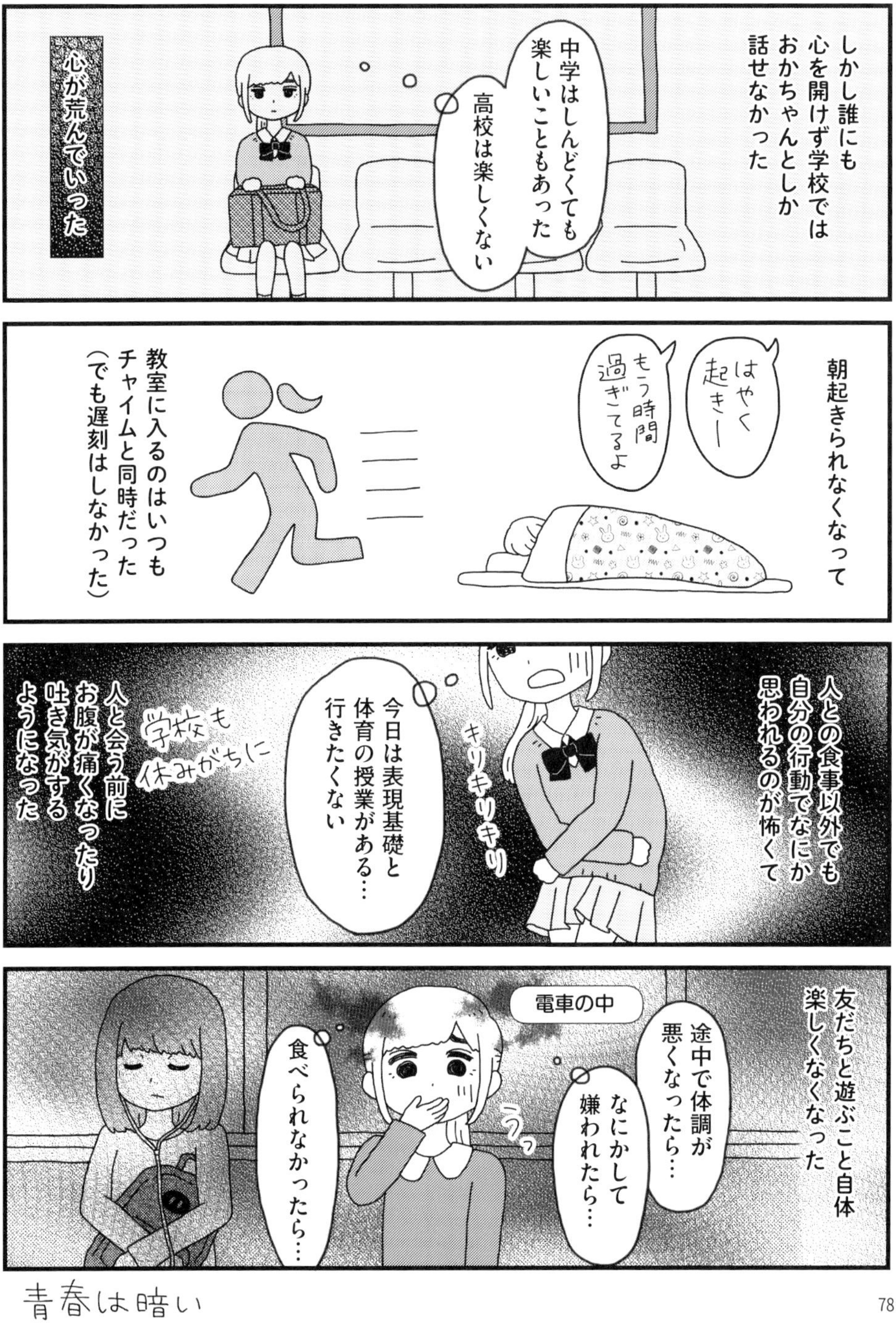
しかし誰にも
心を開けず学校では
おかちゃんとしか
話せなかった
中学はしんどくても
楽しいこともあった
高校は楽しくない
心が荒んでいった
朝起きられなくなって
はやく起きー
もう時間過ぎてるよ
教室に入るのはいつも
チャイムと同時だった
（でも遅刻はしなかった）
人との食事以外でも
自分の行動でなにか
思われるのが怖くて
キリキリキリ
今日は表現基礎と
体育の授業がある…
行きたくない
学校も
休みがちに
人と会う前に
お腹が痛くなったり
吐き気がする
ようになった
友だちと遊ぶこと自体
楽しくなくなった
電車の中
途中で体調が
悪くなったら…
なにかして
嫌われたら…
うっ
食べられなかったら…

先が見えない

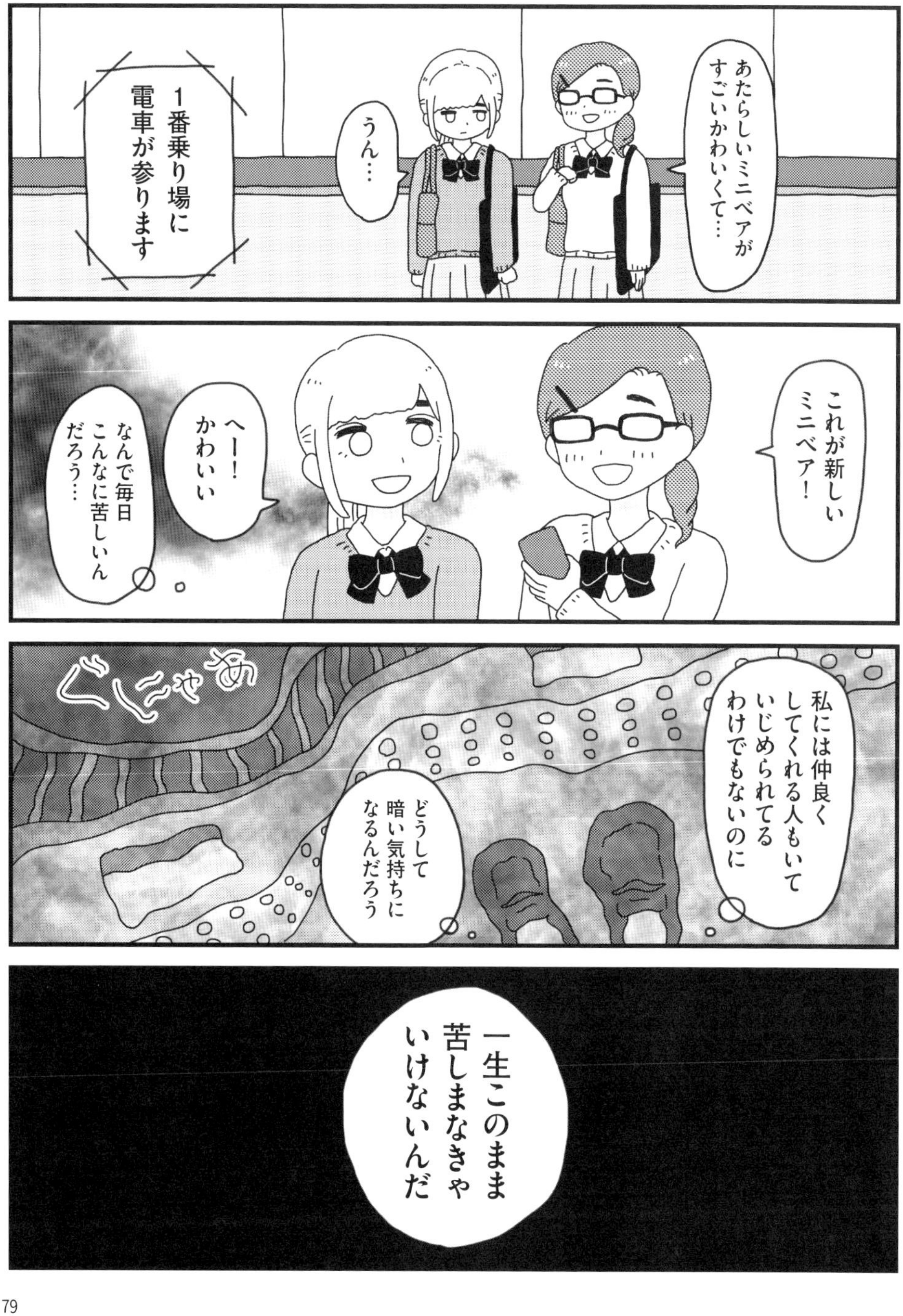

あたらしいミニベアがすごいかわいくて…
うん…
1番乗り場に電車が参ります
これが新しいミニベア！
へー！かわいい
なんで毎日こんなに苦しいんだろう…
私には仲良くしてくれる人もいていじめられてるわけでもないのに
どうして暗い気持ちになるんだろう
ぐにゃあ
一生このまま苦しまなきゃいけないんだ

予期不安

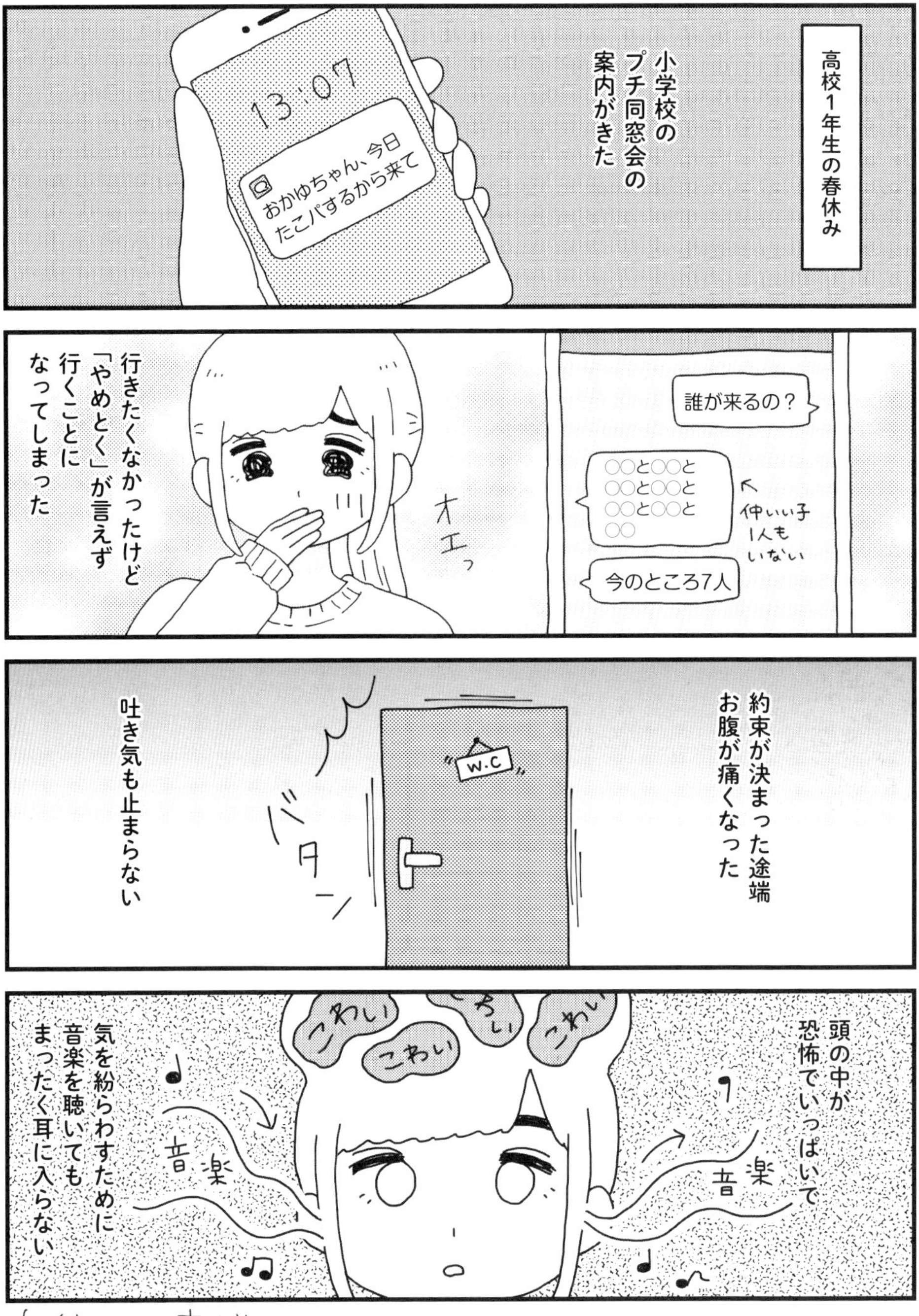

高校1年生の春休み
小学校のプチ同窓会の案内がきた
13:07
おかゆちゃん、今日たこパするから来て
誰が来るの？
○○と○○と○○と○○と○○と○○と○○
今のところ7人
仲いい子1人もいない
オエッ
行きたくなかったけど「やめとく」が言えず行くことになってしまった
約束が決まった途端お腹が痛くなった
W.C
バターン
吐き気も止まらない
頭の中が恐怖でいっぱいで
こわい
こわい
こわい
こわい
音楽
音楽
気を紛らわすために音楽を聴いてもまったく耳に入らない

身体は正直だ

症状の悪化

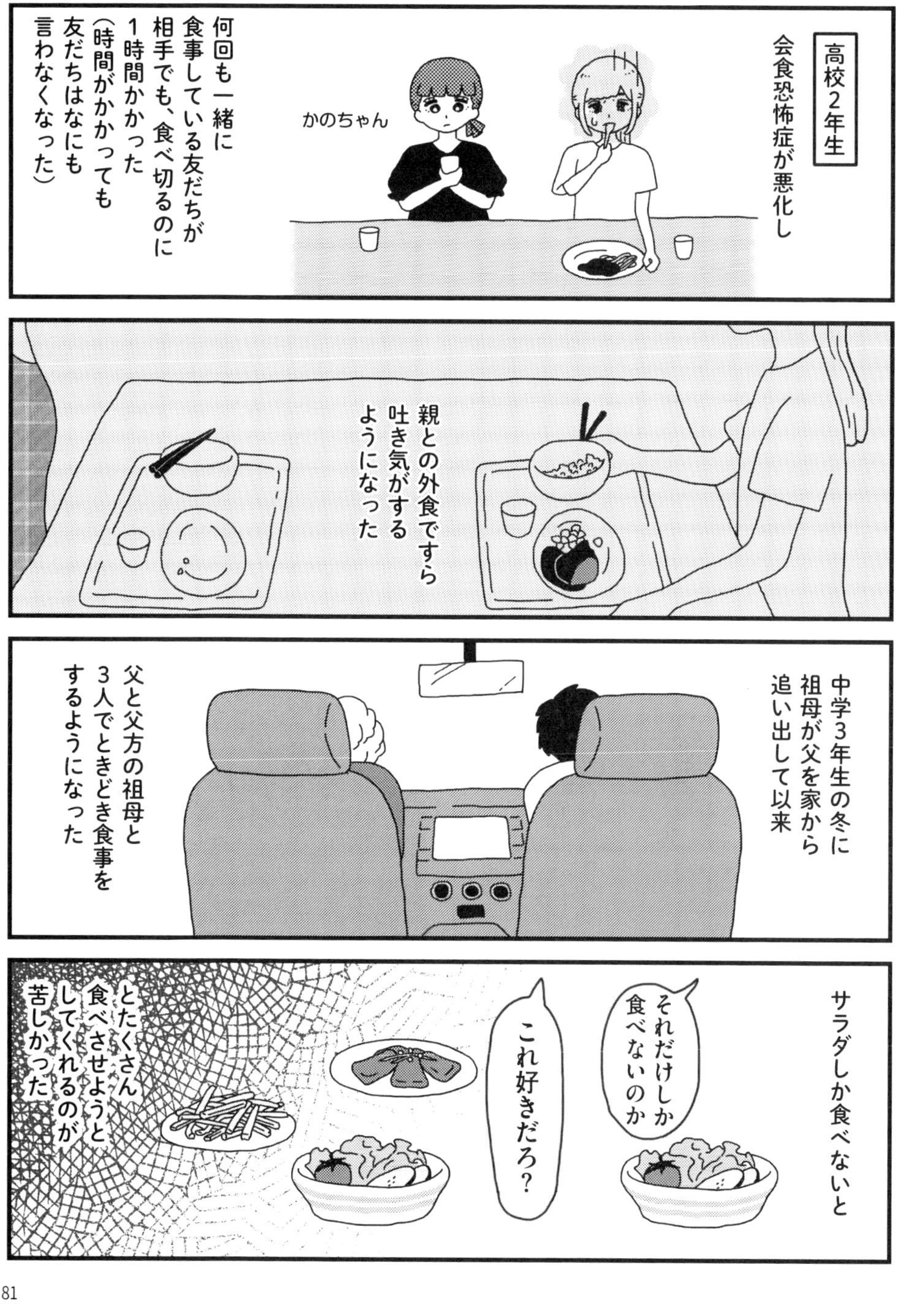
高校2年生
会食恐怖症が悪化し
かのちゃん
何回も一緒に食事している友だちが相手でも、食べ切るのに1時間かかった
（時間がかかっても友だちはなにも言わなくなった）
親との外食ですら吐き気がするようになった
中学3年生の冬に祖母が父を家から追い出して以来
父と父方の祖母と3人でときどき食事をするようになった
サラダしか食べないと
それだけしか食べないのか
これ好きだろ？
とたくさん食べさせようとしてくれるのが苦しかった

中トロの味がわからない

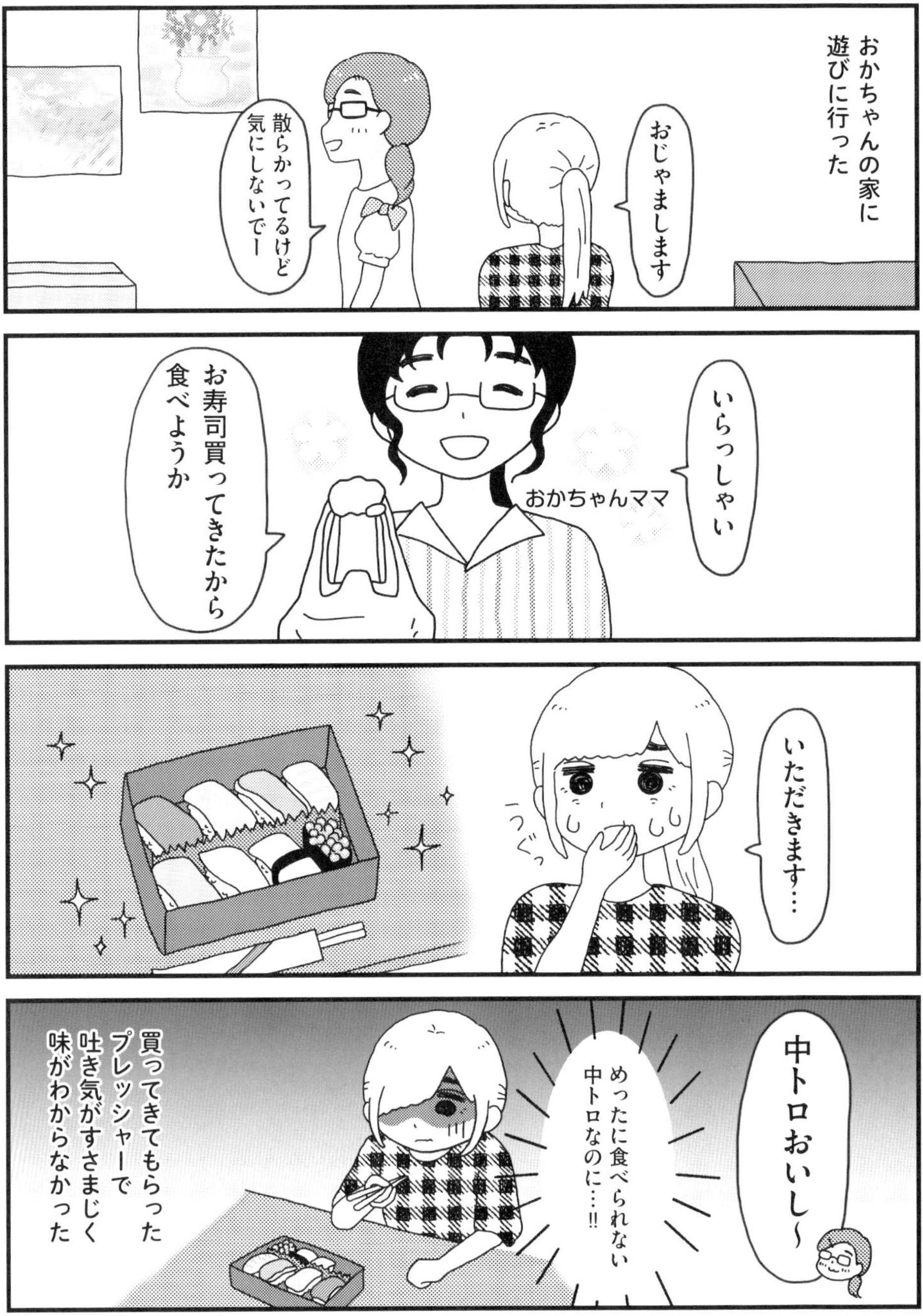
おかちゃんの家に遊びに行った
おじゃまします
散らかってるけど気にしないでー
いらっしゃい
おかちゃんママ
お寿司買ってきたから食べようか
いただきます…
うぐっ
中トロおいし〜
めったに食べられない中トロなのに…!!
買ってきてもらったプレッシャーで吐き気がすさまじく味がわからなかった

一番の大好物なのに…

食べたいものが食べられない

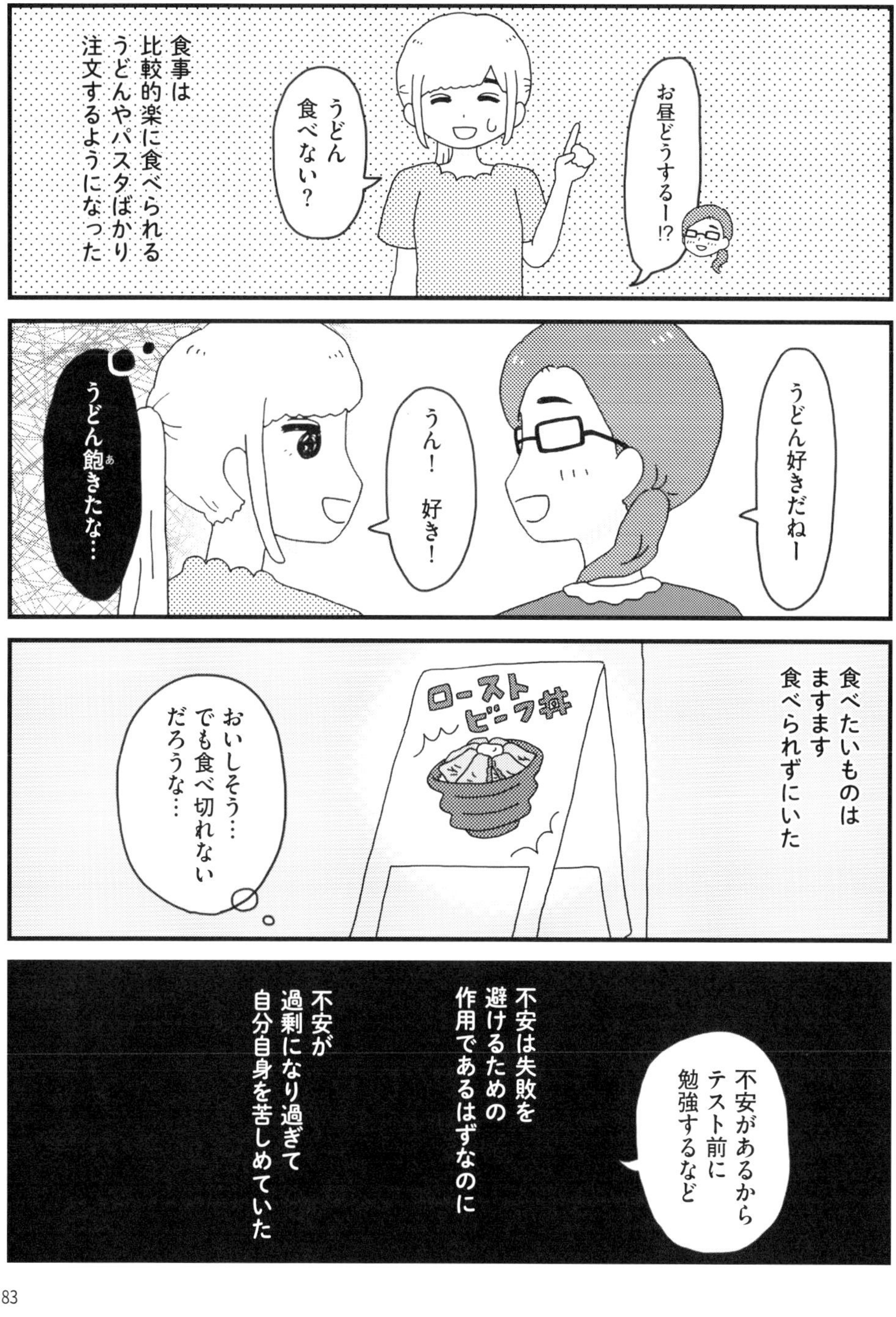
お昼どうするー!?
うどん食べない?
食事は比較的楽に食べられるうどんやパスタばかり注文するようになった
うどん好きだねー
うん！　好き！
うどん飽《あ》きたな…
食べたいものはますます食べられずにいた
ローストビーフ丼
おいしそう…でも食べ切れないだろうな…
不安があるからテスト前に勉強するなど
不安は失敗を避けるための作用であるはずなのに
不安が過剰になり過ぎて自分自身を苦しめていた

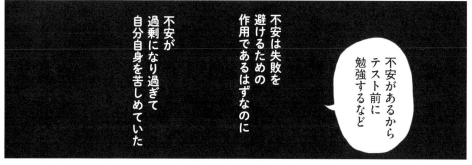

修学旅行（高校編）

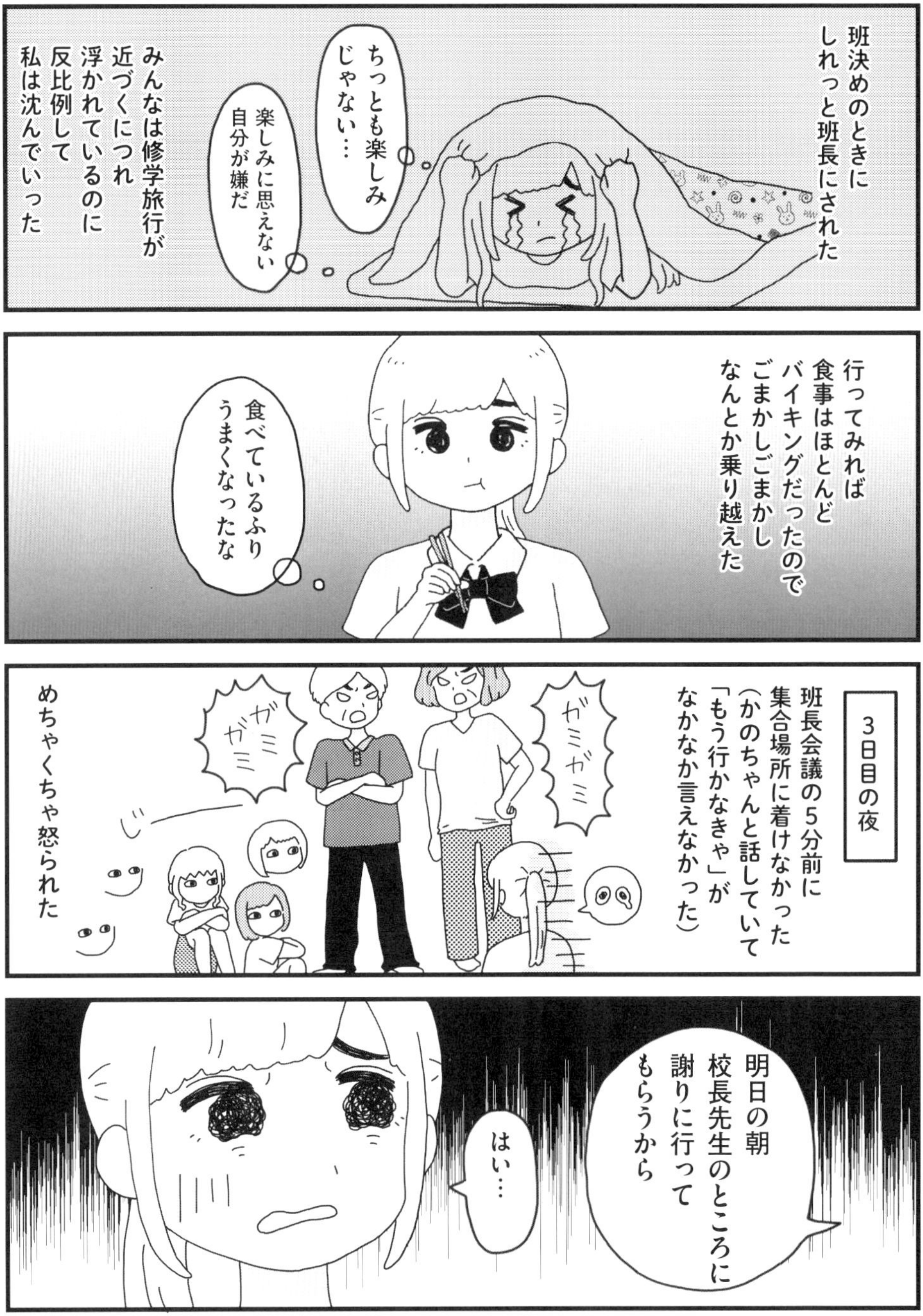
班決めのときに
しれっと班長にされた
ちっとも楽しみじゃない…
楽しみに思えない自分が嫌だ
みんなは修学旅行が近づくにつれ浮かれているのに反比例して私は沈んでいった
行ってみれば食事はほとんどバイキングだったのでごまかしごまかしなんとか乗り越えた
食べているふりうまくなったな
3日目の夜
班長会議の5分前に集合場所に着けなかった（かのちゃんと話していて「もう行かなきゃ」がなかなか言えなかった）
ガミガミ
ガミガミ
じー
めちゃくちゃ怒られた
明日の朝校長先生のところに謝りに行ってもらうから
はい…

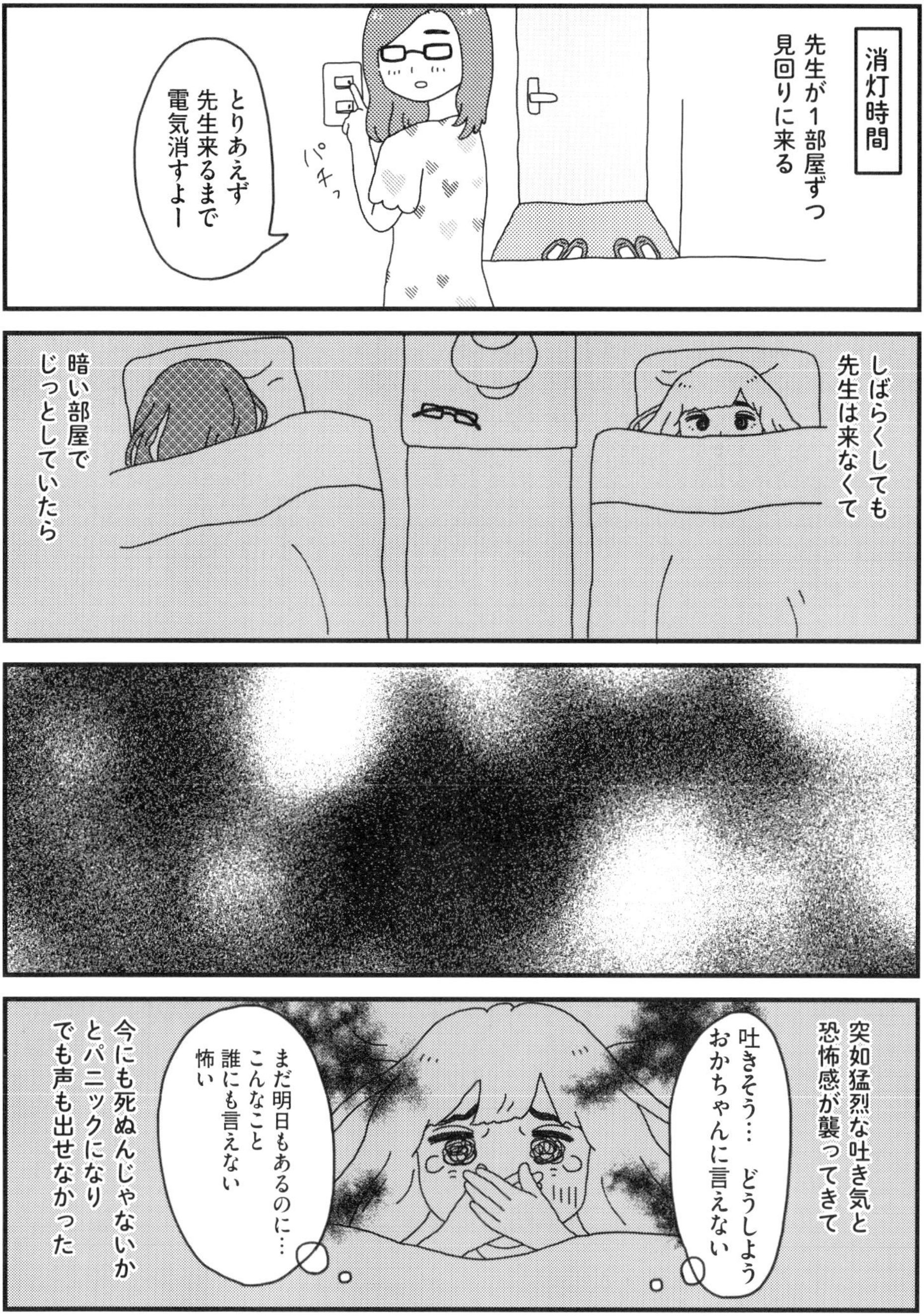
消灯時間
先生が１部屋ずつ見回りに来る
パチっ
とりあえず先生来るまで電気消すよー
しばらくしても先生は来なくて
暗い部屋でじっとしていたら
突如猛烈な吐き気と恐怖感が襲ってきて
吐きそう…　どうしよう　おかちゃんに言えない
まだ明日もあるのに…　こんなこと誰にも言えない　怖い
今にも死ぬんじゃないかとパニックになりでも声も出せなかった

先生が来たのは１時間後

せっかくのお誘いが

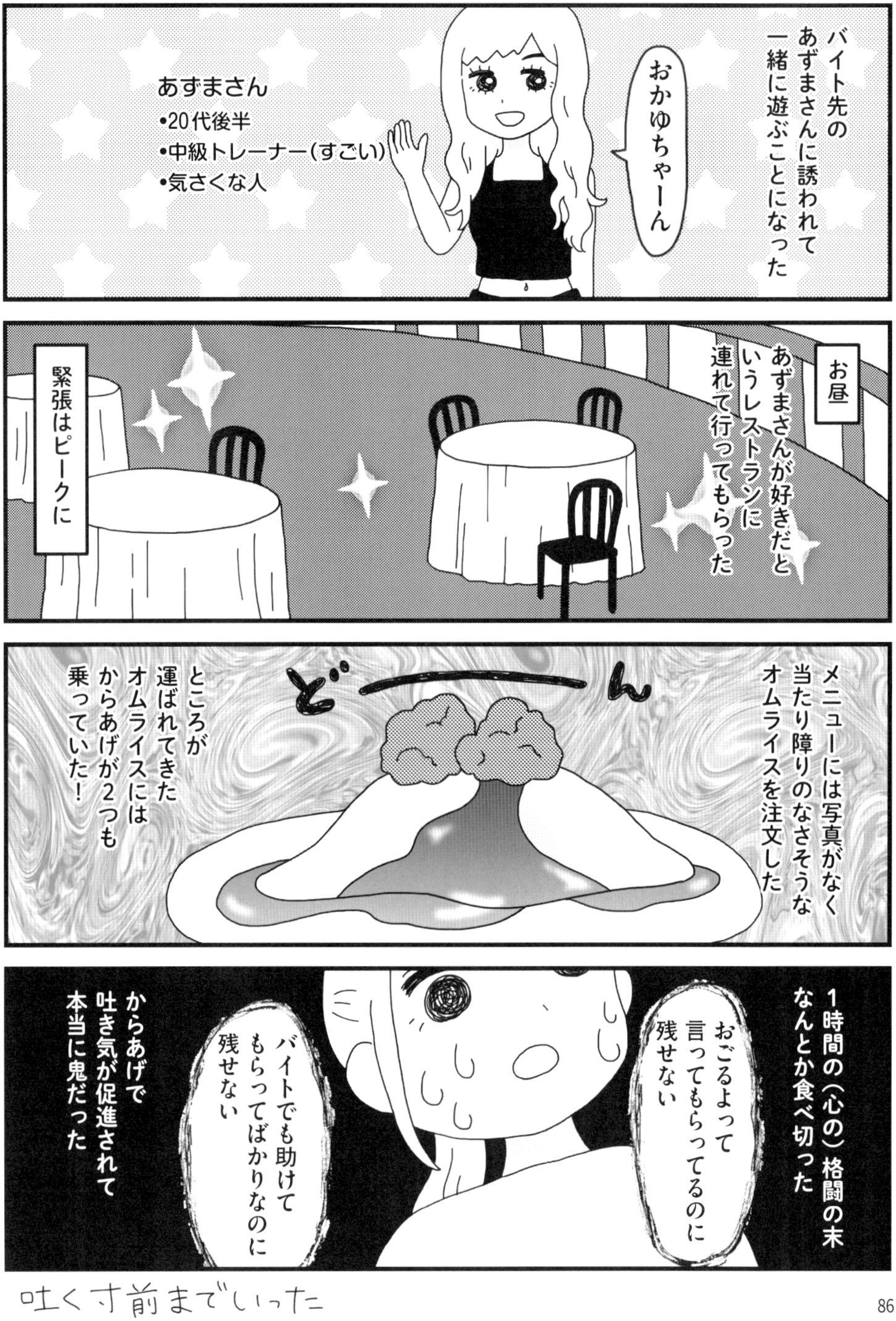
バイト先のあずまさんに誘われて一緒に遊ぶことになった
おかゆちゃーん
あずまさん
•20代後半
•中級トレーナー(すごい)
•気さくな人
お昼
あずまさんが好きだというレストランに連れて行ってもらった
緊張はピークに
メニューには写真がなく当たり障りのなさそうなオムライスを注文した
ど━━━ん
ところが運ばれてきたオムライスにはからあげが2つも乗っていた!
1時間の(心の)格闘の末なんとか食べ切った
おごるよって言ってもらってるのに残せない
バイトでも助けてもらってばかりなのに残せない
からあげで吐き気が促進されて本当に鬼だった

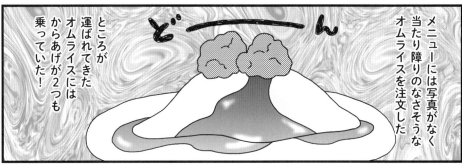

吐く寸前までいった

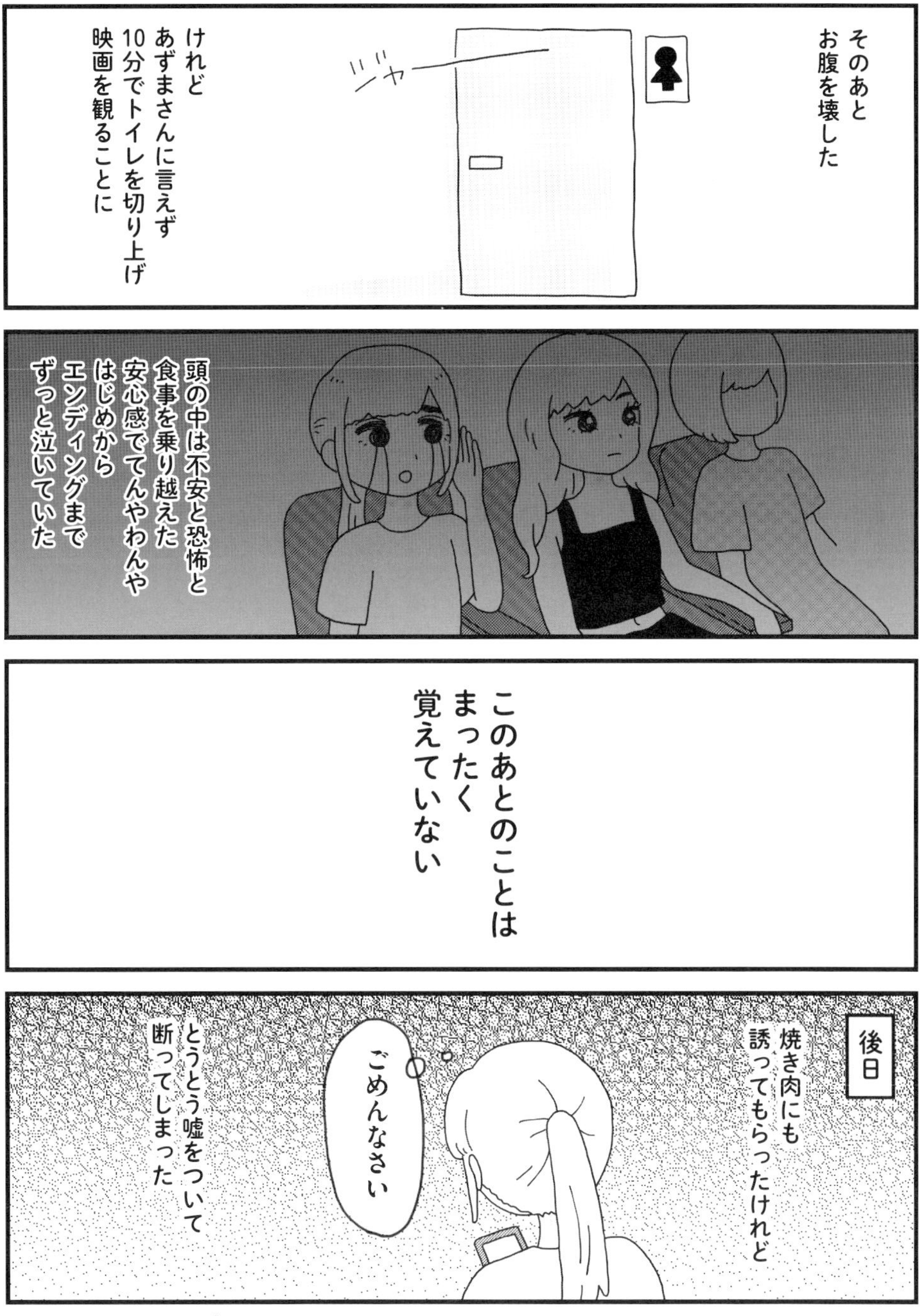
そのあと
お腹を壊した
ジャー
けれど
あずまさんに言えず
10分でトイレを切り上げ
映画を観ることに
頭の中は不安と恐怖と
食事を乗り越えた
安心感でてんやわんや
はじめから
エンディングまで
ずっと泣いていた
このあとのことは
まったく
覚えていない
後日
焼き肉にも
誘ってもらったけれど
ごめんなさい
とうとう嘘をついて
断ってしまった

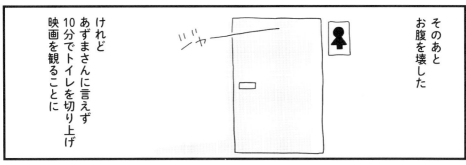

それ以来誘われることはなくなった

失敗しても大丈夫

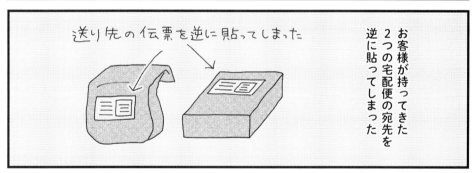

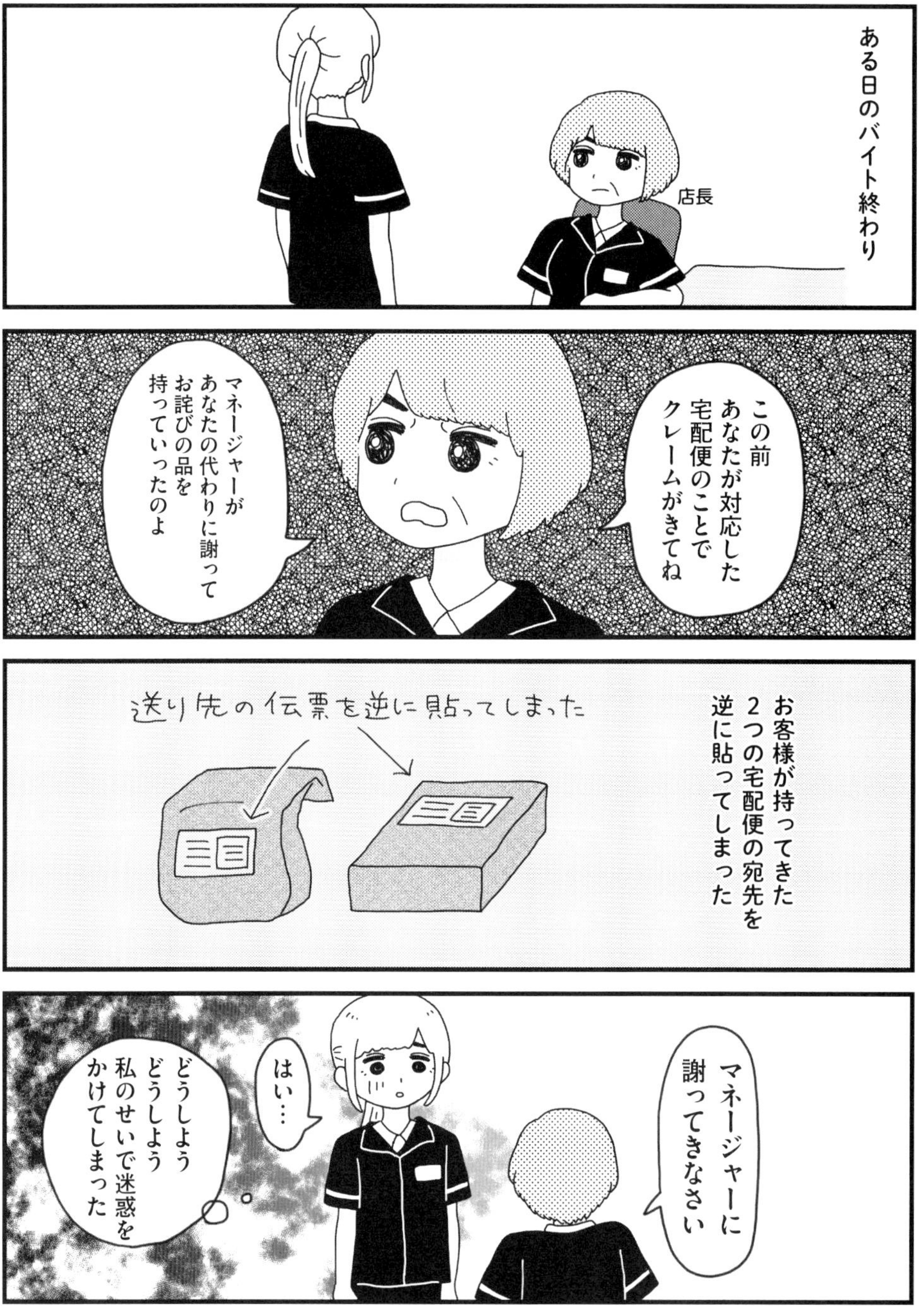
ある日のバイト終わり
店長
この前
あなたが対応した
宅配便のことで
クレームがきてね
マネージャーが
あなたの代わりに謝って
お詫びの品を
持っていったのよ
お客様が持ってきた
2つの宅配便の宛先を
逆に貼ってしまった
送り先の伝票を逆に貼ってしまった
マネージャーに
謝ってきなさい
はい…
どうしよう
どうしよう
私のせいで迷惑を
かけてしまった

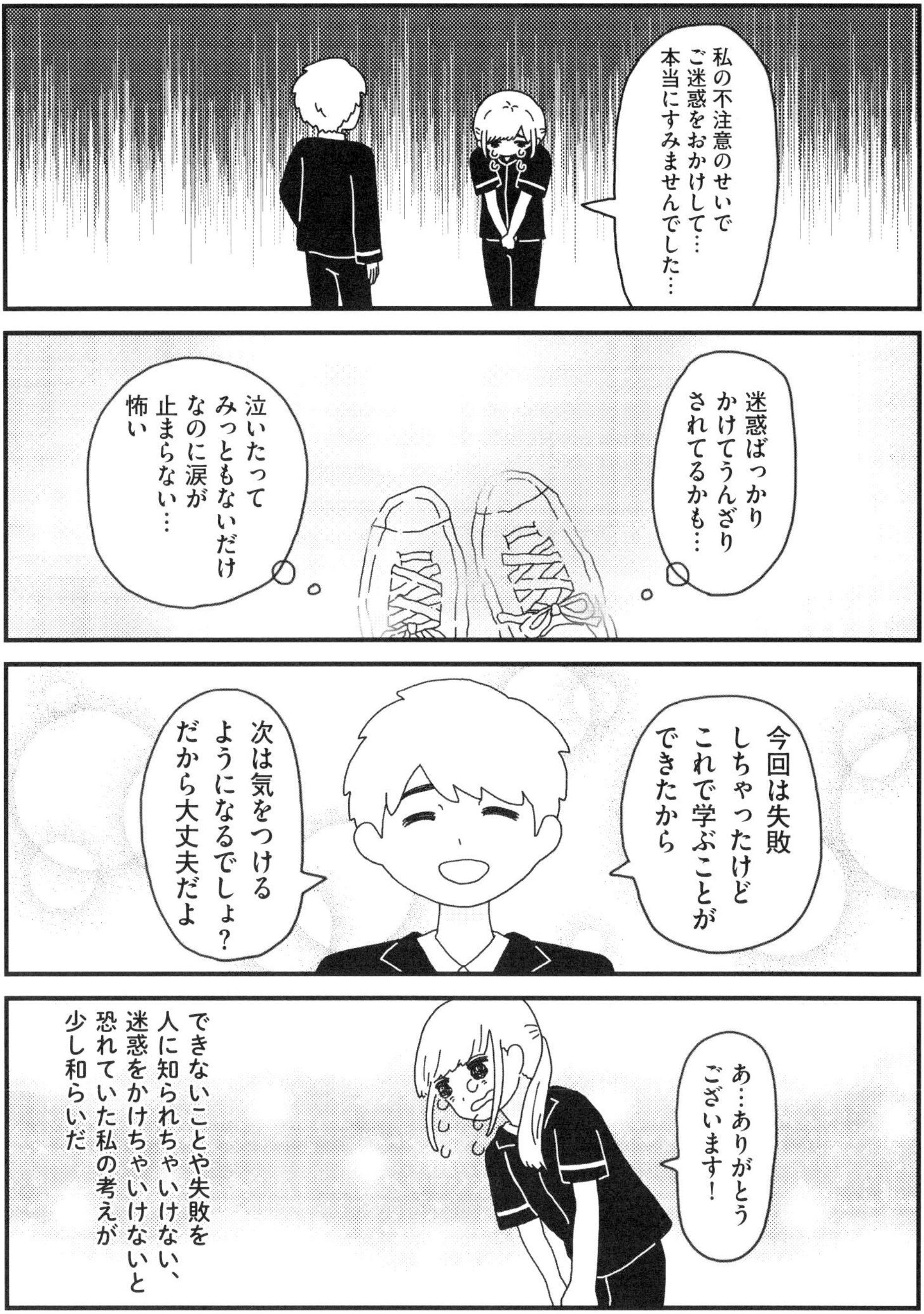
私の不注意のせいでご迷惑をおかけして…本当にすみませんでした…
迷惑ばっかりかけてうんざりされてるかも…
泣いたってみっともないだけなのに涙が止まらない…怖い
今回は失敗しちゃったけどこれで学ぶことができたから
次は気をつけるようになるでしょ？だから大丈夫だよ
あ…ありがとうございます！
できないことや失敗を人に知られちゃいけない、迷惑をかけちゃいけないと恐れていた私の考えが少し和らいだ

失敗から学ぶこともあるんだ

大学受験

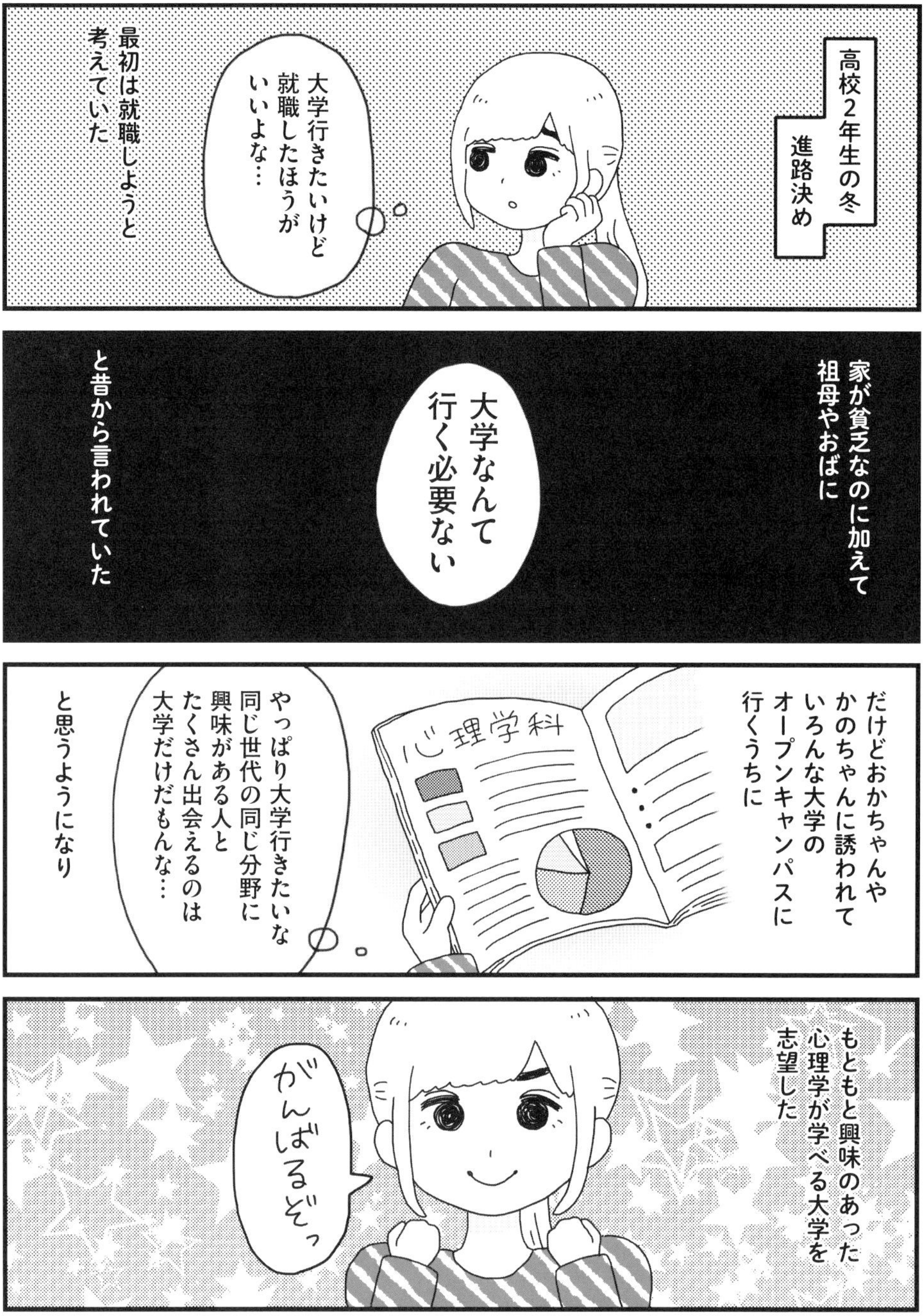
高校2年生の冬
進路決め
大学行きたいけど
就職したほうが
いいよな…
最初は就職しようと
考えていた
家が貧乏なのに加えて
祖母やおばに
大学なんて
行く必要ない
と昔から言われていた
だけどおかちゃんや
かのちゃんに誘われて
いろんな大学の
オープンキャンパスに
行くうちに
心理学科
やっぱり大学行きたいな
同じ世代の同じ分野に
興味がある人と
たくさん出会えるのは
大学だけだもんな…
と思うようになり
もともと興味のあった
心理学が学べる大学を
志望した
がんばるぞっ

はじめてちゃんと自分の意志で決めた

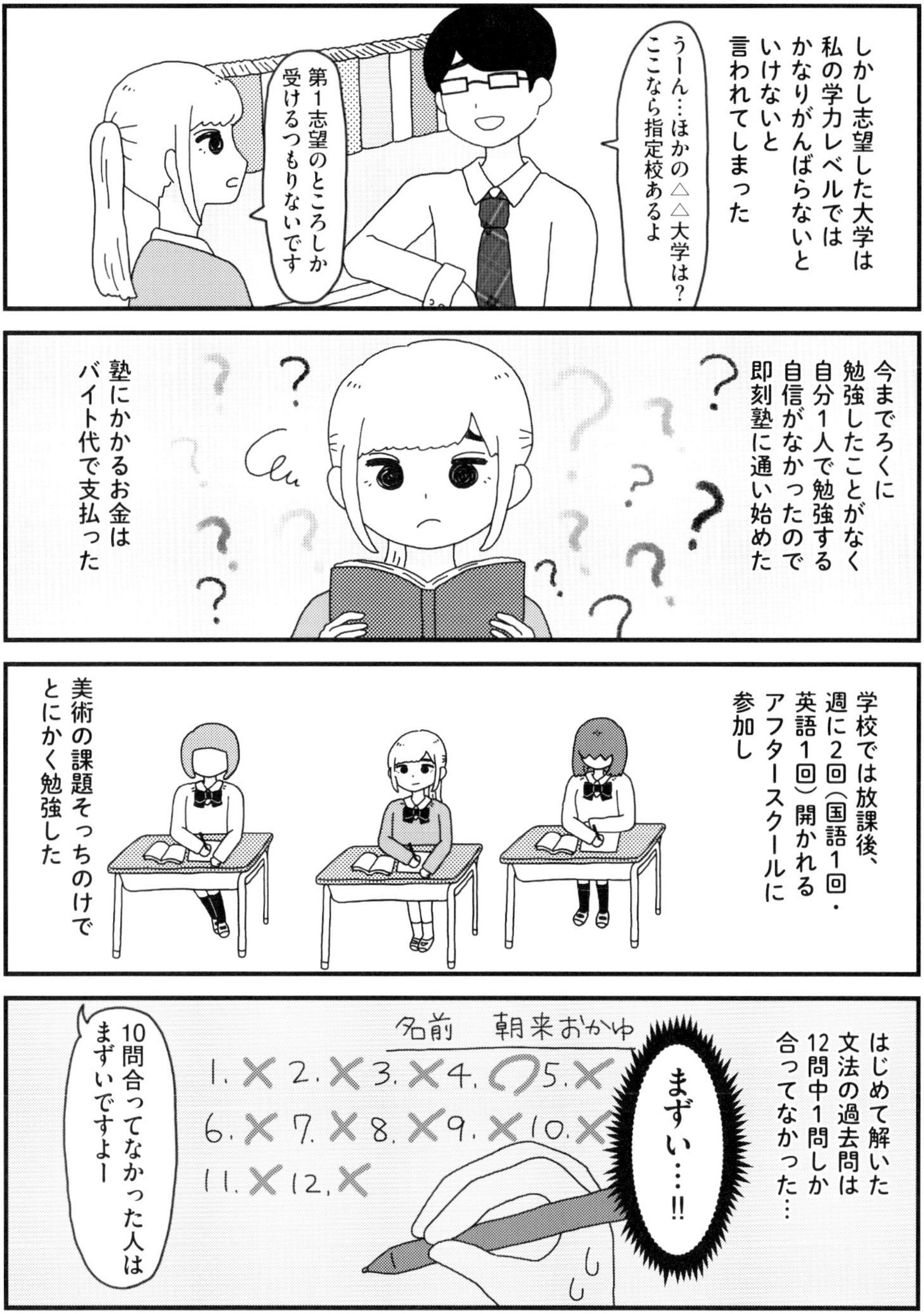
しかし志望した大学は私の学力レベルではかなりがんばらないといけないと言われてしまった
うーん…ほかの△△大学は？ここなら指定校あるよ
第1志望のところしか受けるつもりないです
今までろくに勉強したことがなく自分1人で勉強する自信がなかったので即刻塾に通い始めた
塾にかかるお金はバイト代で支払った
学校では放課後、週に2回（国語1回・英語1回）開かれるアフタースクールに参加し
美術の課題そっちのけでとにかく勉強した
はじめて解いた文法の過去問は12問中1問しか合ってなかった…
名前　朝来おかゆ
1.× 2.× 3.× 4.○ 5.×
6.× 7.× 8.× 9.× 10.×
11.× 12.×
まずい…!!
10問合ってなかった人はまずいですよー

合格できるんだろうか…

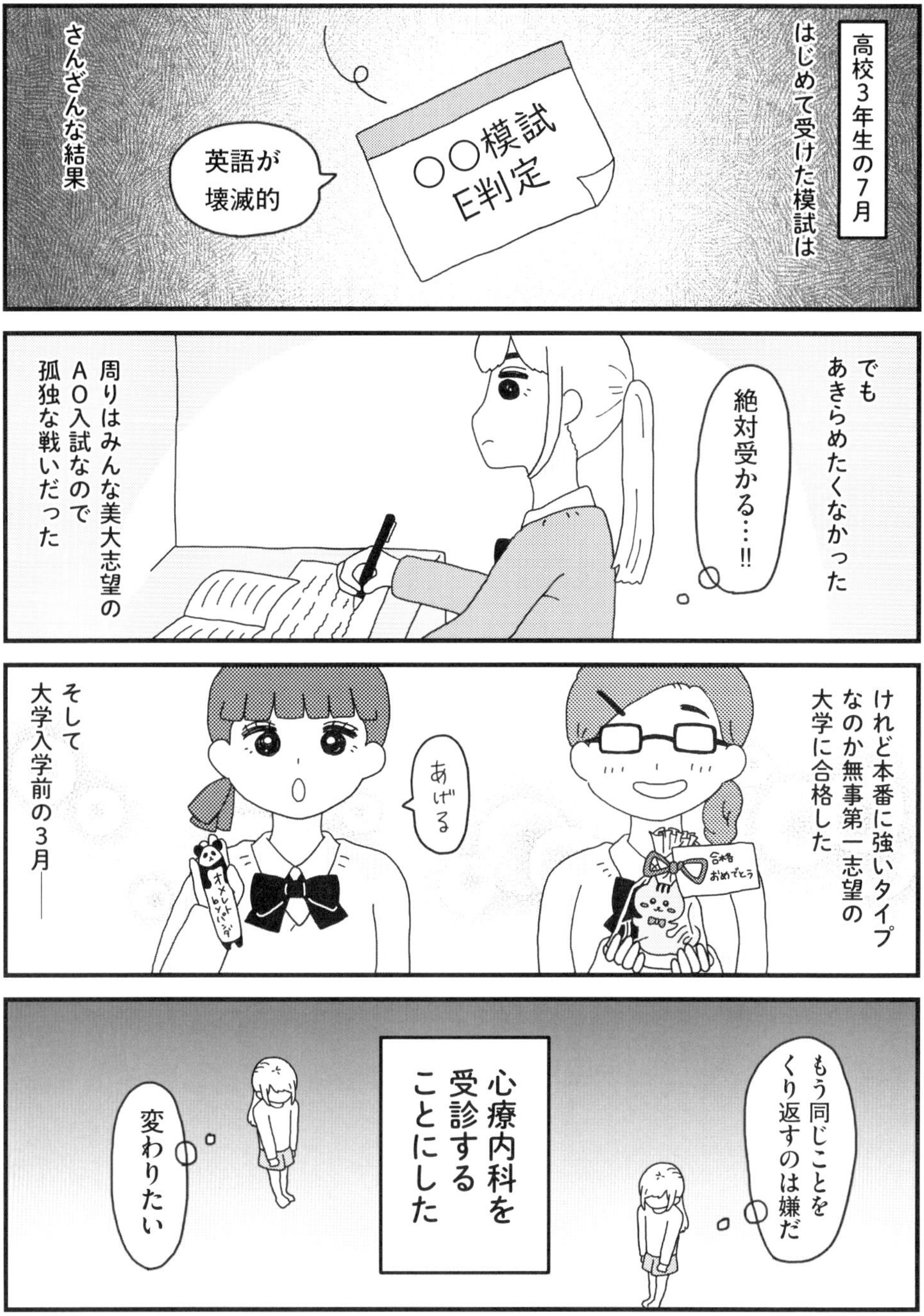
高校3年生の7月
はじめて受けた模試は
○○模試
E判定
英語が
壊滅的
さんざんな結果
でも
あきらめたくなかった
絶対受かる…!!
周りはみんな美大志望の
AO入試なので
孤独な戦いだった
けれど本番に強いタイプ
なのか無事第一志望の
大学に合格した
合格
おめでとう
あげる
そして
大学入学前の3月——
もう同じことを
くり返すのは嫌だ
心療内科を
受診する
ことにした
変わりたい

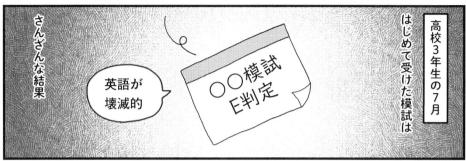

はじめて心療内科を受診

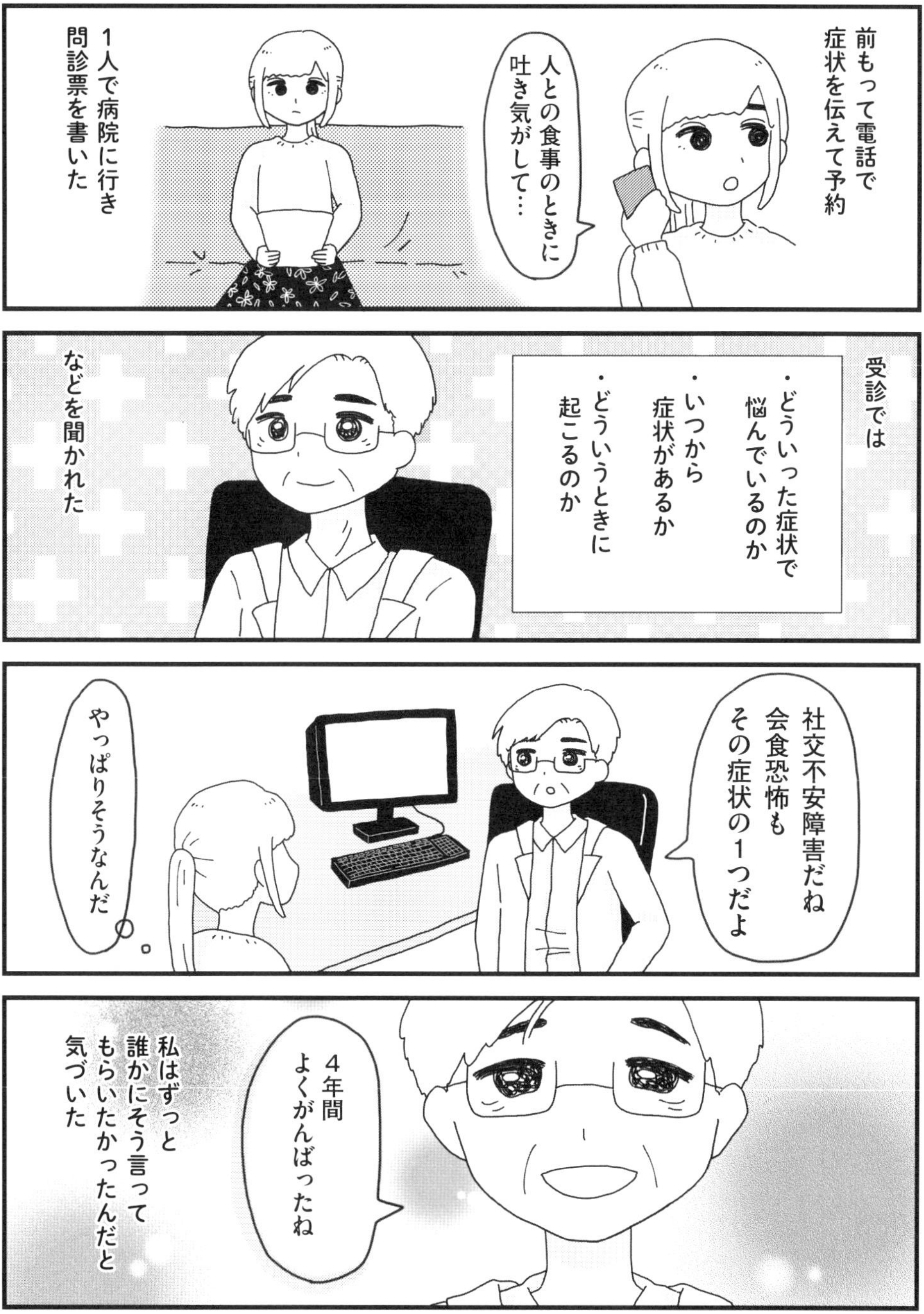
前もって電話で症状を伝えて予約
人との食事のときに吐き気がして…
1人で病院に行き問診票を書いた
受診では
・どういった症状で悩んでいるのか
・いつから症状があるか
・どういうときに起こるのか
などを聞かれた
社交不安障害だね会食恐怖もその症状の1つだよ
やっぱりそうなんだ
4年間よくがんばったね
私はずっと誰かにそう言ってもらいたかったんだと気づいた

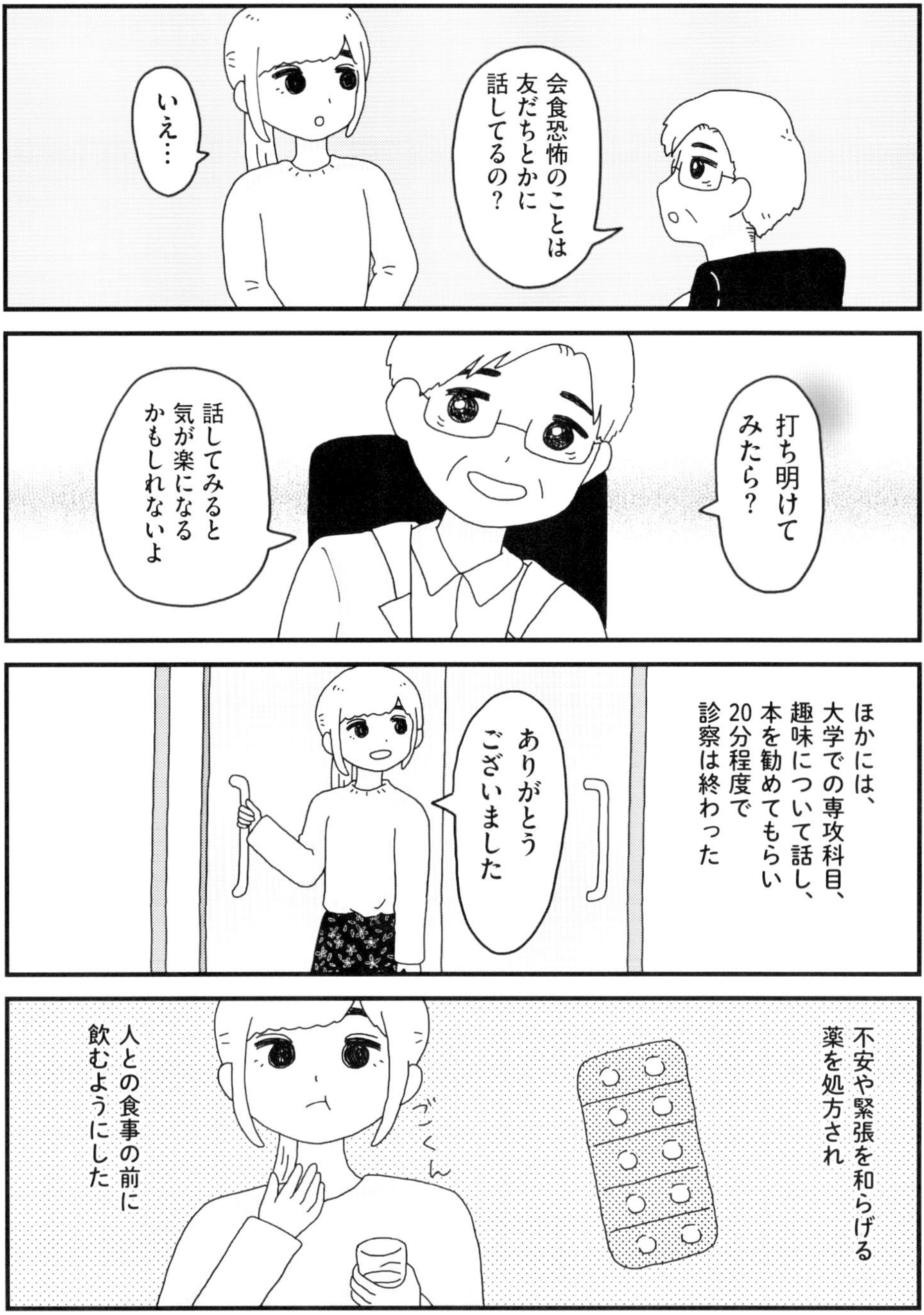
会食恐怖のことは友だちとかに話してるの？
いえ…
打ち明けてみたら？
話してみると気が楽になるかもしれないよ
ほかには、大学での専攻科目、趣味について話し、本を勧めてもらい20分程度で診察は終わった
ありがとうございました
不安や緊張を和らげる薬を処方され
ごくん
人との食事の前に飲むようにした

解説 4
会食恐怖症の心理的治療

会食恐怖症の治療には、大きくわけて心理的治療法と薬物療法（127ページ参照）の2つがあります。

・**よき理解者（治療者）に出会い病態を理解すること**

長年悩んできた症状のつらさをしっかり理解・共感し、病態をしっかり説明してくれる治療者に出会うことが大切です。不安は言葉にして誰かに共感してもらえると半減します。不安症状がなぜ生じているのか本人がきちんと理解し、納得することが大切です。

・**会食恐怖があることを友だちにオープンに話してみる**

「私は会食になると胃腸機能が落ちて食べにくくなります。今日も食べられないかもしれないけど、それでもみんな（あなた）と楽しい時間を過ごしたくて来ました。だから私があまり食べなくても気にしないでね」というふうに最初に話しておくと、とても気持ちが楽になります。

・**〝食事を残すことは悪いこと〟という古い固定観念を捨てる**

人類の長い歴史において飢餓で多くの人が死に、食べ物を残すことはよくないという価値観が生まれました。しかし、現代は飽食《ほうしょく》の時代であり、飢餓よりも糖尿病やメタボによる死者の方が多くなっています。それゆえ食事を残すという健康法も生まれています。

・**段階的減感作法**

最初に親しい友だちと喫茶店などで飲み物だけを口にします。慣れたら、飲み物↓軽食↓食べる量がわからない形式の料理↓1人ずつの御膳料理、というように緊張度の低い状況から自分に合ったペースで徐々に不安場面の段階を上げていく方法をとります。一歩後退二歩前進のつもりでやってみましょう。チャレンジするには勇気がいりますが、行動なくして症状の改善は見込めません。

・現実と思い込みの差異に気づく

会食で食べ物を残すと周囲の人に、「情けない人だ」「場の雰囲気を壊す人だ」「この人と交際はやめよう」などと思われると信じていませんか？　それが本当に真実なのか、独りよがりの思い込みにすぎないのかを具体的に考えてみることが大切です。緊張して食べられないことであなたの存在価値が下がったり、周囲の人を本当に傷つけているのかなどをチェックしていく必要があります。

・マインドフルネス、腹式呼吸、自律訓練法などの心身のリラクゼーション技法

特にマインドフルネス（瞑想）は最近、海外でも不安の対処法として脚光を浴びています。将来の悩みや過去の後悔に心を支配されず、今ここ（here & now）での心身のあり様に注意を向け、心の平安を得る技法です。不安症状全般に有効だと言われ、本がたくさん出版されています。

・時には不安場面から逃げる（回避する）のもよい

いつも会食に挑戦するのではなく、時には断って逃げるという選択肢があってもいいでしょう。戦う（挑戦）も逃避（回避）も、哺乳類に備わった生き抜く知恵です。

■まわりの人ができるサポート

学校や家庭の対応として、食べ残すことを強く叱ったりきびしく指導することはやめましょう。食べられないことを単なるわがままと捉えず、食べられない原因がどこにあるのかを一緒に考える態度が必要です。ひとりで悩んでいる心身の症状を誰かに告げることは、勇気がいります。本人が悩みをオープンに話したら、話してくれた勇気をまず賞賛しましょう。そして本人が訴える症状にじっくり耳を傾け、本人のつらさや緊張を理解しましょう。一番良くないのは、「そんなことで悩まないで」と、本人の辛さを頭から否定する言葉です。

さらに、「食事を残すことはよくないよ」という言葉も本人をさらに追い詰めます。道徳的な指南よりも本人にどうしてほしいかを聞いてみるのがいいでしょう。ある患者さんは会食前に友人から「もし残したら私が代わりに食べてあげるからね」と言われ、とても気が楽になりました。

会食恐怖を感じやすい状況として、一人前が決まっている料理や、店員さんが目の前にいるカウンター席などがあります。逆にバイキングや鍋物など、食べた量が周りに知られない形式では不安が減ります。そうしたことへの配慮も役立ちます。

子どもの場合は、症状を言語化して周囲に伝えることが苦手なので、身体の症状が心の何を訴えているのか理解する態度が必要です。そして子どもが親や先生に気軽に相談できる環境をつくってあげることが大切です。

高橋進

ポイント

- 症状を話しやすい雰囲気をつくる
- 本人のつらさを理解し共感する
- 小児期の厳しい食事指導をやめる
- 食べた量がわからない飲食店で食事をする

食べるスピードを
コントロールできない

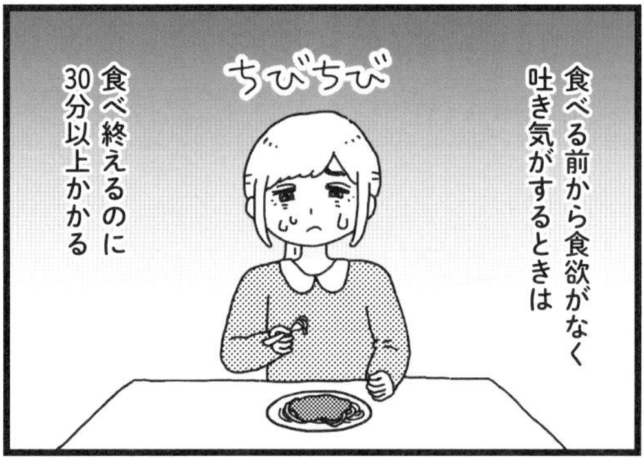
食べる前から食欲がなく
吐き気がするときは
ちびちび
食べ終えるのに
30分以上かかる

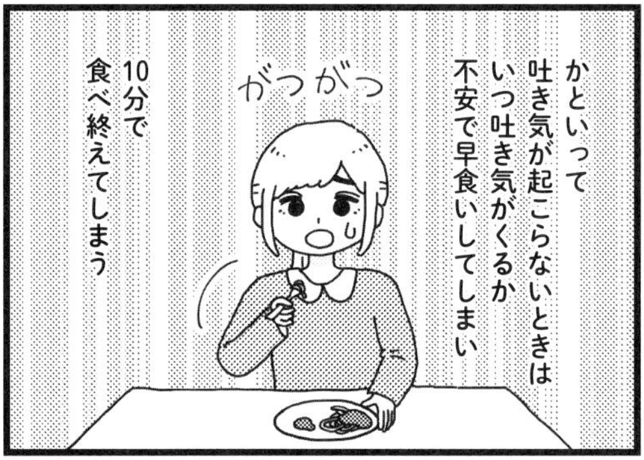
かといって
吐き気が起こらないときは
いつ吐き気がくるか
不安で早食いしてしまい
がつがつ
10分で
食べ終えてしまう

ちゃんと味わって食べたい…

第5章

会食恐怖症を打ち明ける!

～大学時代①～

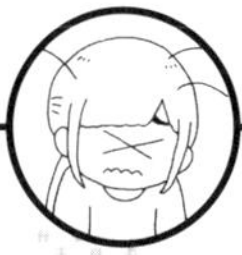

今度こそ友だちをつくりたい

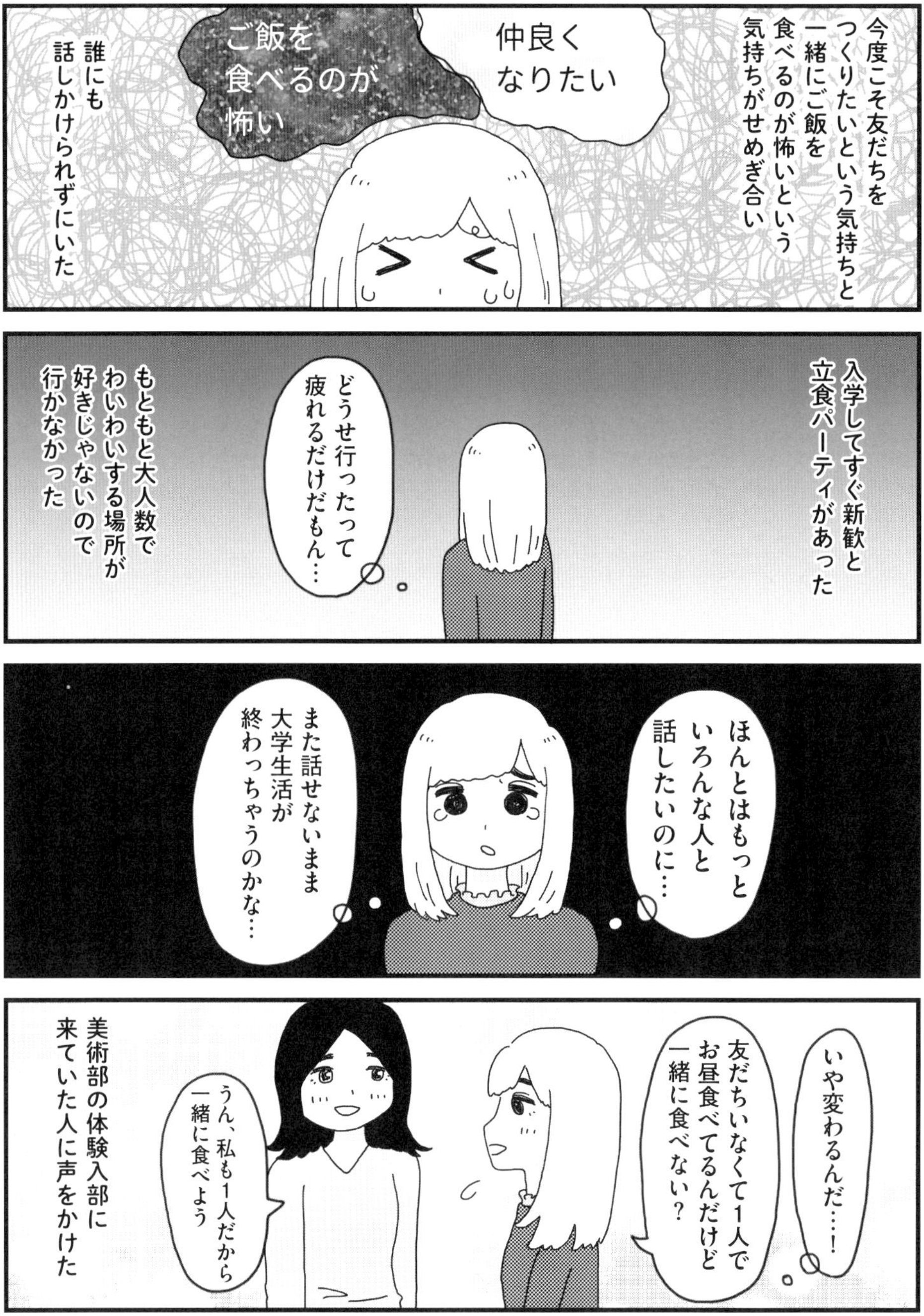

今度こそ友だちをつくりたいという気持ちと一緒にご飯を食べるのが怖いという気持ちがせめぎ合い
仲良くなりたい
ご飯を食べるのが怖い
誰にも話しかけられずにいた
入学してすぐ新歓と立食パーティがあった
どうせ行ったって疲れるだけだもん…
もともと大人数でわいわいする場所が好きじゃないので行かなかった
ほんとはもっといろんな人と話したいのに…
また話せないまま大学生活が終わっちゃうのかな…
いや変わるんだ…!
友だちいなくて1人でお昼食べてるんだけど一緒に食べない？
うん、私も1人だから一緒に食べよう
美術部の体験入部に来ていた人に声をかけた

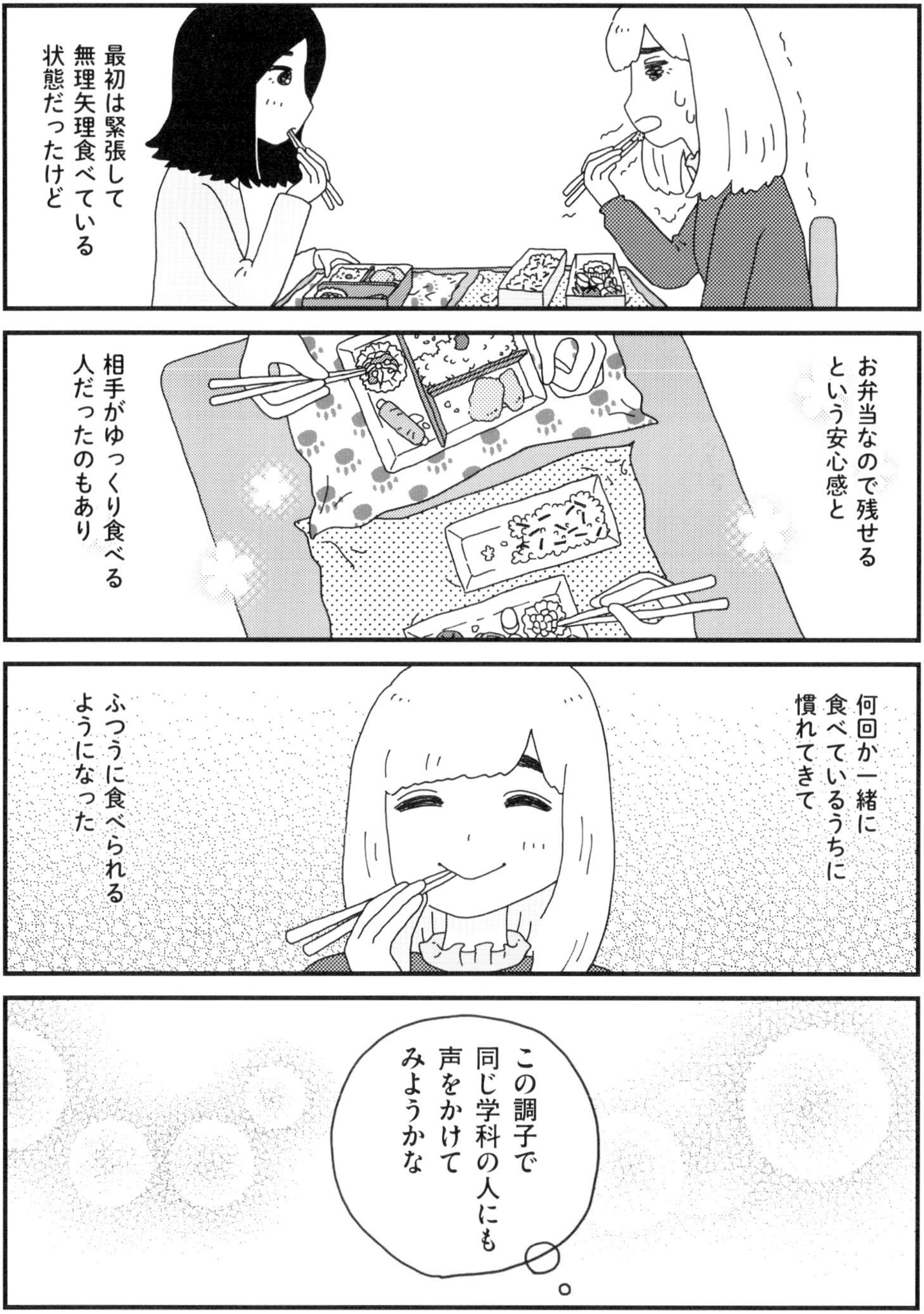
最初は緊張して
無理矢理食べている
状態だったけど
お弁当なので残せる
という安心感と
相手がゆっくり食べる
人だったのもあり
何回か一緒に
食べているうちに
慣れてきて
ふつうに食べられる
ようになった
この調子で
同じ学科の人にも
声をかけて
みようかな

思い切って打ち明ける

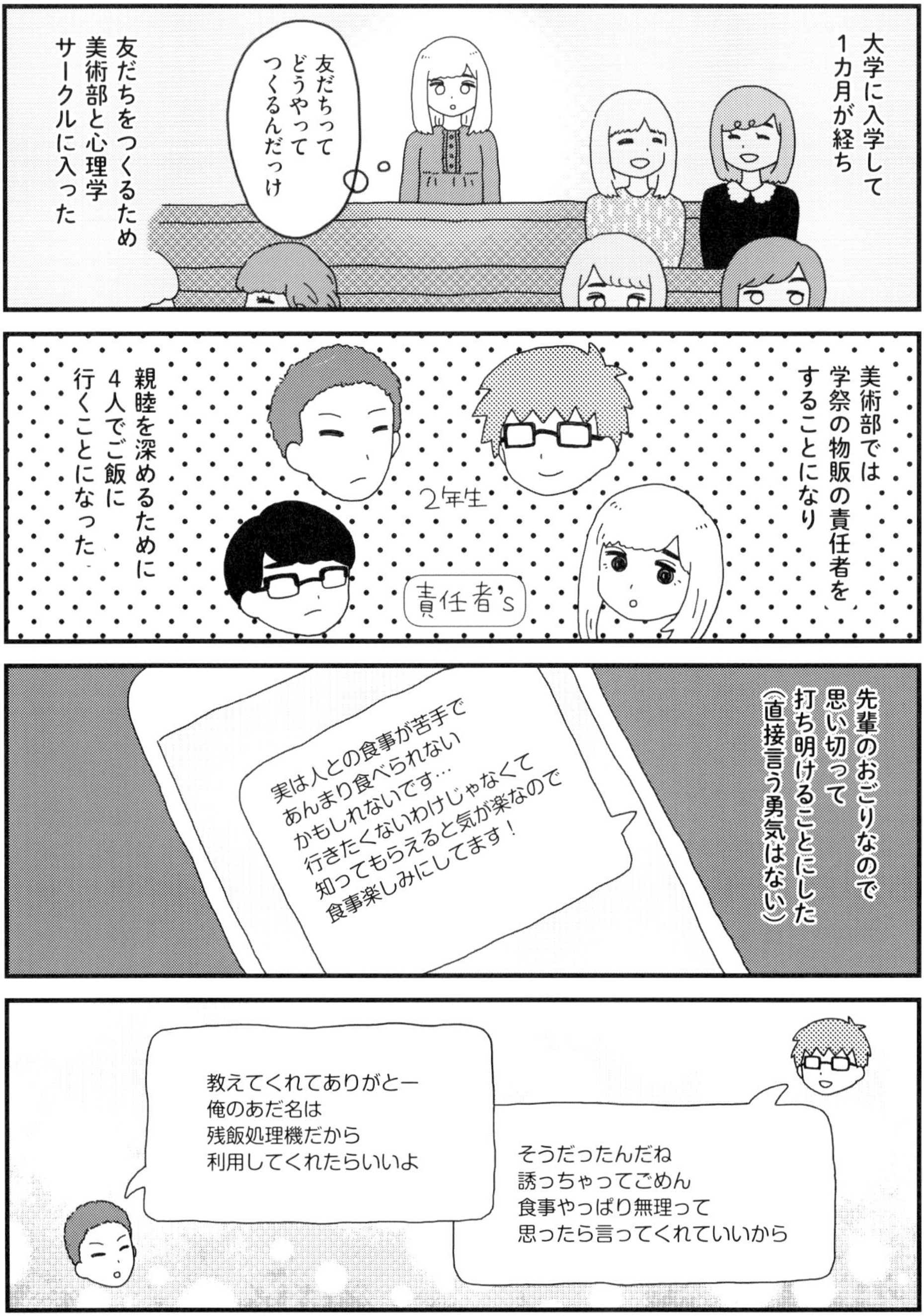

大学に入学して1カ月が経ち
友だちってどうやってつくるんだっけ
友だちをつくるため美術部と心理学サークルに入った
美術部では学祭の物販の責任者をすることになり
2年生
責任者's
親睦を深めるために4人でご飯に行くことになった
先輩のおごりなので思い切って打ち明けることにした
(直接言う勇気はない)
実は人との食事が苦手で
あんまり食べられない
かもしれないです…
行きたくないわけじゃなくて
知ってもらえると気が楽なので
食事楽しみにしてます！
そうだったんだね
誘っちゃってごめん
食事やっぱり無理って
思ったら言ってくれていいから
教えてくれてありがとー
俺のあだ名は
残飯処理機だから
利用してくれたらいいよ

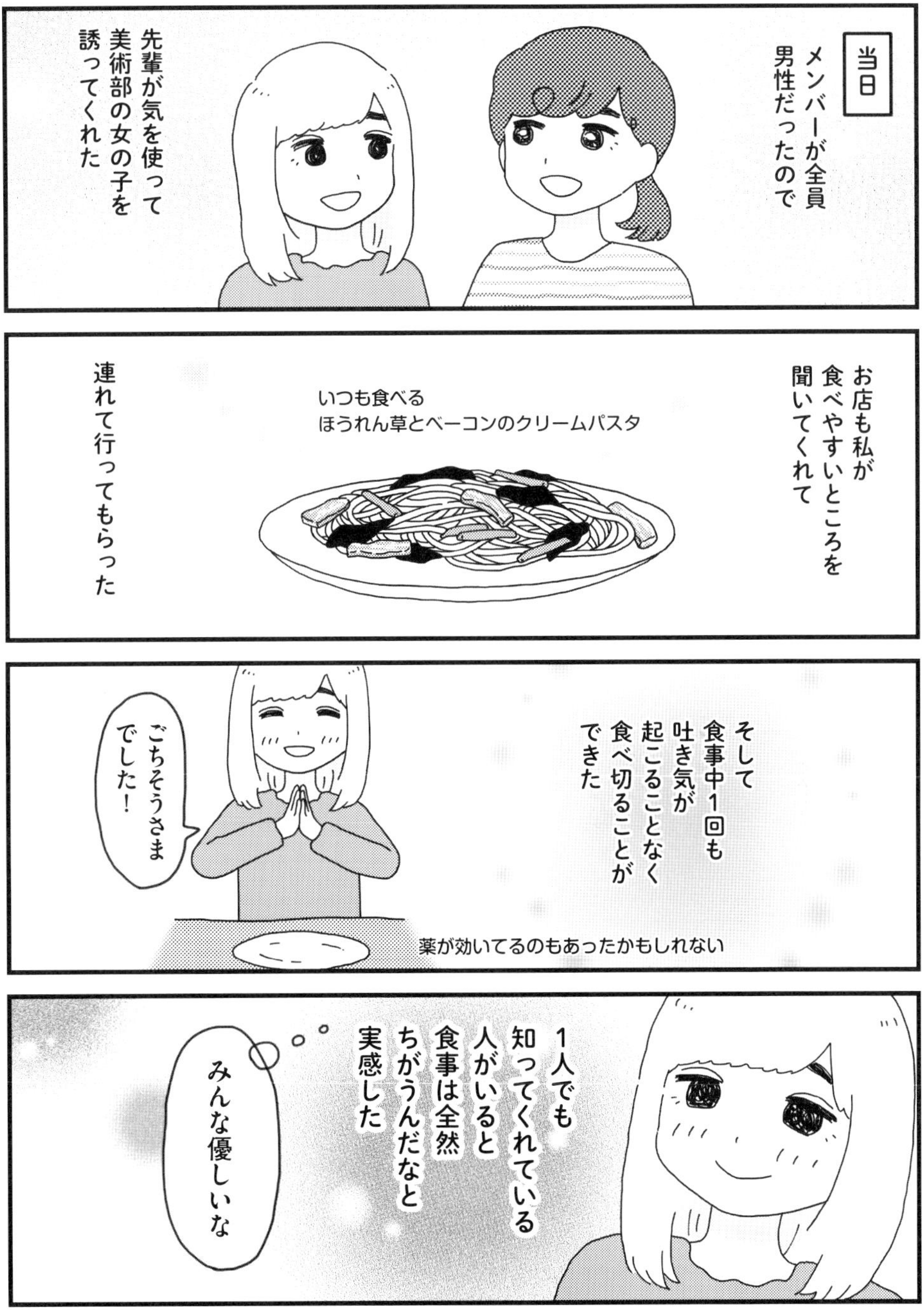
当日
メンバーが全員男性だったので
先輩が気を使って美術部の女の子を誘ってくれた
お店も私が食べやすいところを聞いてくれて
いつも食べる
ほうれん草とベーコンのクリームパスタ
連れて行ってもらった
そして食事中1回も吐き気が起こることなく食べ切ることができた
ごちそうさまでした！
薬が効いてるのもあったかもしれない
1人でも知ってくれている人がいると食事は全然ちがうんだなと実感した
みんな優しいな

打ち明けてよかった

残してもいい

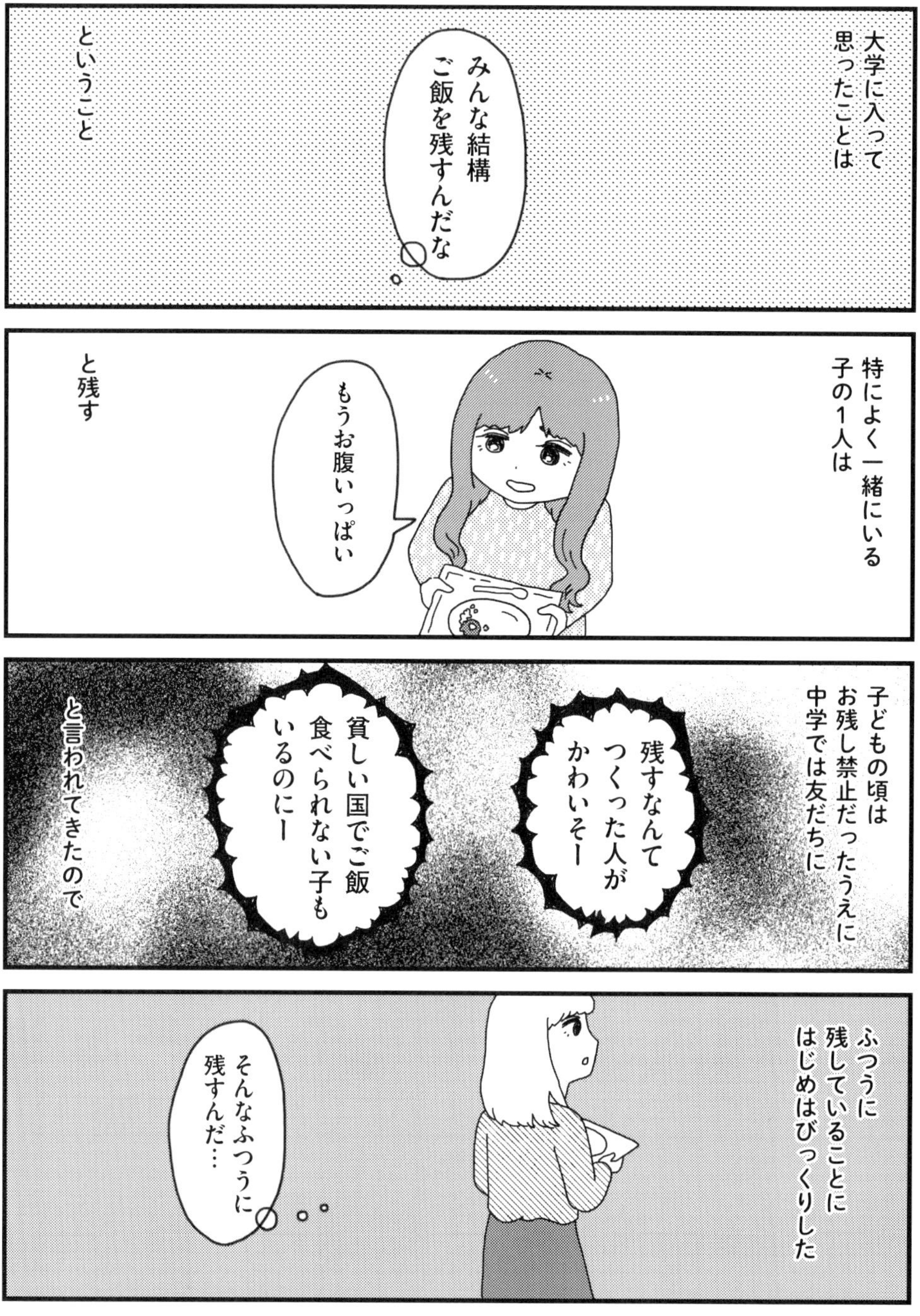
大学に入って
思ったことは
みんな結構
ご飯を残すんだな
ということ
特によく一緒にいる
子の1人は
もうお腹いっぱい
と残す
子どもの頃は
お残し禁止だったうえに
中学では友だちに
残すなんて
つくった人が
かわいそー
貧しい国でご飯
食べられない子も
いるのにー
と言われてきたので
ふつうに
残していることに
はじめはびっくりした
そんなふつうに
残すんだ…

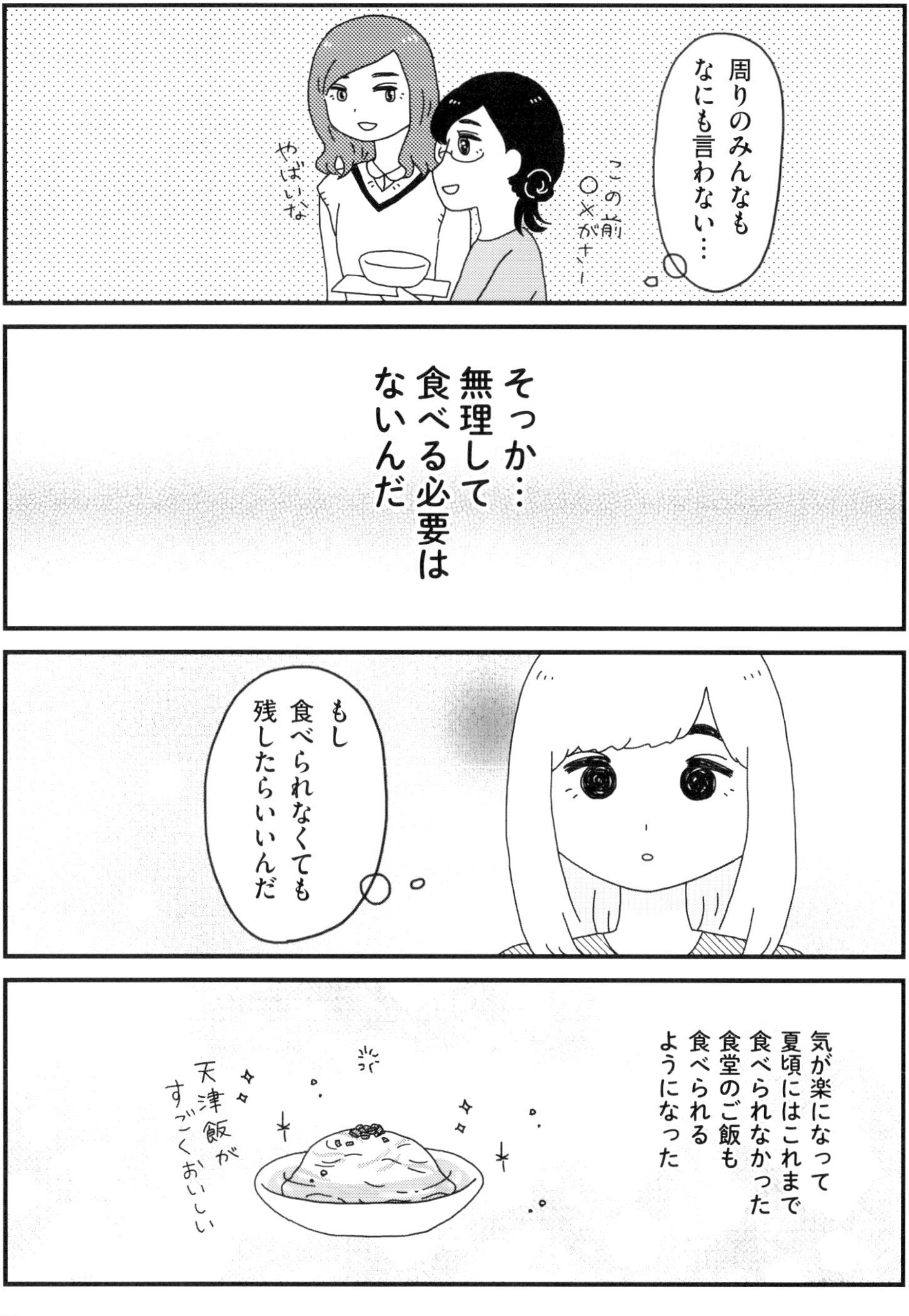
周りのみんなも
なにも言わない…
この前○×がさー
やばいな
そっか…
無理して
食べる必要は
ないんだ
もし
食べられなくても
残したらいいんだ
気が楽になって
夏頃にはこれまで
食べられなかった
食堂のご飯も
食べられる
ようになった
天津飯がすごくおいしい

サークルで出会った人たち

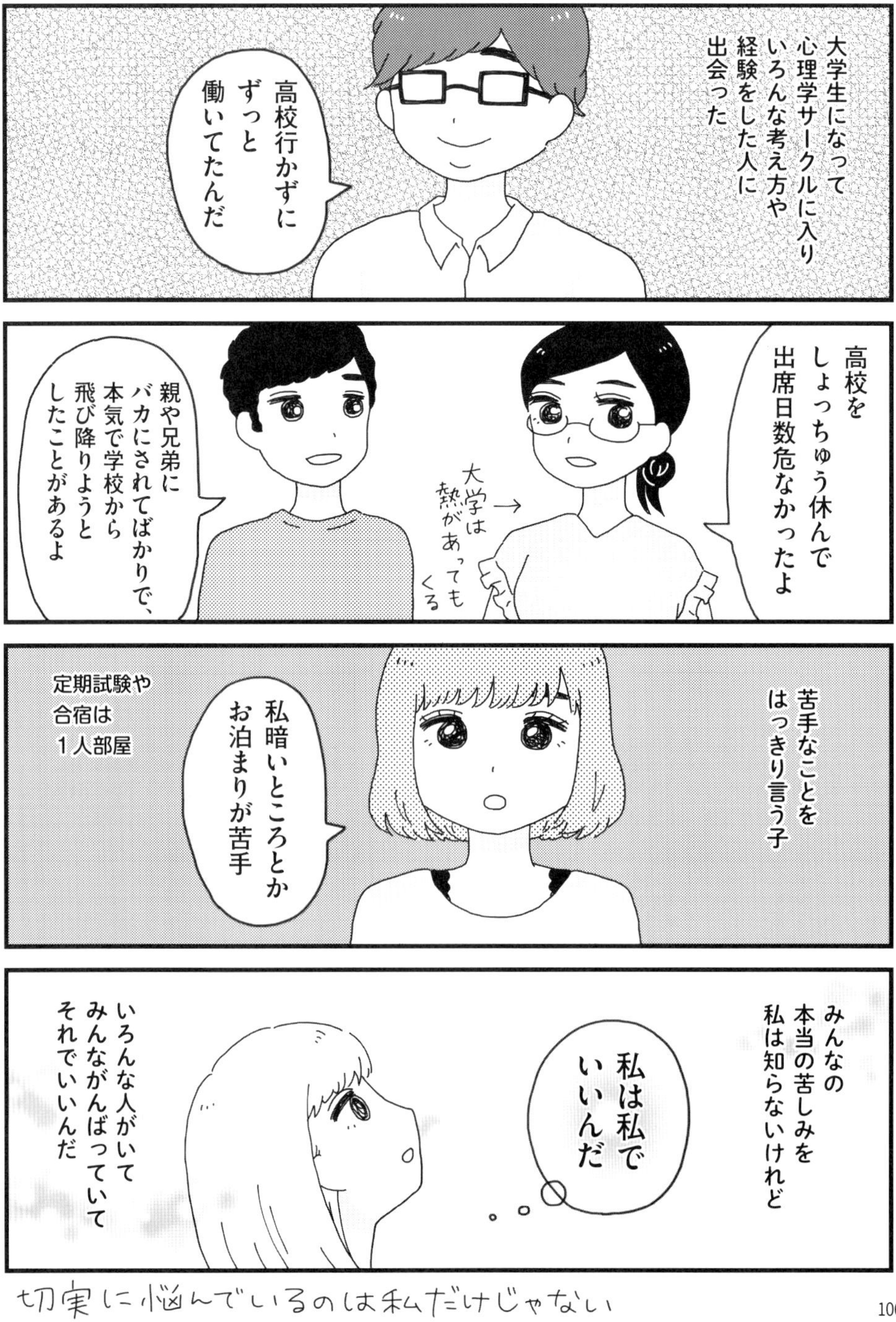
大学生になって
心理学サークルに入り
いろんな考え方や
経験をした人に
出会った
高校行かずに
ずっと
働いてたんだ
高校を
しょっちゅう休んで
出席日数危なかったよ
大学は熱があってもくる →
親や兄弟に
バカにされてばかりで、
本気で学校から
飛び降りようと
したことがあるよ
苦手なことを
はっきり言う子
私暗いところとか
お泊まりが苦手
定期試験や
合宿は
1人部屋
みんなの
本当の苦しみを
私は知らないけれど
私は私で
いいんだ
いろんな人がいて
みんながんばっていて
それでいいんだ

切実に悩んでいるのは私だけじゃない

ご飯がおいしい

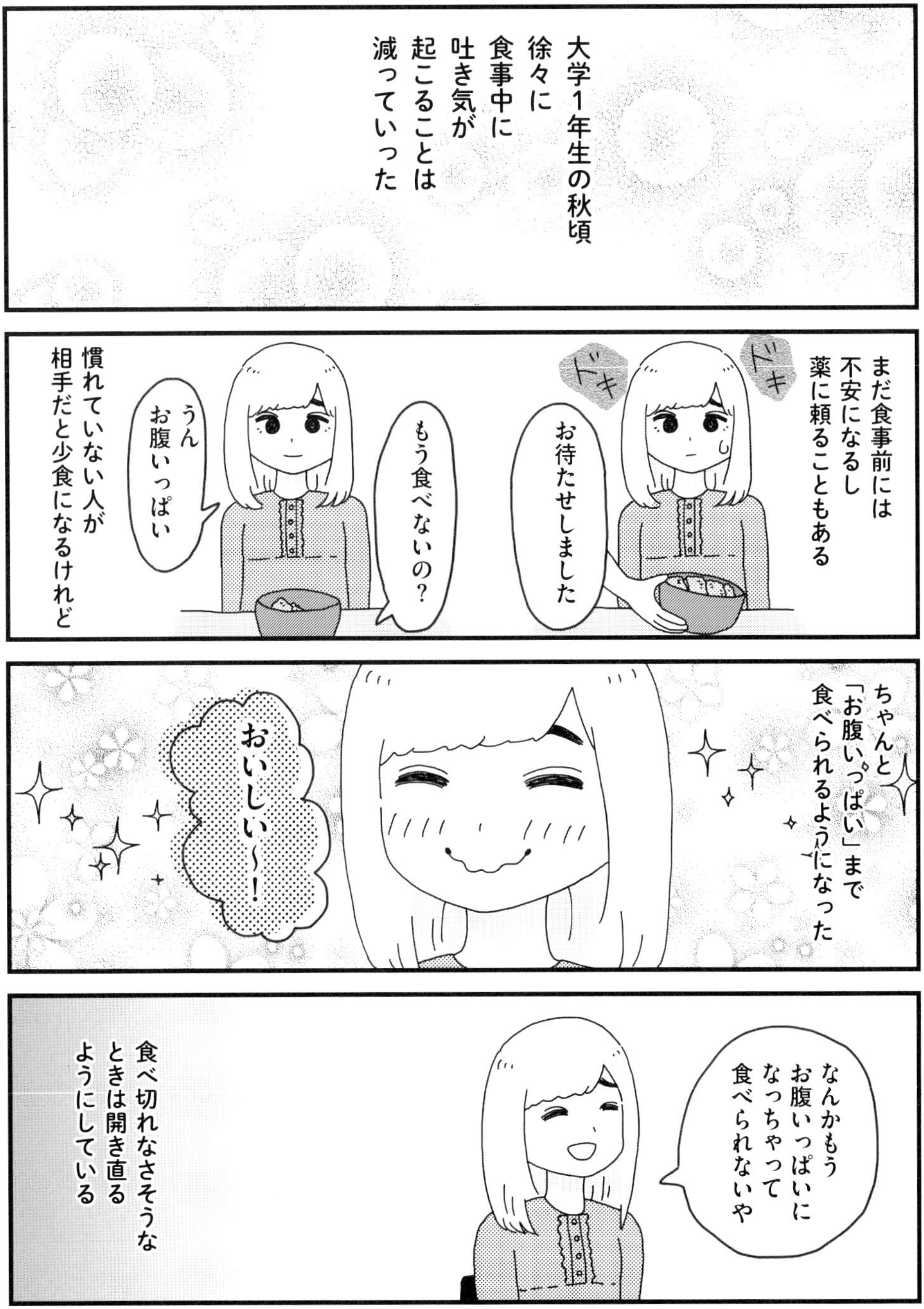
大学1年生の秋頃
徐々に
食事中に
吐き気が
起こることは
減っていった
まだ食事前には
不安になるし
薬に頼ることもある
ドキ
ドキ
お待たせしました
もう食べないの？
うん
お腹いっぱい
慣れていない人が
相手だと少食になるけれど
ちゃんと
「お腹いっぱい」まで
食べられるようになった
おいしい～～！
なんかもう
お腹いっぱいに
なっちゃって
食べられないや
食べ切れなさそうな
ときは開き直る
ようにしている

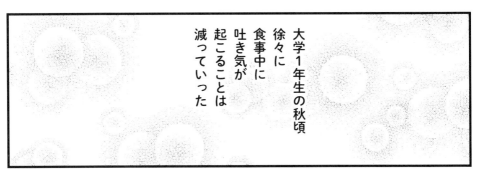

食事の対応

こうしてほしい
5つのこと

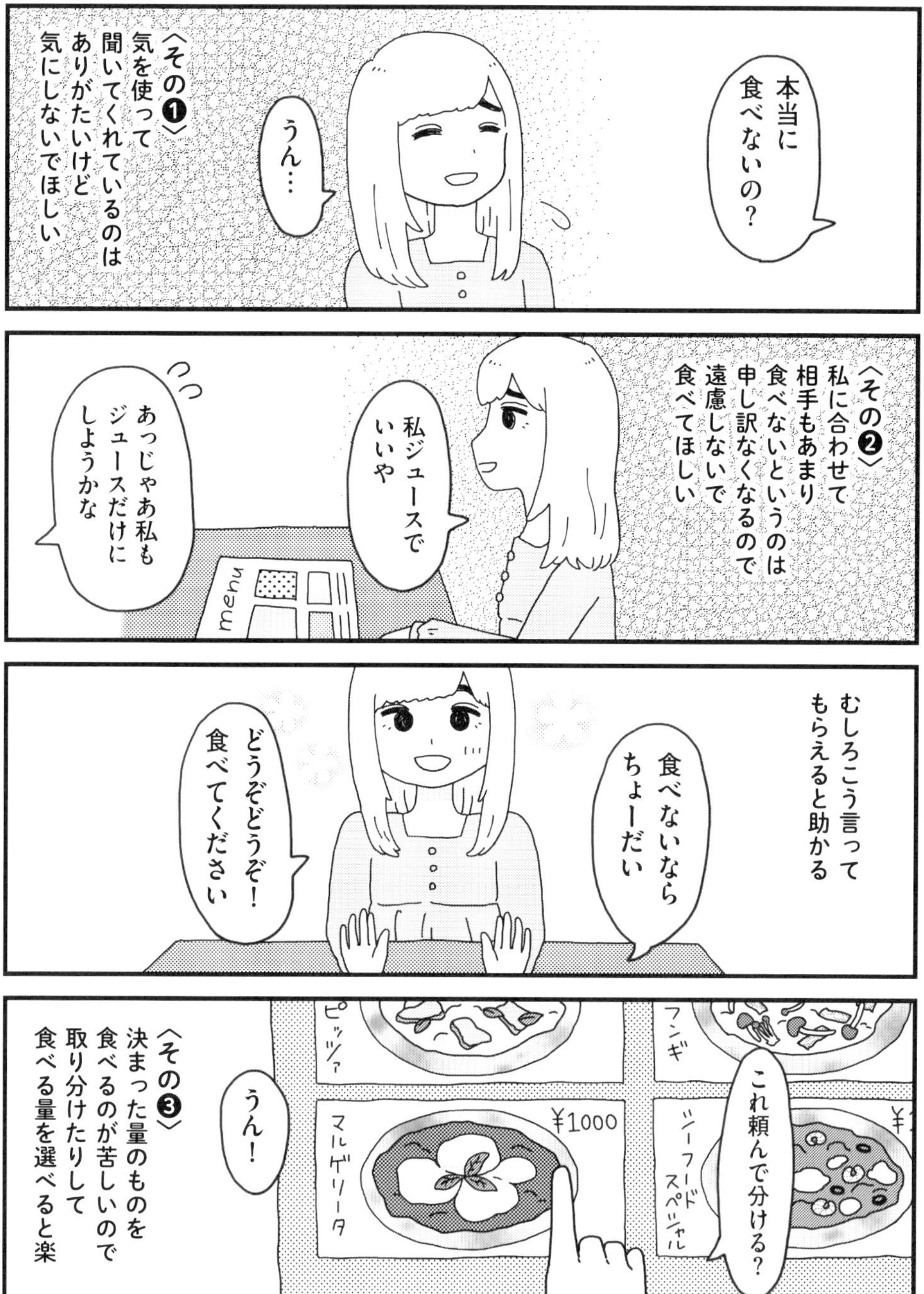
本当に食べないの？
うん…
〈その❶〉気を使って聞いてくれているのはありがたいけど気にしないでほしい
〈その❷〉私に合わせて相手もあまり食べないというのは申し訳なくなるので遠慮しないで食べてほしい
私ジュースでいいや
あっじゃあ私もジュースだけにしようかな
menu
むしろこう言ってもらえると助かる
食べないならちょーだい
どうぞどうぞ！食べてください
これ頼んで分ける？
うん！
〈その❸〉決まった量のものを食べるのが苦しいので取り分けたりして食べる量を選べると楽
ピッツァ
フンギ
マルゲリータ
¥1000
シーフードスペシャル

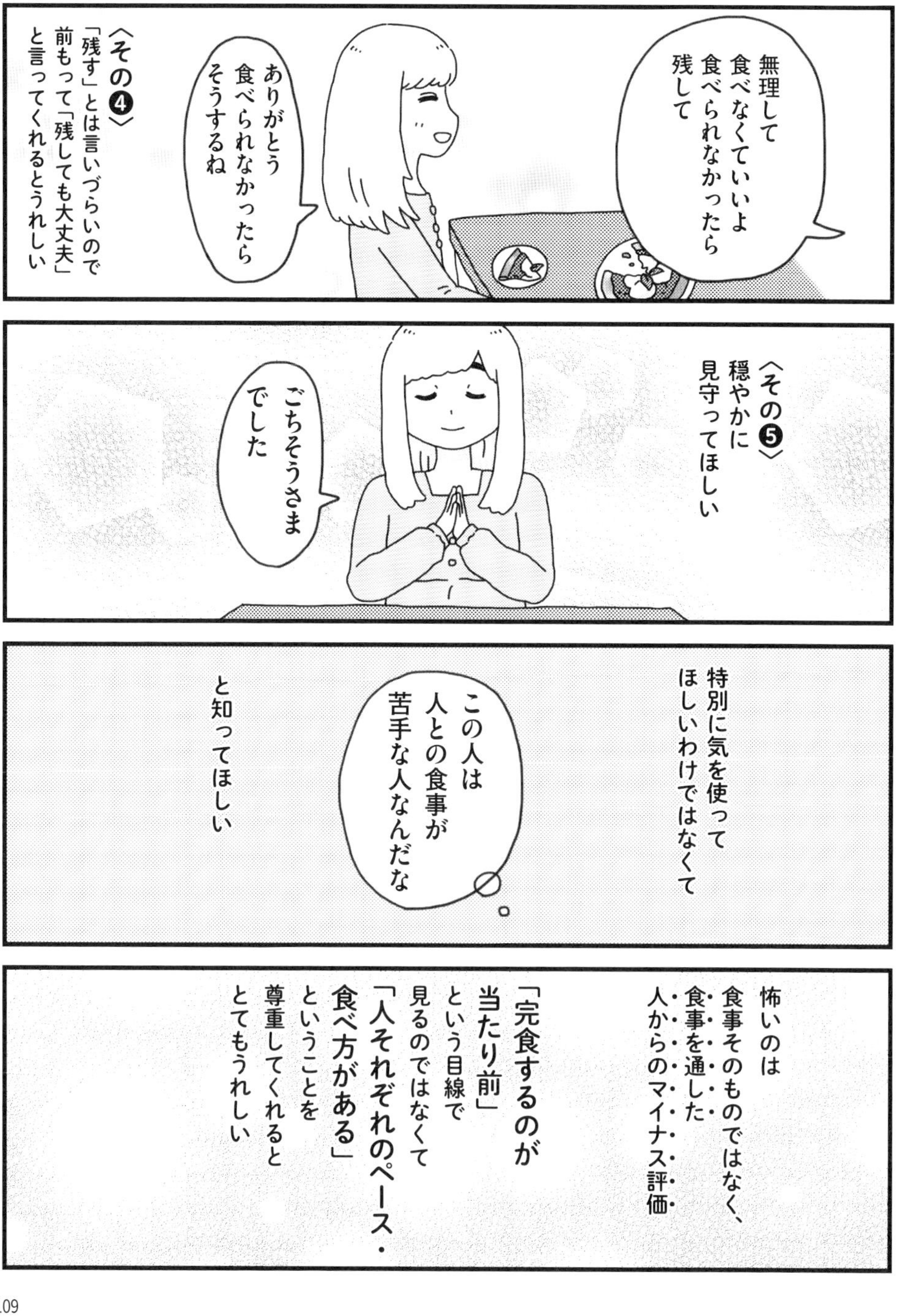
無理して食べなくていいよ 食べられなかったら残して
ありがとう 食べられなかったら そうするね
〈その❹〉「残す」とは言いづらいので前もって「残しても大丈夫」と言ってくれるとうれしい
〈その❺〉穏やかに見守ってほしい
ごちそうさまでした
特別に気を使ってほしいわけではなくて
この人は人との食事が苦手な人なんだな
と知ってほしい
怖いのは食事そのものではなく、食事を通した人からのマイナス評価
「完食するのが当たり前」という目線で見るのではなくて「人それぞれのペース・食べ方がある」ということを尊重してくれるととてもうれしい

大学生活のかげり

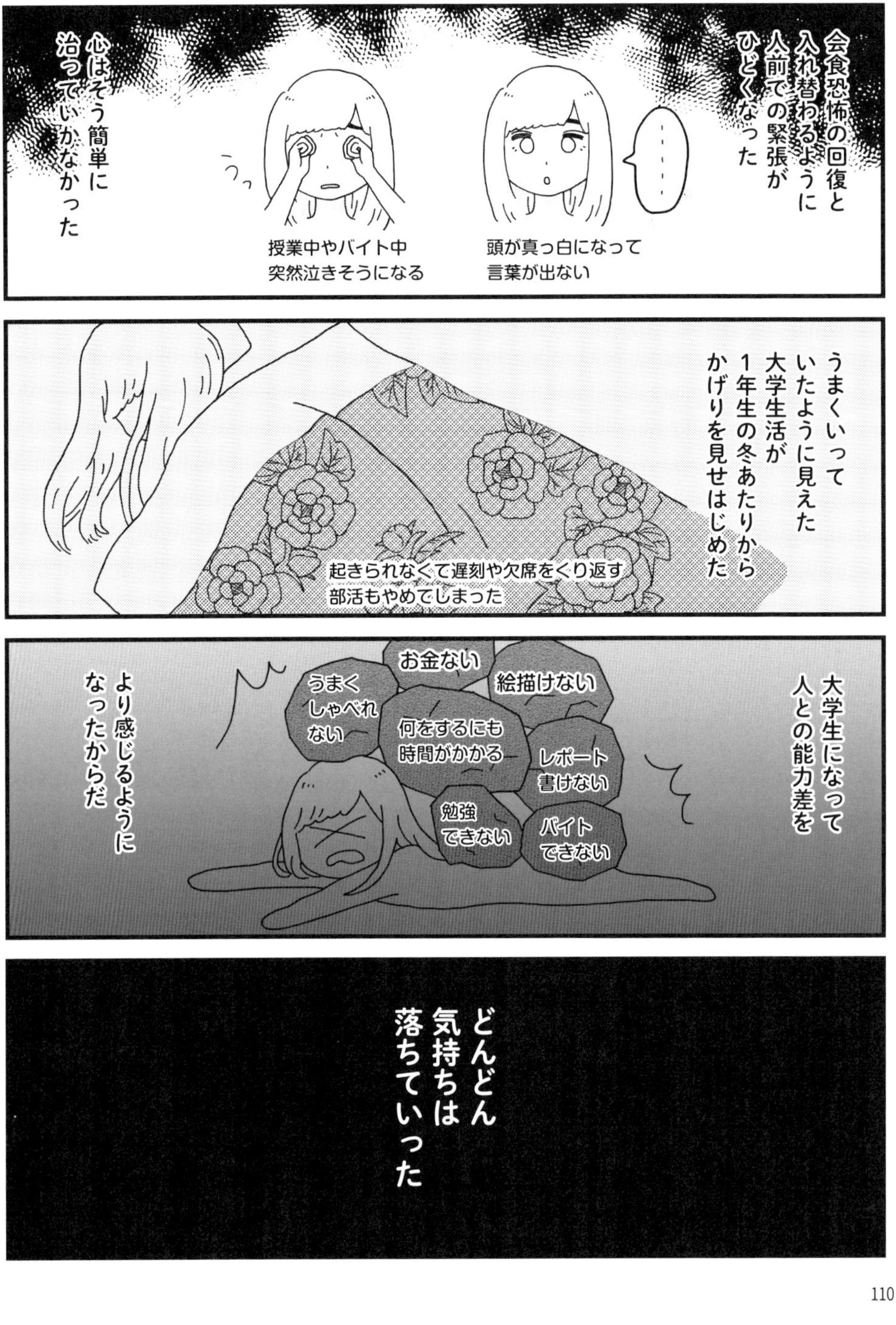

会食恐怖の回復と入れ替わるように人前での緊張がひどくなった
……
頭が真っ白になって言葉が出ない
うっ
授業中やバイト中突然泣きそうになる
心はそう簡単に治っていかなかった
うまくいっていたように見えた大学生活が1年生の冬あたりからかげりを見せはじめた
起きられなくて遅刻や欠席をくり返す部活もやめてしまった
大学生になって人との能力差を
お金ない
絵描けない
うまくしゃべれない
何をするにも時間がかかる
レポート書けない
勉強できない
バイトできない
より感じるようになったからだ
どんどん気持ちは落ちていった

うまくいかない

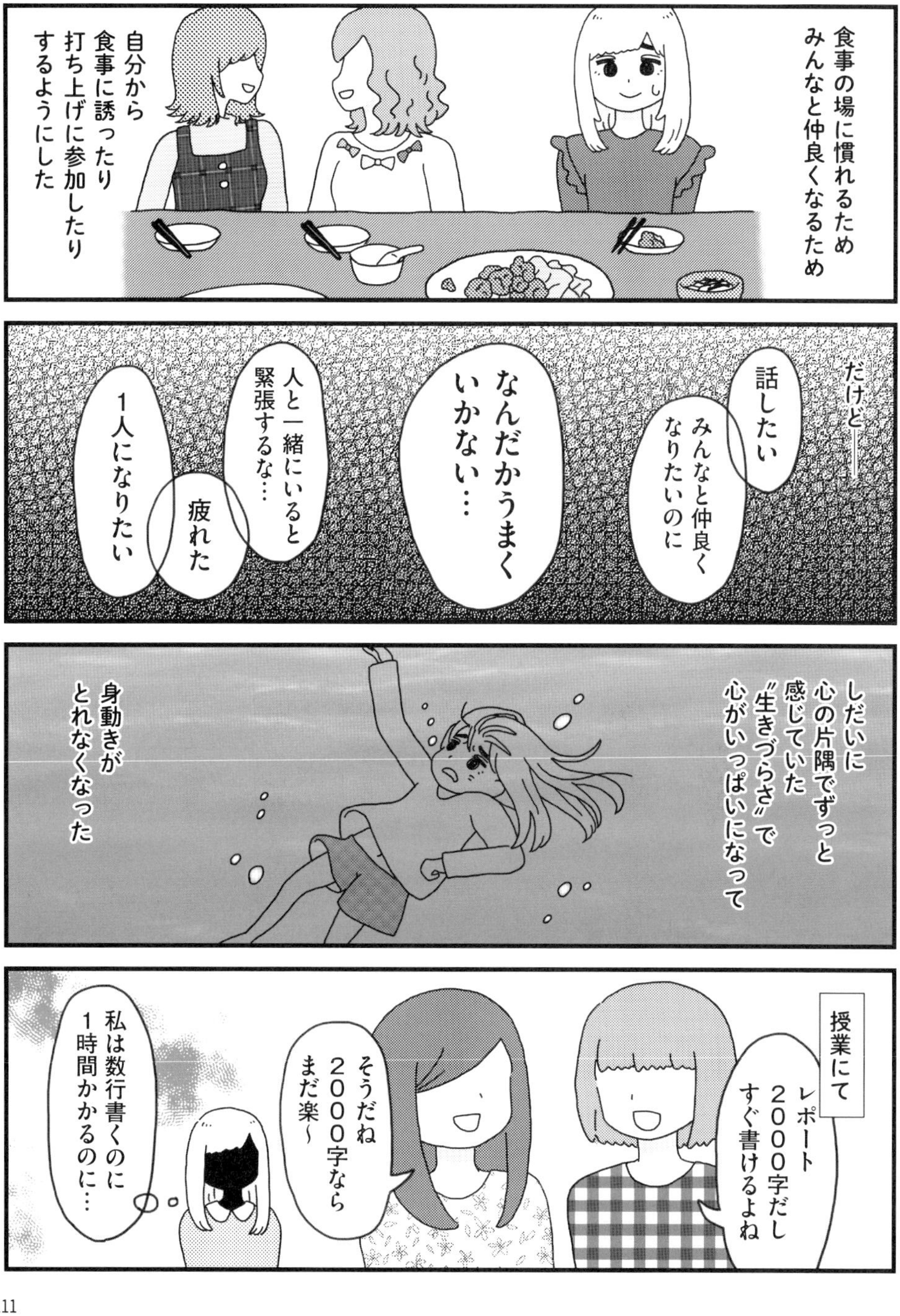
食事の場に慣れるため
みんなと仲良くなるため
自分から
食事に誘ったり
打ち上げに参加したり
するようにした
だけど――
話したい
みんなと仲良く
なりたいのに
なんだかうまく
いかない…
人と一緒にいると
緊張するな…
疲れた
1人になりたい
しだいに
心の片隅でずっと
感じていた
〝生きづらさ〟で
心がいっぱいになって
身動きが
とれなくなった
授業にて
レポート
2000字だし
すぐ書けるよね
そうだね
2000字なら
まだ楽～
私は数行書くのに
1時間かかるのに…

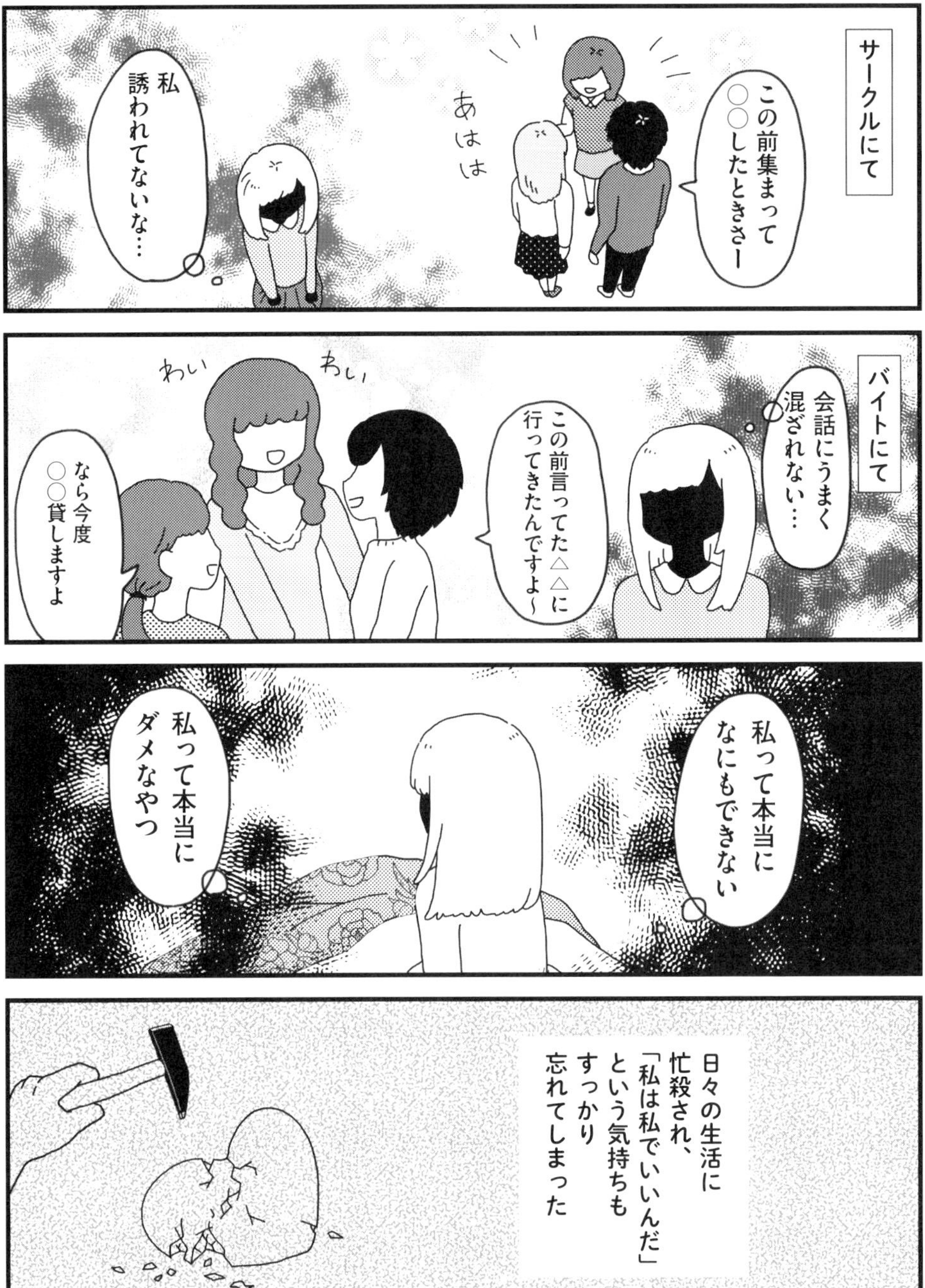
サークルにて
この前集まって○○したときさー
あははは
私誘われてないな…
バイトにて
会話にうまく混ざれない…
この前言ってた△△に行ってきたんですよ～
わいわい
なら今度○○貸しますよ
私って本当になにもできない
私って本当にダメなやつ
日々の生活に忙殺され、「私は私でいいんだ」という気持ちもすっかり忘れてしまった

私の心は死んでいった

３分間の自己紹介

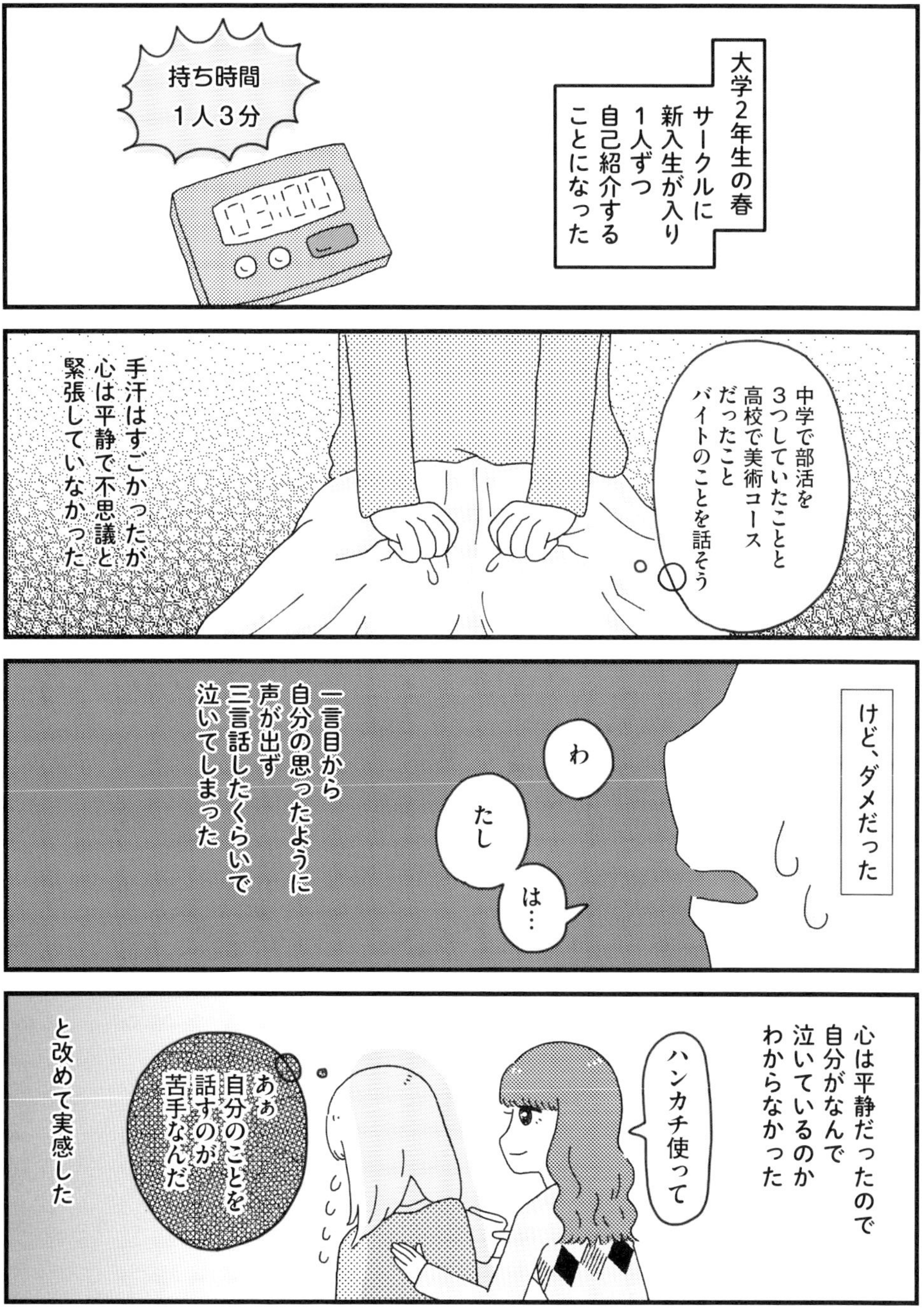
大学２年生の春
サークルに
新入生が入り
１人ずつ
自己紹介する
ことになった
持ち時間
１人３分
中学で部活を
３つしていたことと
高校で美術コース
だったこと
バイトのことを話そう
手汗はすごかったが
心は平静で不思議と
緊張していなかった
けど、ダメだった
わ
たし
は…
一言目から
自分の思ったように
声が出ず
三言話したくらいで
泣いてしまった
心は平静だったので
自分がなんで
泣いているのか
わからなかった
ハンカチ使って
あぁ
自分のことを
話すのが
苦手なんだ
と改めて実感した

人に嫌われるのが怖い

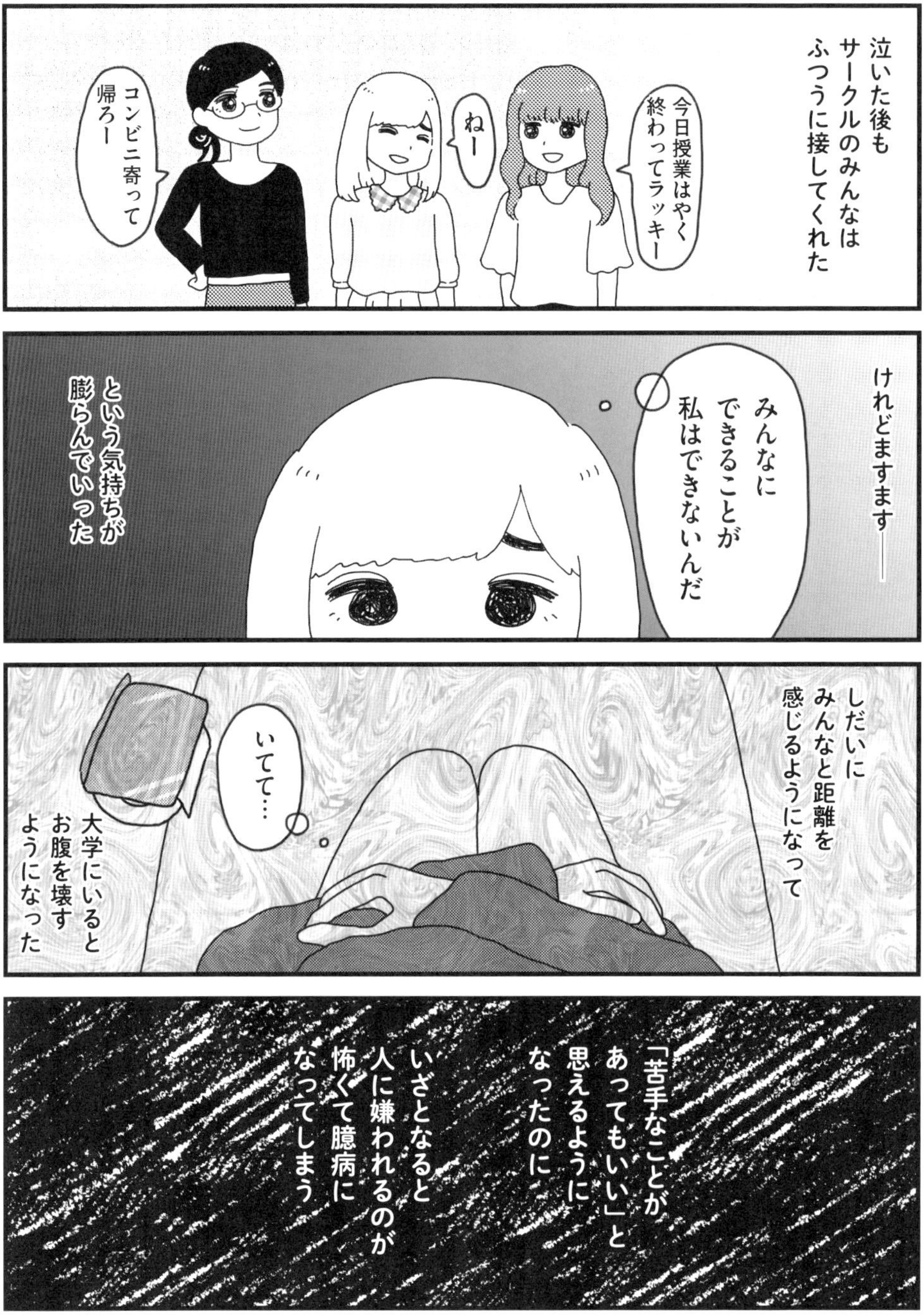
泣いた後もサークルのみんなはふつうに接してくれた
今日授業はやく終わってラッキー
ねー
コンビニ寄って帰ろー
けれどますます――
みんなにできることが私はできないんだ
という気持ちが膨らんでいった
しだいにみんなと距離を感じるようになって
いてて…
大学にいるとお腹を壊すようになった
「苦手なことがあってもいい」と思えるようになったのに
いざとなると人に嫌われるのが怖くて臆病になってしまう

あと一歩が踏み出せない

心配してくれる人たちがいる

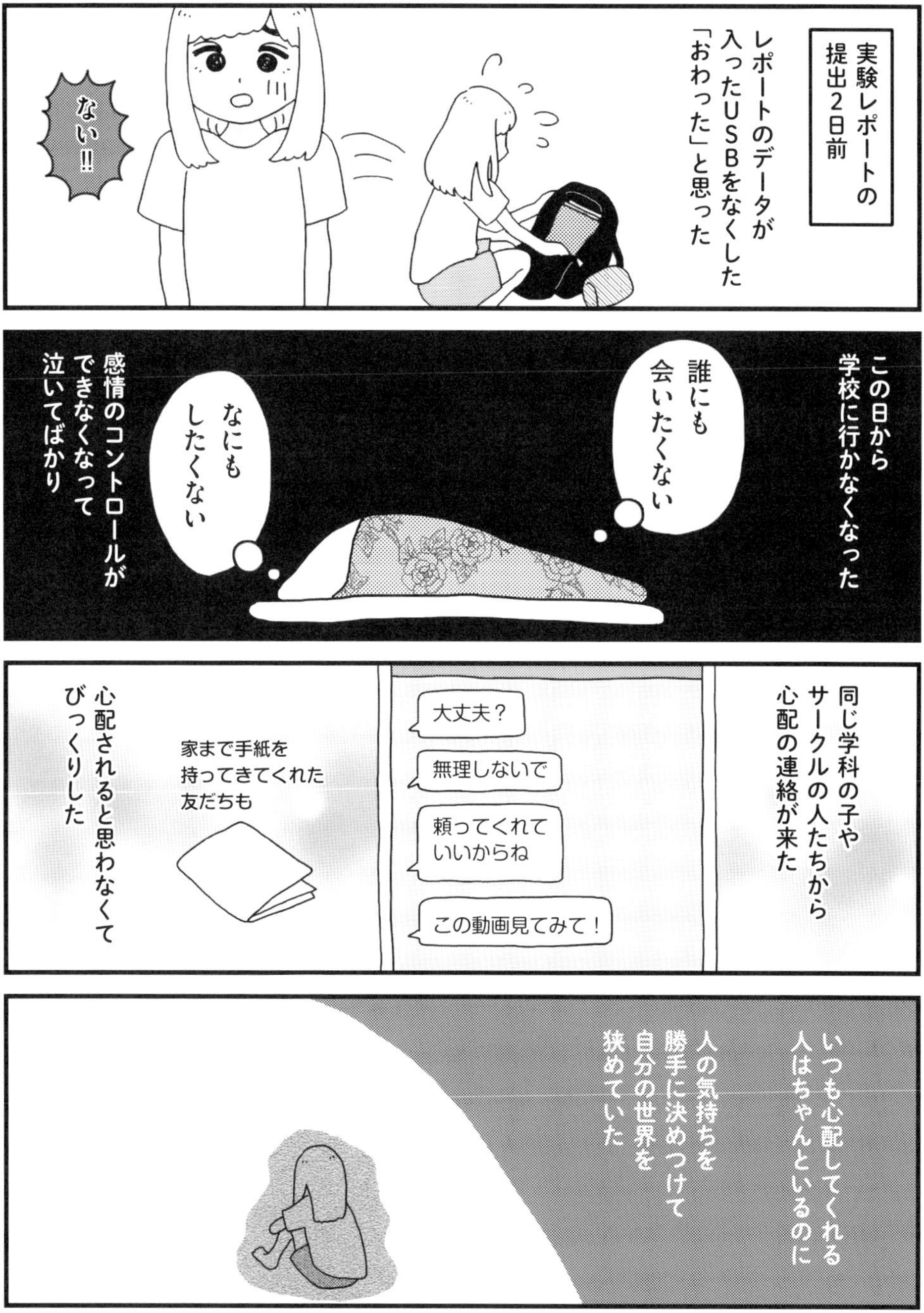
実験レポートの提出２日前
レポートのデータが入ったＵＳＢをなくした「おわった」と思った
ない‼
この日から学校に行かなくなった
誰にも会いたくない
なにもしたくない
感情のコントロールができなくなって泣いてばかり
同じ学科の子やサークルの人たちから心配の連絡が来た
大丈夫？
無理しないで
頼ってくれていいからね
この動画見てみて！
家まで手紙を持ってきてくれた友だちも
心配されると思わなくてびっくりした
いつも心配してくれる人はちゃんといるのに
人の気持ちを勝手に決めつけて自分の世界を狭めていた

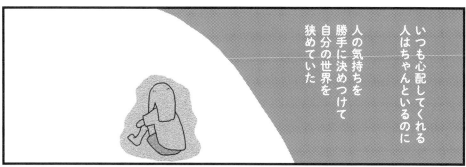

私はいつも気づくのが遅い

逃げてしまった

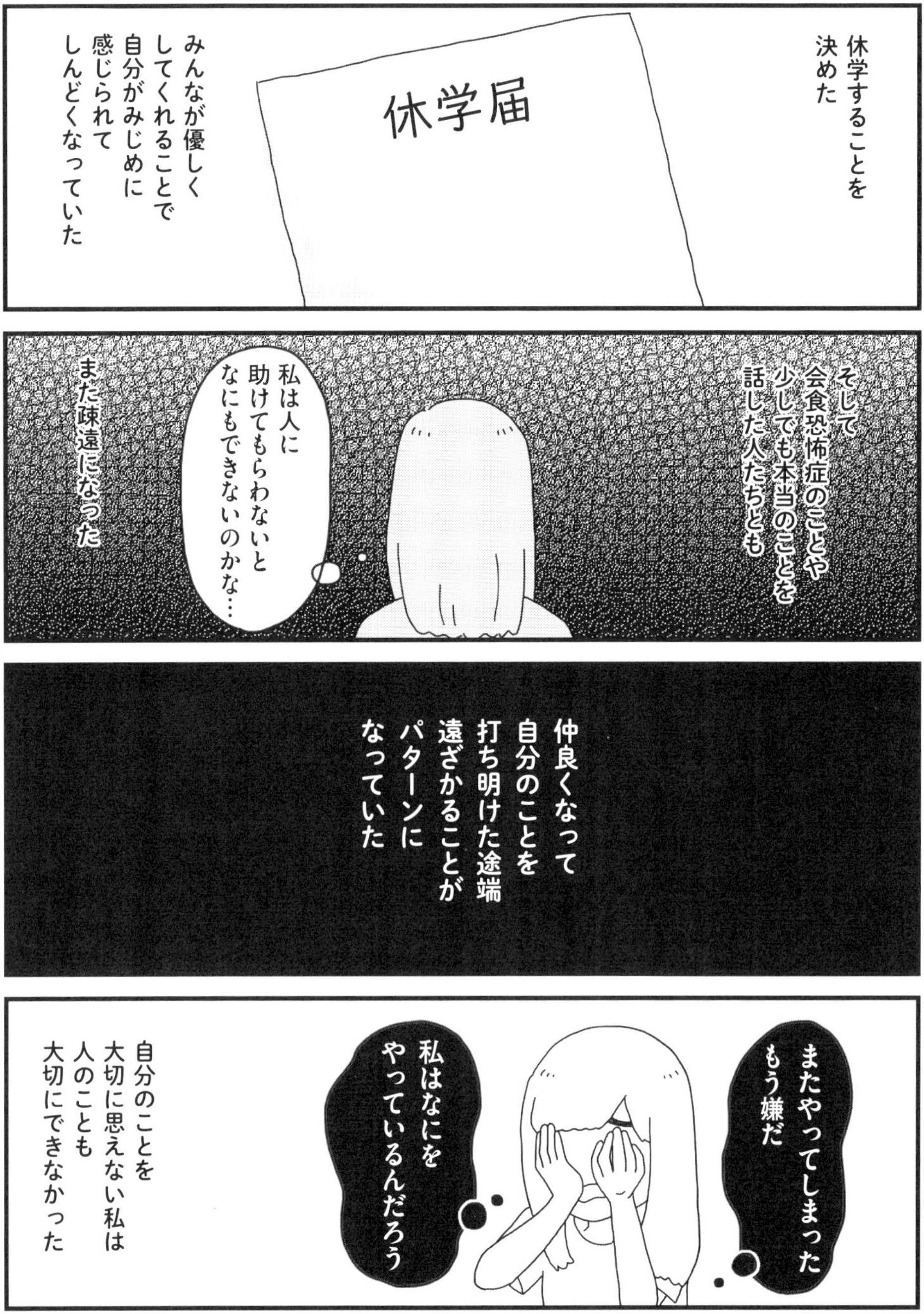
休学することを決めた
休学届
みんなが優しくしてくれることで自分がみじめに感じられてしんどくなっていた
そして会食恐怖症のことや少しでも本当のことを話した人たちとも
私は人に助けてもらわないとなにもできないのかな…
また疎遠になった
仲良くなって自分のことを打ち明けた途端遠ざかることがパターンになっていた
またやってしまったもう嫌だ
私はなにをやっているんだろう
自分のことを大切に思えない私は人のことも大切にできなかった

消えてしまいたい

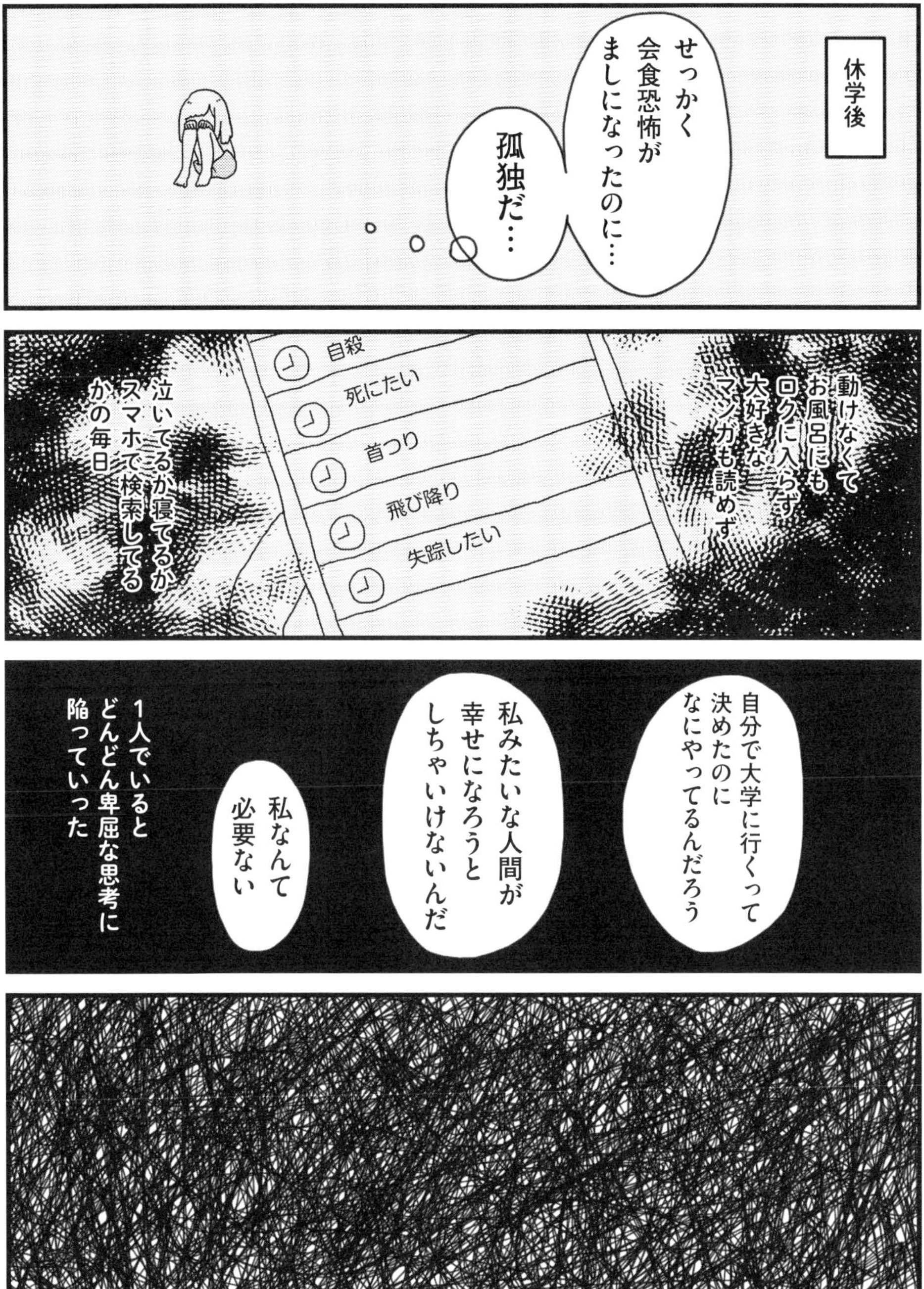
休学後
せっかく会食恐怖がましになったのに…
孤独だ…
動けなくてお風呂にもロクに入らず大好きなマンガも読めず
自殺
死にたい
首つり
飛び降り
失踪したい
泣いてるか寝てるかスマホで検索してるかの毎日
自分で大学に行くって決めたのになにやってるんだろう
私みたいな人間が幸せになろうとしちゃいけないんだ
私なんて必要ない
1人でいるとどんどん卑屈な思考に陥っていった

こんなはずじゃなかったのに…

ちよこさんとの食事

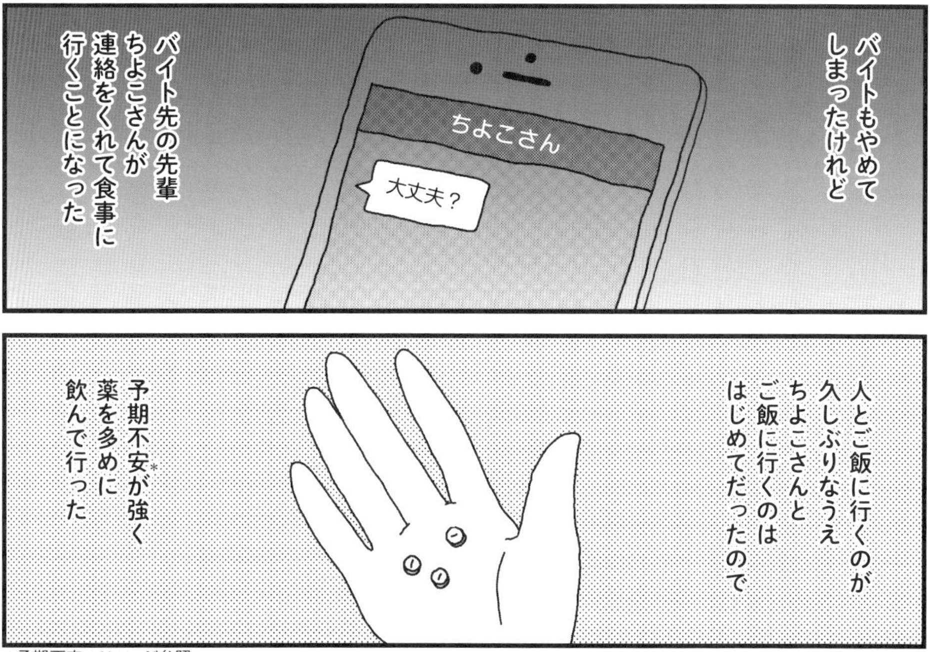
バイトもやめてしまったけれど
ちよこさん
大丈夫？
バイト先の先輩ちよこさんが連絡をくれて食事に行くことになった
人とご飯に行くのが久しぶりなうえちよこさんとご飯に行くのははじめてだったので
予期不安＊が強く薬を多めに飲んで行った

＊予期不安：41ページ参照

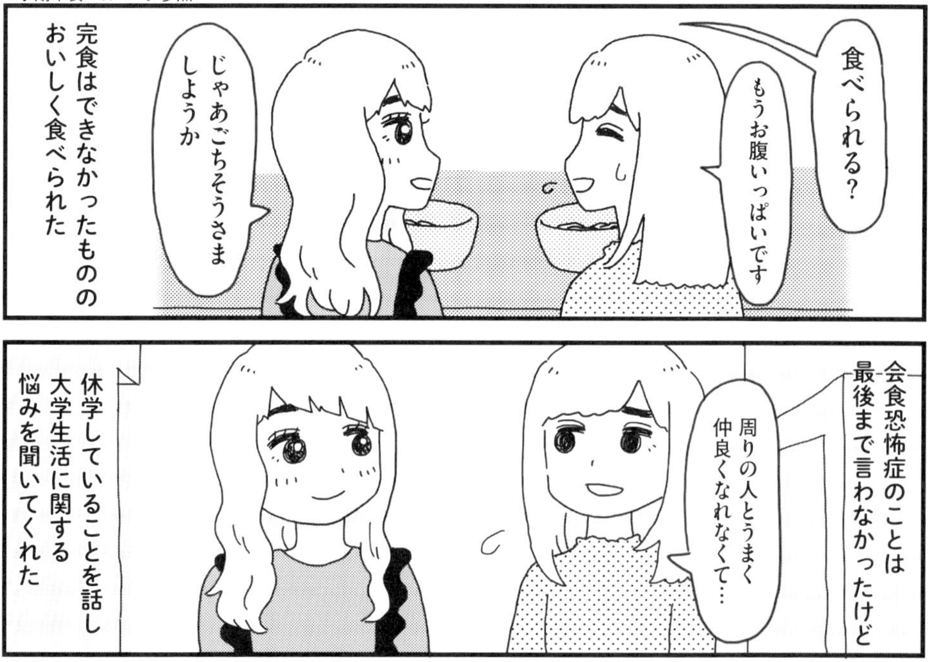
食べられる？
もうお腹いっぱいです
じゃあごちそうさましようか
完食はできなかったもののおいしく食べられた
会食恐怖症のことは最後まで言わなかったけど
周りの人とうまく仲良くなれなくて…
休学していることを話し大学生活に関する悩みを聞いてくれた

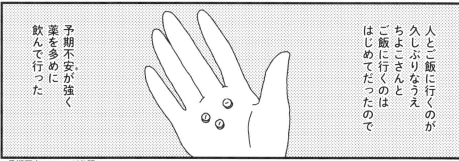

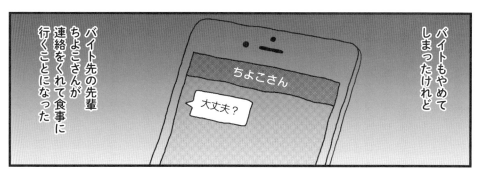

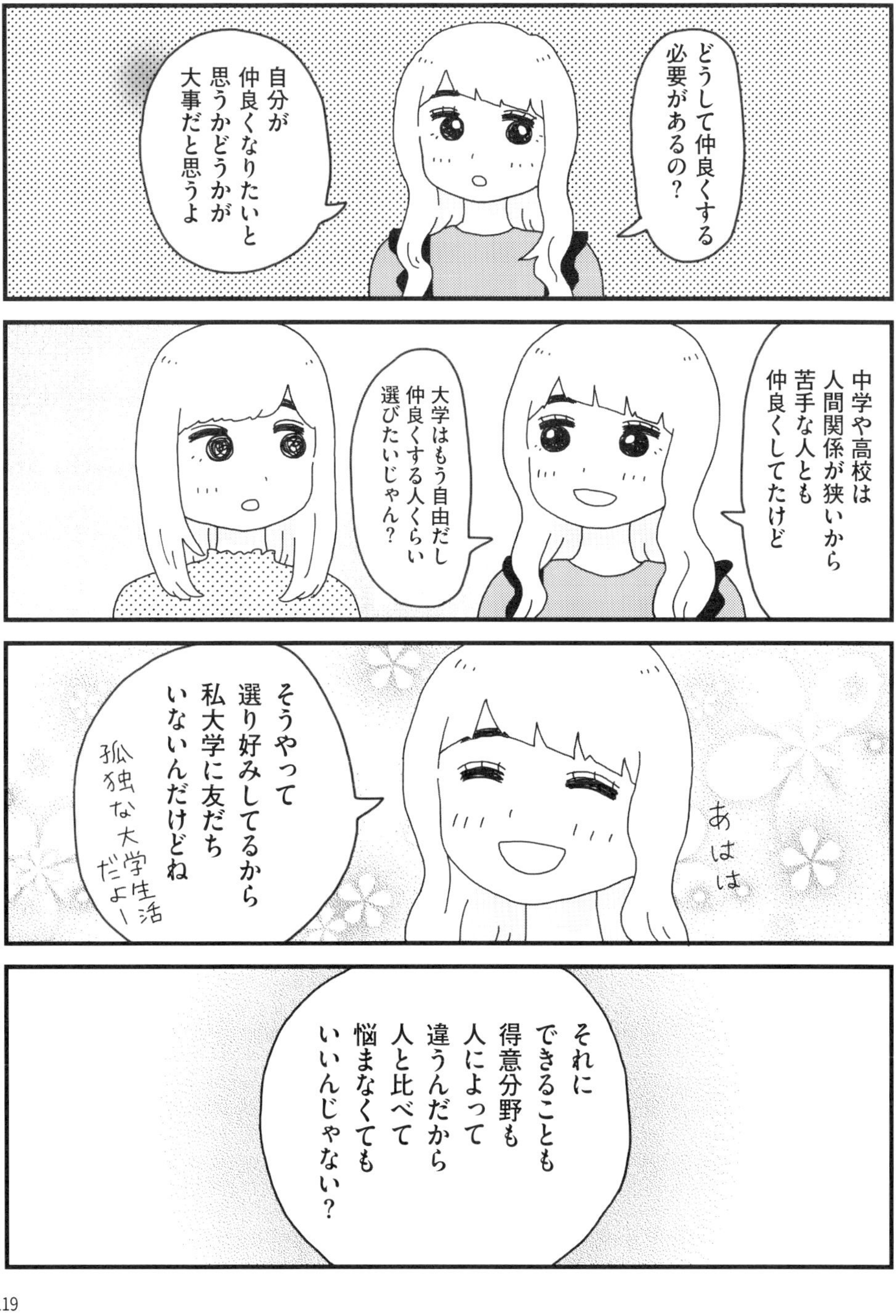
どうして仲良くする必要があるの？
自分が仲良くなりたいと思うかどうかが大事だと思うよ
中学や高校は人間関係が狭いから苦手な人とも仲良くしてたけど
大学はもう自由だし仲良くする人くらい選びたいじゃん？
あはは
そうやって選り好みしてるから私大学に友だちいないいんだけどね
孤独な大学生活だよー
それにできることも得意分野も人によって違うんだから人と比べて悩まなくてもいいんじゃない？

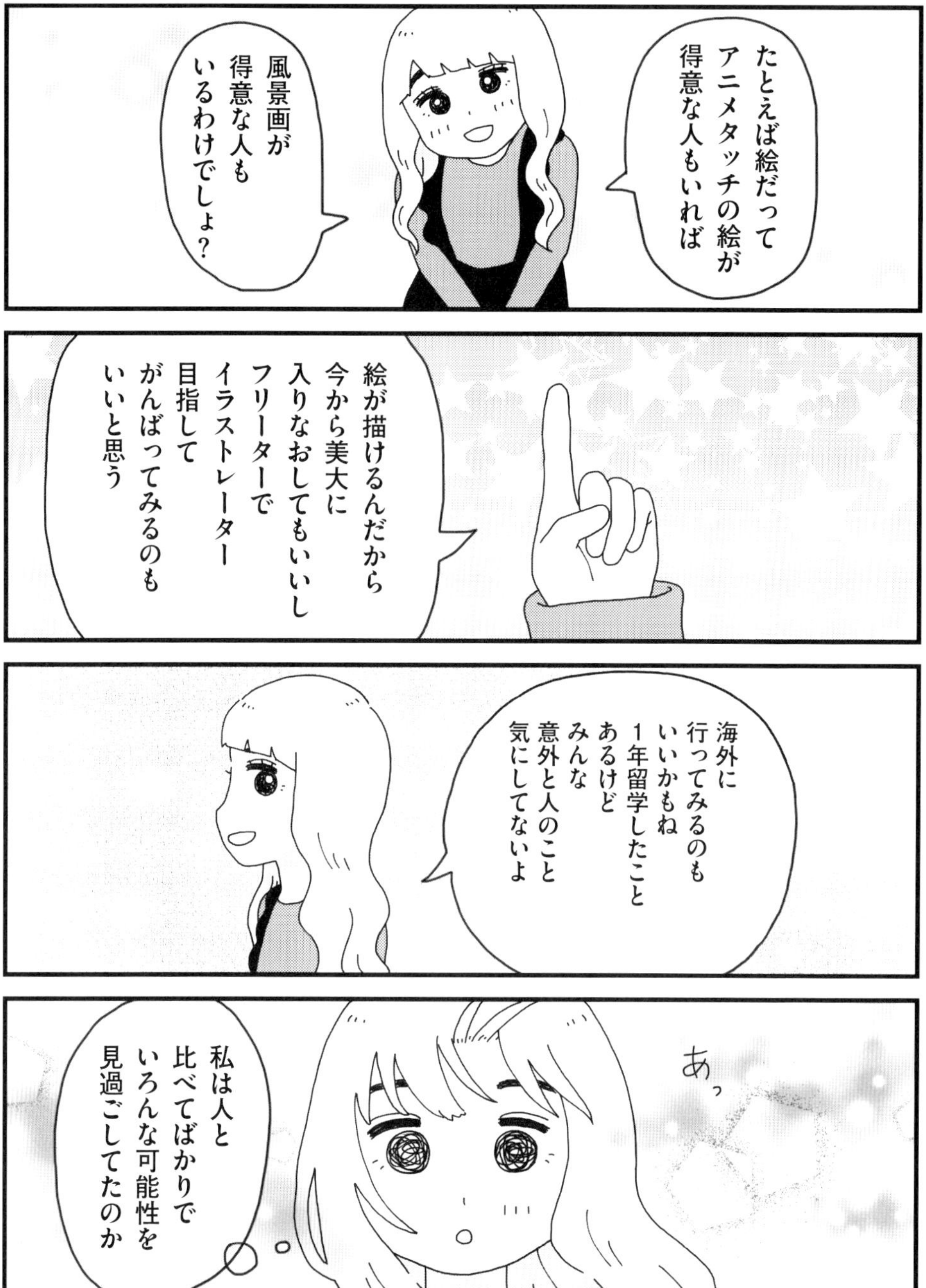
たとえば絵だって
アニメタッチの絵が
得意な人もいれば
風景画が
得意な人も
いるわけでしょ?
絵が描けるんだから
今から美大に
入りなおしてもいいいし
フリーターで
イラストレーター
目指して
がんばってみるのも
いいと思う
海外に
行ってみるのも
いいかもね
1年留学したこと
あるけど
みんな
意外と人のこと
気にしてないよ
あっ
私は人と
比べてばかりで
いろんな可能性を
見過ごしてたのか

絵を描く

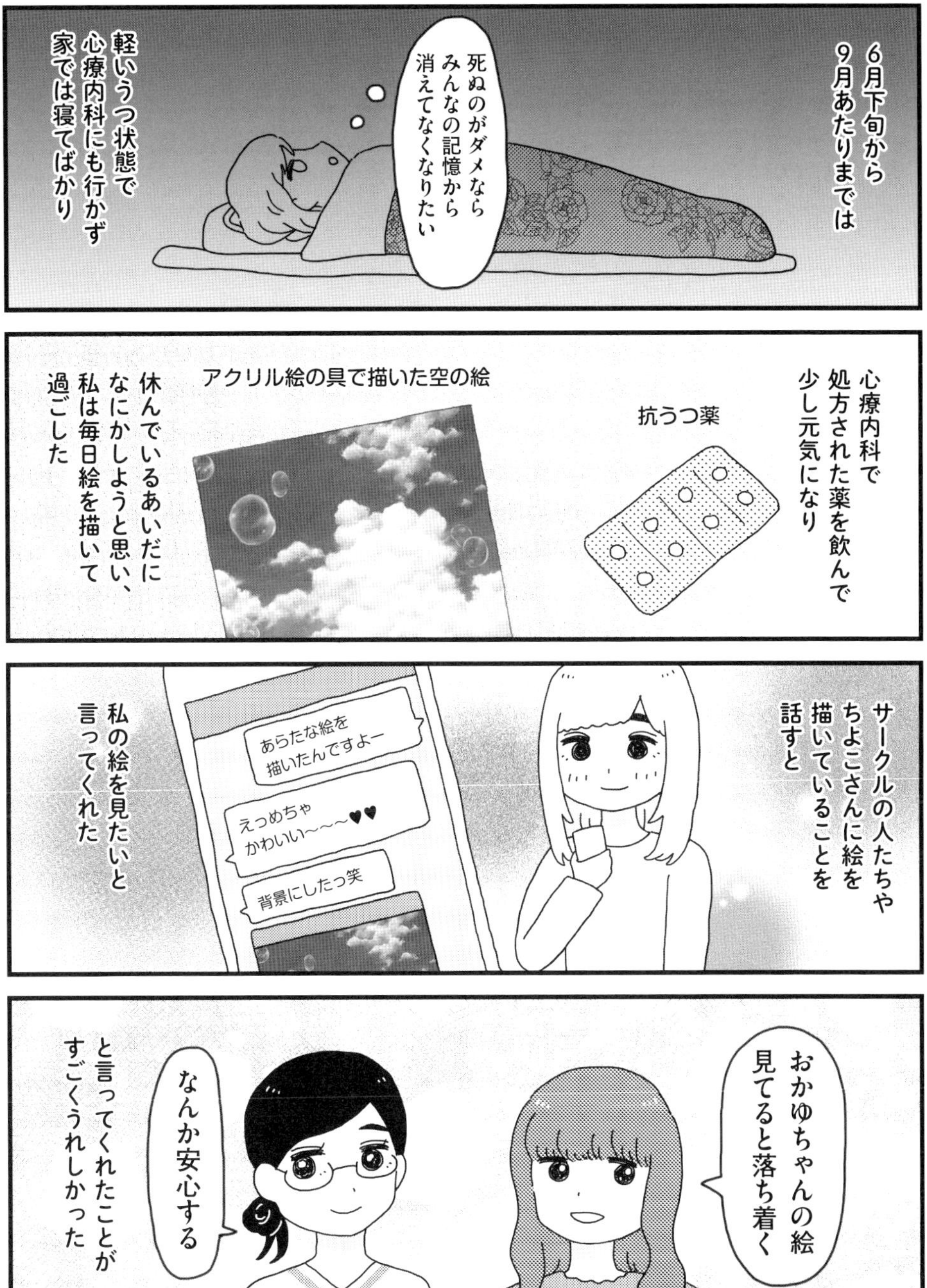
6月下旬から9月あたりまでは
死ぬのがダメならみんなの記憶から消えてなくなりたい
軽いうつ状態で心療内科にも行かず家では寝てばかり
心療内科で処方された薬を飲んで少し元気になり
抗うつ薬
アクリル絵の具で描いた空の絵
休んでいるあいだになにかしようと思い、私は毎日絵を描いて過ごした
サークルの人たちやちよこさんに絵を描いていることを話すと
あらたな絵を描いたんですよー
えっめちゃかわいい〜〜〜♥♥
背景にしたっ笑
私の絵を見たいと言ってくれた
おかゆちゃんの絵見てると落ち着く
なんか安心する
と言ってくれたことがすごくうれしかった

通院

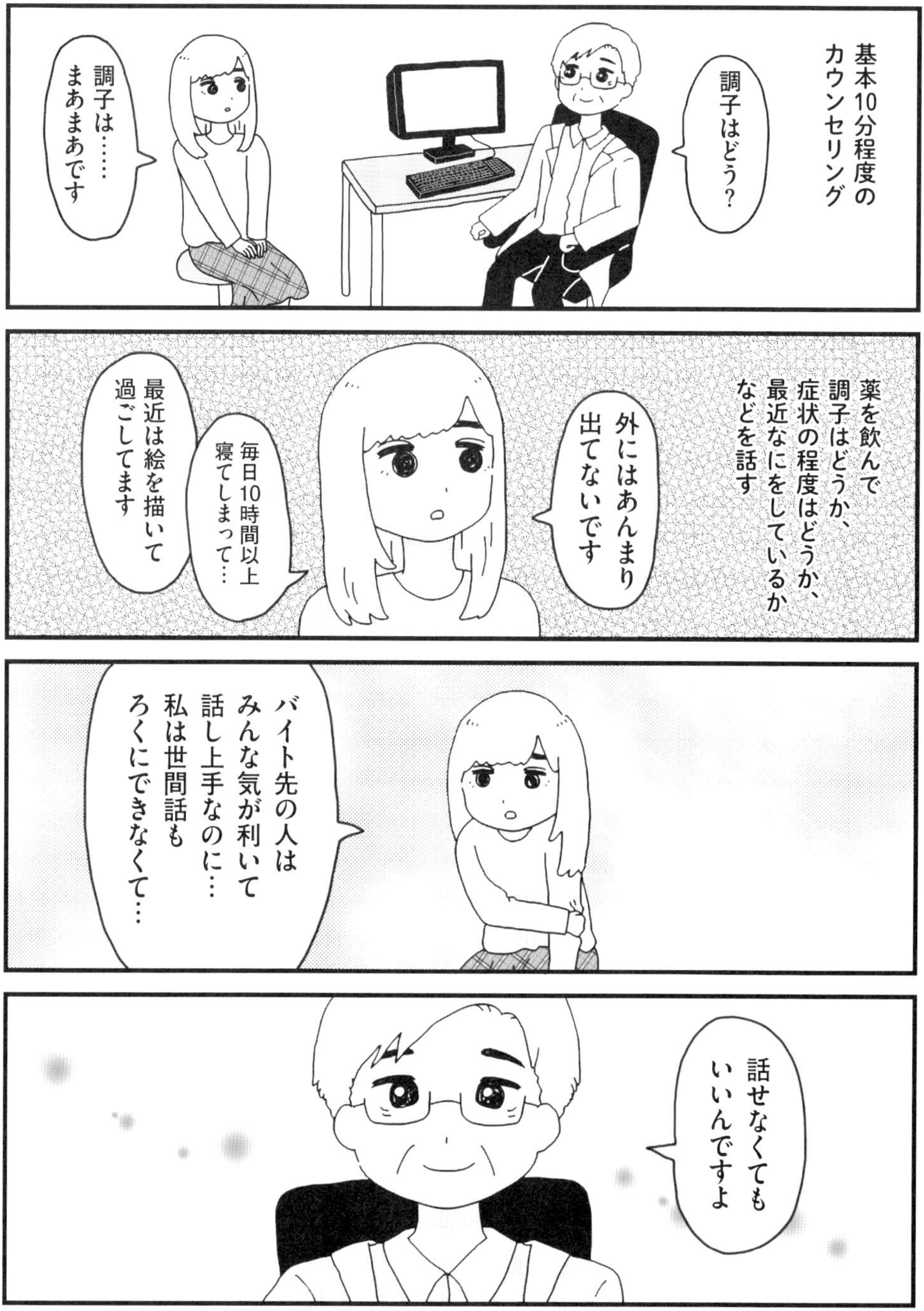
基本10分程度のカウンセリング
調子はどう?
調子は……まあまあです
薬を飲んで調子はどうか、症状の程度はどうか、最近なにをしているかなどを話す
外にはあんまり出てないです
毎日10時間以上寝てしまって…
最近は絵を描いて過ごしてます
バイト先の人はみんな気が利いて話し上手なのに…私は世間話もろくにできなくて…
話せなくてもいいんですよ

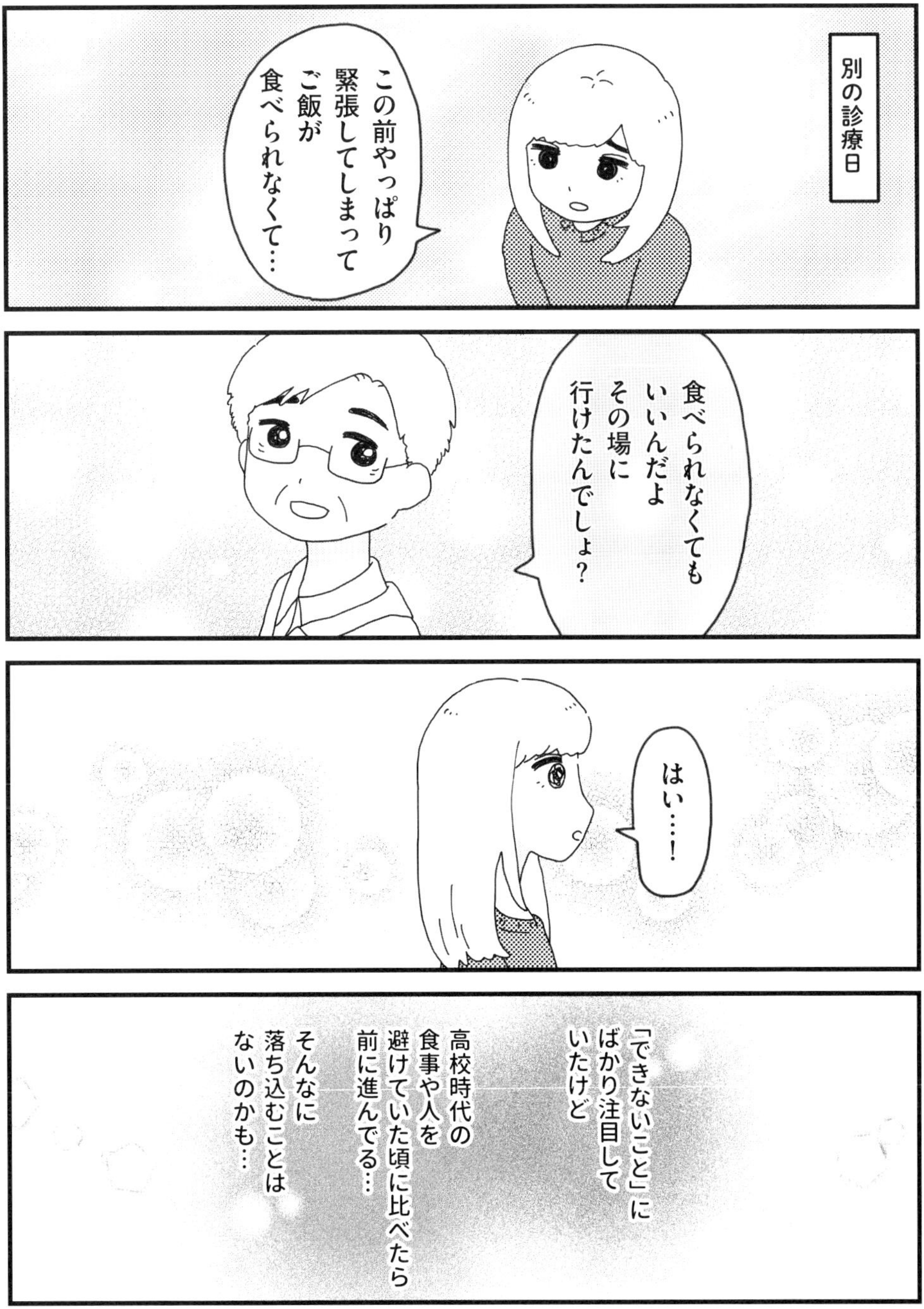
別の診療日
この前やっぱり緊張してしまってご飯が食べられなくて…
食べられなくてもいいんだよその場に行けたんでしょ？
はい…！
「できないこと」にばかり注目していたけど
高校時代の食事や人を避けていた頃に比べたら前に進んでる…
そんなに落ち込むことはないのかも…

周りとではなく以前の自分と比べてできたことを考えたらいいんだ

自分次第

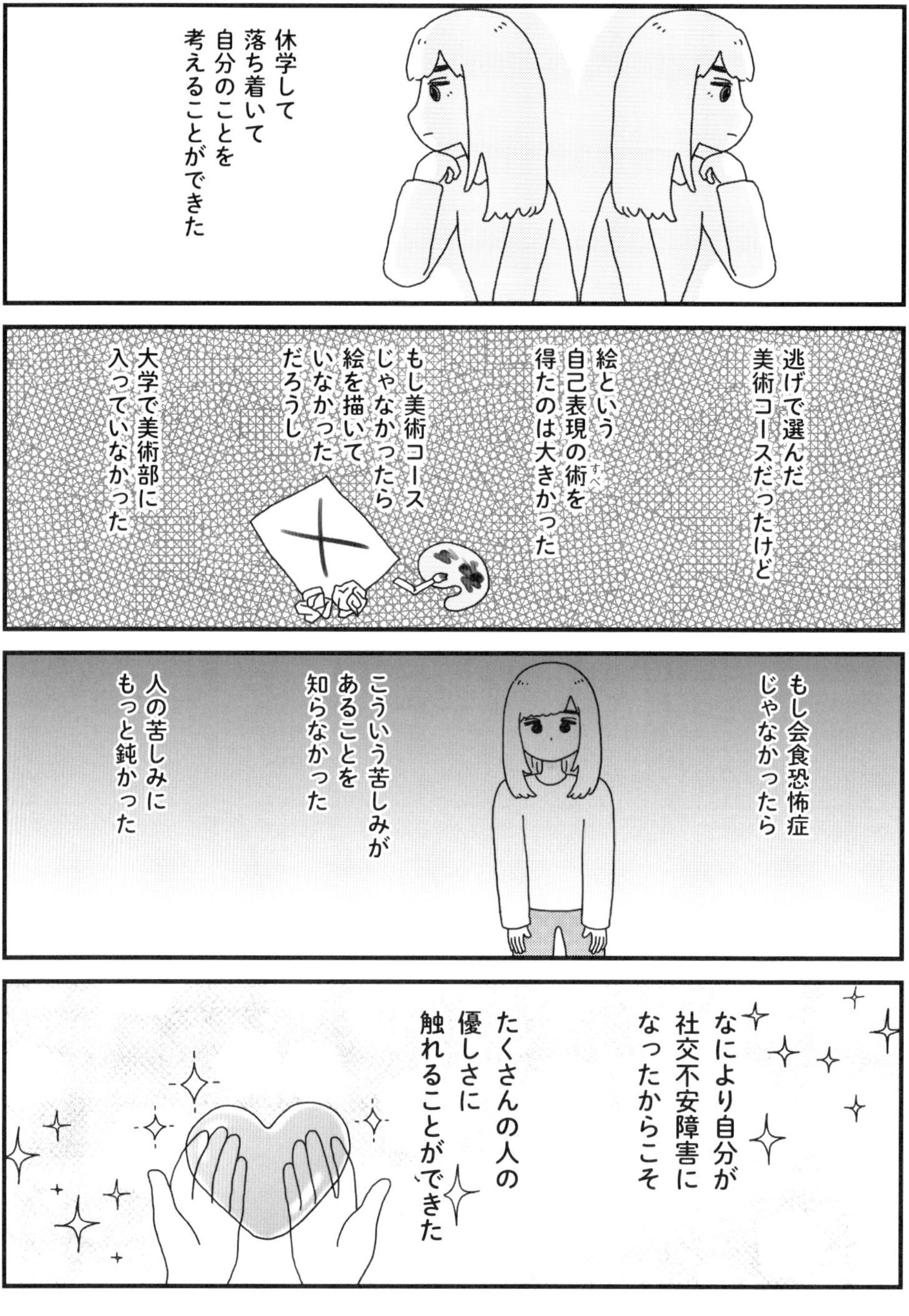
休学して落ち着いて自分のことを考えることができた
逃げで選んだ美術コースだったけど
絵という自己表現の術《すべ》を得たのは大きかった
もし美術コースじゃなかったら絵を描いていなかっただろうし
大学で美術部に入っていなかった
もし会食恐怖症じゃなかったら
こういう苦しみがあることを知らなかった
人の苦しみにもっと鈍かった
なにより自分が社交不安障害になったからこそ
たくさんの人の優しさに触れることができた

「逃げてもいい」

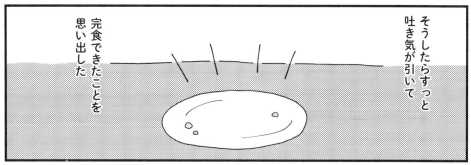

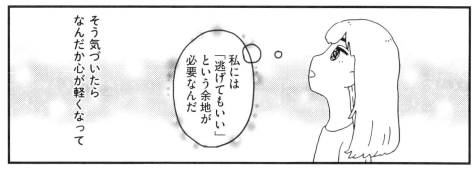

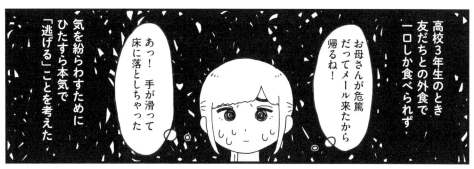

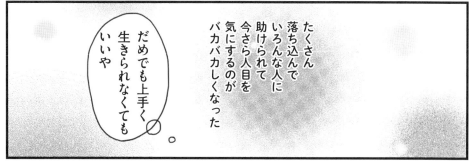

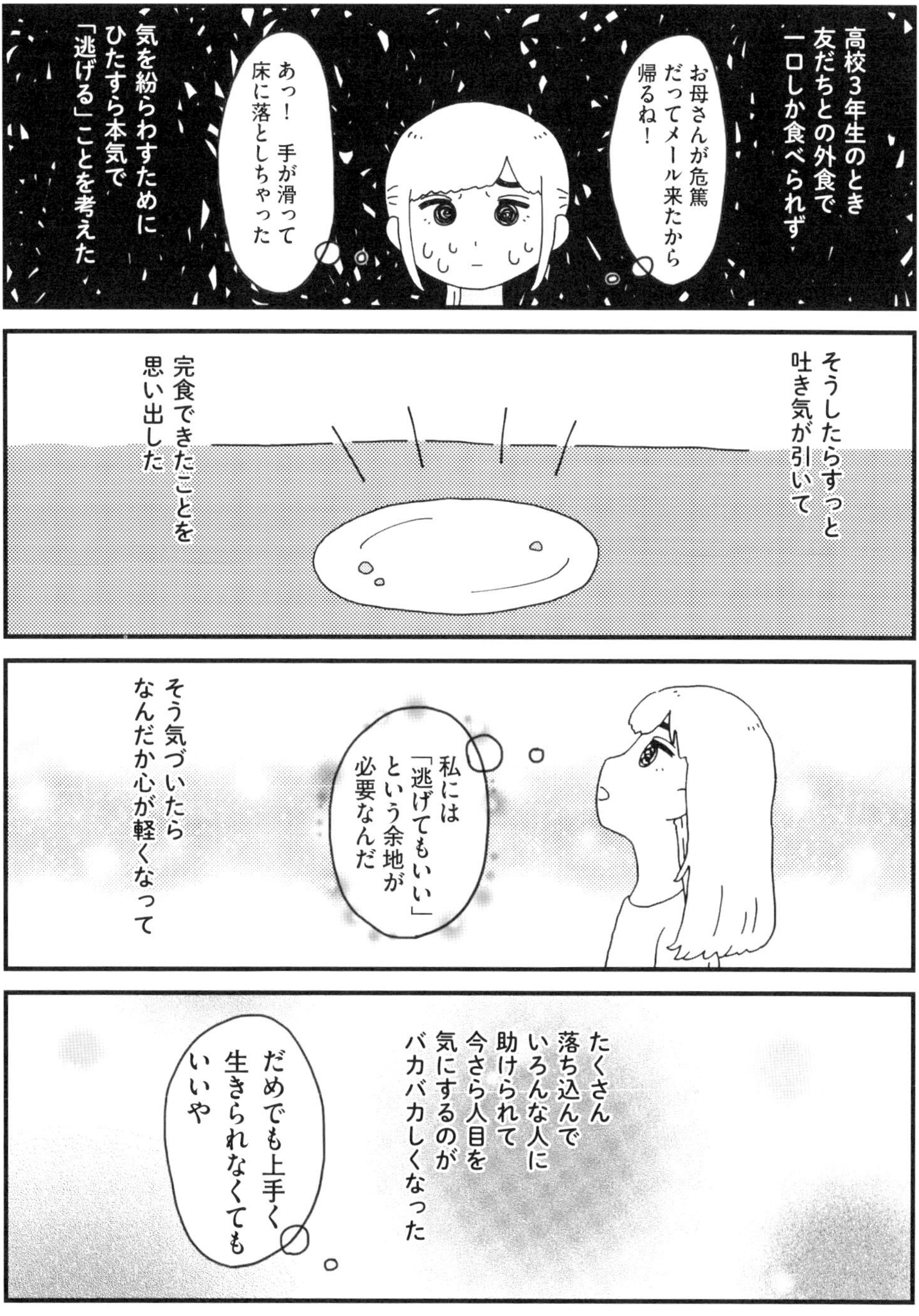
高校3年生のとき友だちとの外食で一口しか食べられず
お母さんが危篤だってメール来たから帰るね！
あっ！ 手が滑って床に落としちゃった
気を紛らわすためにひたすら本気で「逃げる」ことを考えた
そうしたらすっと吐き気が引いて
完食できたことを思い出した
私には「逃げてもいい」という余地が必要なんだ
そう気づいたらなんだか心が軽くなって
たくさん落ち込んでいろんな人に助けられて今さら人目を気にするのがバカバカしくなった
だめでも上手く生きられなくてもいいや

マンガが好き

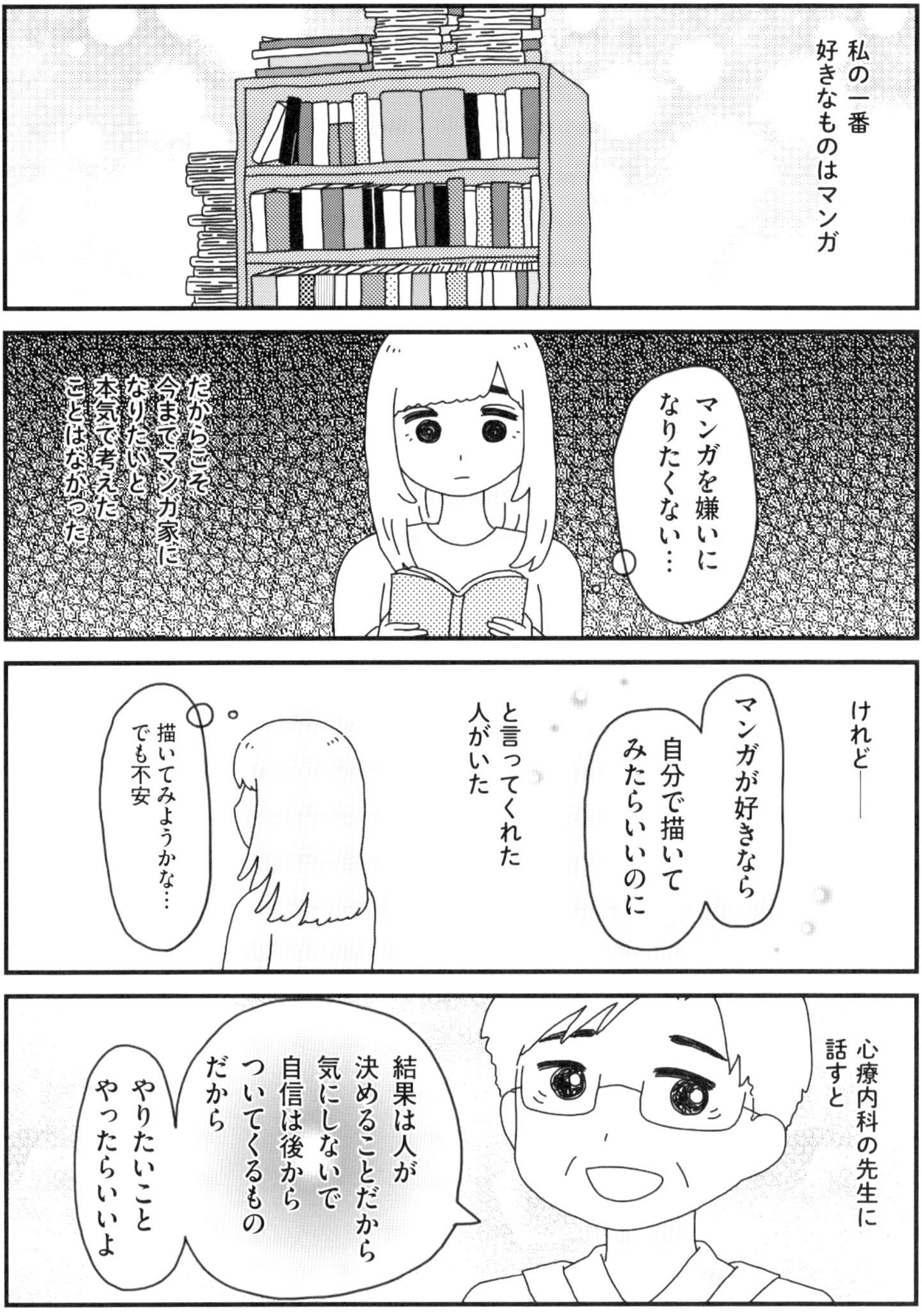

私の一番
好きなものはマンガ
マンガを嫌いに
なりたくない…
だからこそ
今までマンガ家に
なりたいと
本気で考えた
ことはなかった
けれど――
マンガが好きなら
自分で描いて
みたらいいのに
と言ってくれた
人がいた
描いてみようかな…
でも不安
心療内科の先生に
話すと
結果は人が
決めることだから
気にしないで
自信は後から
ついてくるもの
だから
やりたいこと
やったらいいよ

先生も小学生のころマンガ家になりたかったこと、
先生の好きなマンガを教えてもらった

解説

5

会食恐怖症の薬物療法

会食恐怖症は、脳内セロトニン神経系の不調も関与していると捉えられています。そのため、脳内セロトニンの不調を治すＳＳＲＩ（選択的セロトニン再取り込み阻害薬）という薬が一般的に使用されます。ＳＳＲＩは抗うつ薬の一種で、脳内セロトニンのバランスを整えることによって不安を和らげる作用があります。服用後、効果が現れるまでには個人差があり、約２週間～１月後に徐々に症状が軽くなります。ただし、ＳＳＲＩの副作用として吐き気が出ることがあるため、強い吐き気をともなう会食恐怖症には使いづらい面があります。

しかし、人との会食はそう頻繁にあるものではないので、毎日ＳＳＲＩを服用し続けるのは過剰防衛かもしれません。そのため、即効性のある精神安定剤を会食の１時間前に服用して、心身の緊張を緩和し会食に参加しやすくするという方法もあります（薬の種類にもよりますが、効果は数時間から半日間くらい持続します）。

また、降圧薬の一種であるβブロッカーという薬剤を用いることがあります。この薬は、動悸、発汗、ふるえ、息苦しさ、喉の閉そく感など身体の緊張症状を緩和する作用があります。身体的緊張を意識することで精神的な緊張が余計に強まってしまう状態（心身交互作用）の改善に有効です。このように有効な薬があることを実感すると、予期不安がとても軽くなります。

会食の場面になると心身の緊張のため吐き気が強くなることがありますが、その場合は食前に吐き気止めを併用します。

一方、西洋薬以外に、その人の体質に合った漢方薬が使われることもあります。たとえば、緊張して喉がつまる感じになる場合には半夏厚朴湯《はんげこうぼくとう》などが有効です。

会食時のみでなく、いつも対人緊張が非常に強くて、常にだれかに見られている気がして怖いといった妄想のような症状がみられる場合があります。そのときには、他の種類の精神薬が必要となります。
また一部の人では、会食恐怖の増悪時期が前ぶれなく数カ月あるいは数年のサイクルで押し寄せてくることがあります。そのような場合は、うつ病や躁うつ病が併存している可能性があり、病状に合った抗うつ薬の併用が有効です。
一般的な治療の流れは、不安の症状を抑える薬を用いながら苦手な会食場面に少しずつ挑戦し、徐々に会食で食べられる自信をつけていきます。自信がついて会食場面への不安が薄れてくるようになったら、薬の量を次第に減らしていきます。最終的には、薬を服用せずともお守りのように持っているだけで安心して会食ができる状態になります。
ところで、不安の強い人に共通してみられる現象として、精神薬を服用することへの強い不安と抵抗があります。「薬を利用すること＝薬への依存」としてネガティブに捉えすぎるわけです。確かに薬を使わなくてすむならそれがいいでしょう。しかし、副作用の少ない薬が開発されている昨今、薬を必要以上に怖がるのも損な事態ではないかと考えられます。人は多くの物や周囲の人に依存しながら生きています。薬は車やメガネやパソコンと同じ文明の利器であり、医師の指導に従って薬をうまく利用することで生活の質を高めることが可能なのです。

高橋　進

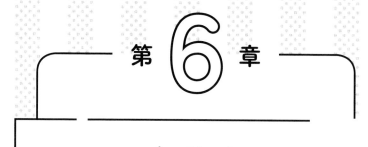

第6章

自分を〝良く〟見せない

～大学時代②～

友だちとの食事

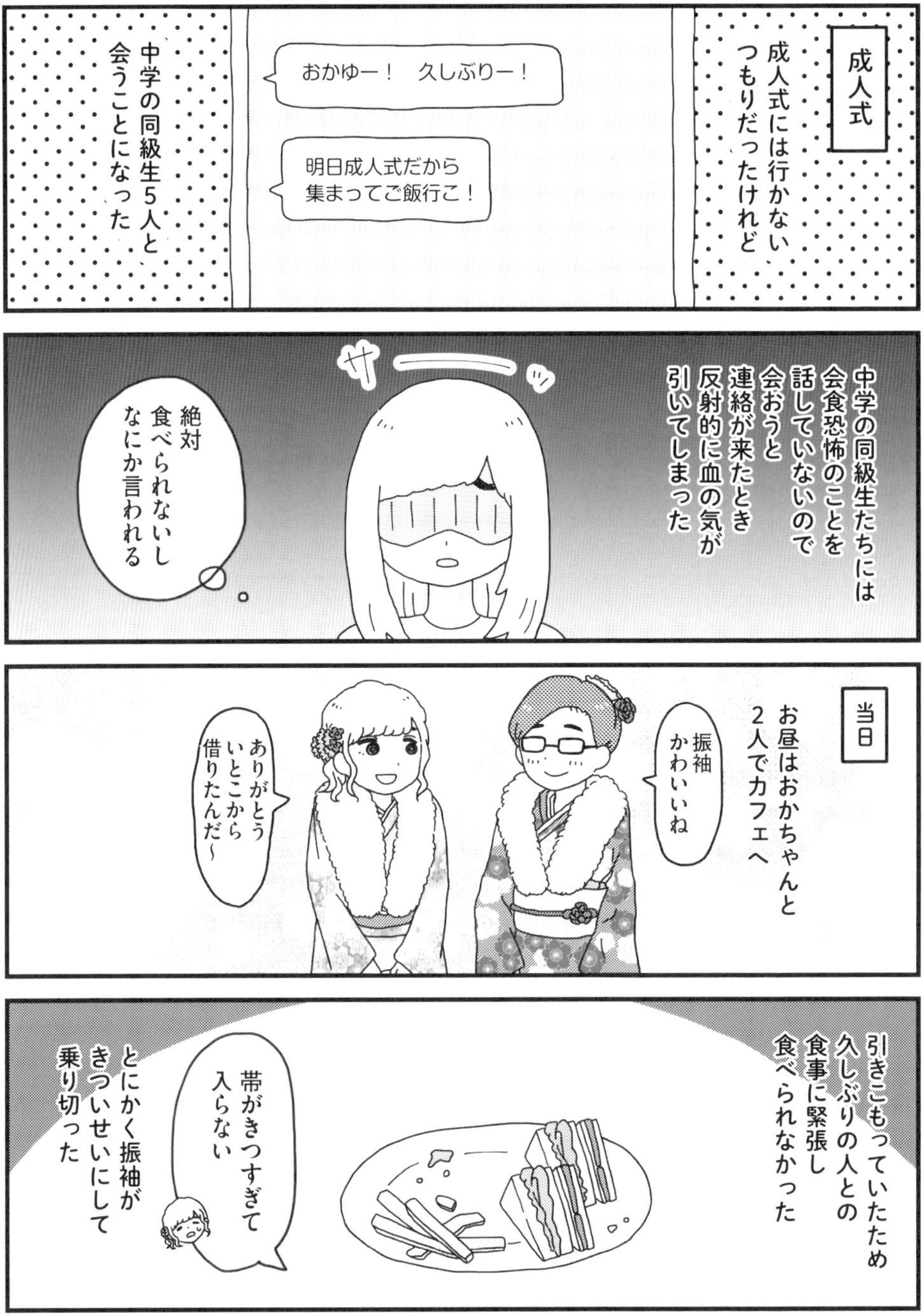
成人式
成人式には行かない つもりだったけれど
おかゆー！　久しぶりー！
明日成人式だから 集まってご飯行こ！
中学の同級生5人と 会うことになった
中学の同級生たちには 会食恐怖のことを 話していないので 会おうと 連絡が来たとき 反射的に血の気が 引いてしまった
サーーッ
絶対 食べられないし なにか言われる
当日
お昼はおかちゃんと 2人でカフェへ
振袖 かわいいね
ありがとう いとこから 借りたんだ～
引きこもっていたため 久しぶりの人との 食事に緊張し 食べられなかった
帯がきつすぎて 入らない
とにかく振袖が きついせいにして 乗り切った

口実があってよかった…笑

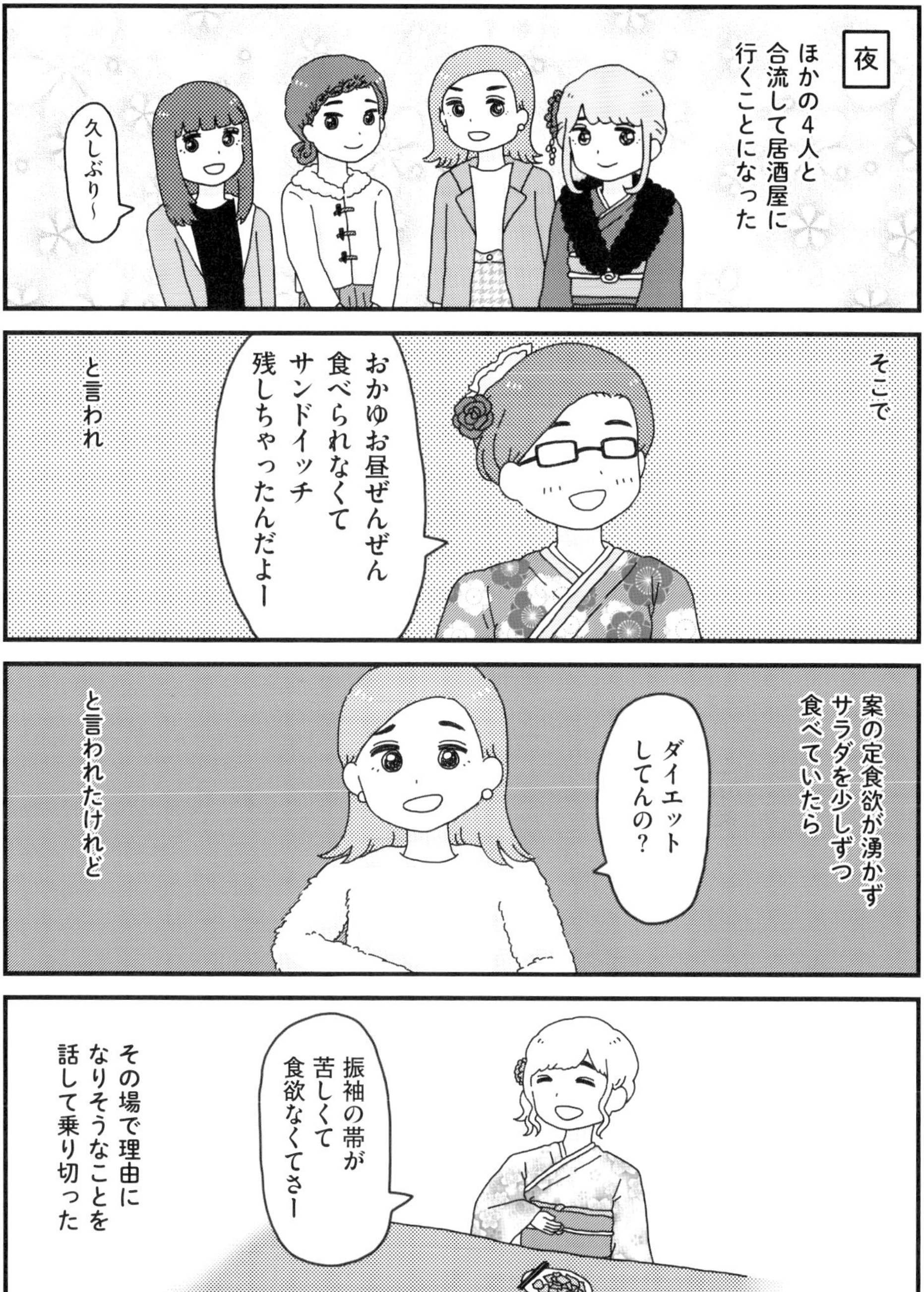
夜
ほかの４人と合流して居酒屋に行くことになった
久しぶり〜
そこで
おかゆお昼ぜんぜん食べられなくてサンドイッチ残しちゃったんだよー
と言われ
案の定食欲が湧かずサラダを少しずつ食べていたら
ダイエットしてんの？
と言われたけれど
振袖の帯が苦しくて食欲なくてさー
その場で理由になりそうなことを話して乗り切った

少しずつ楽しく食べられるように

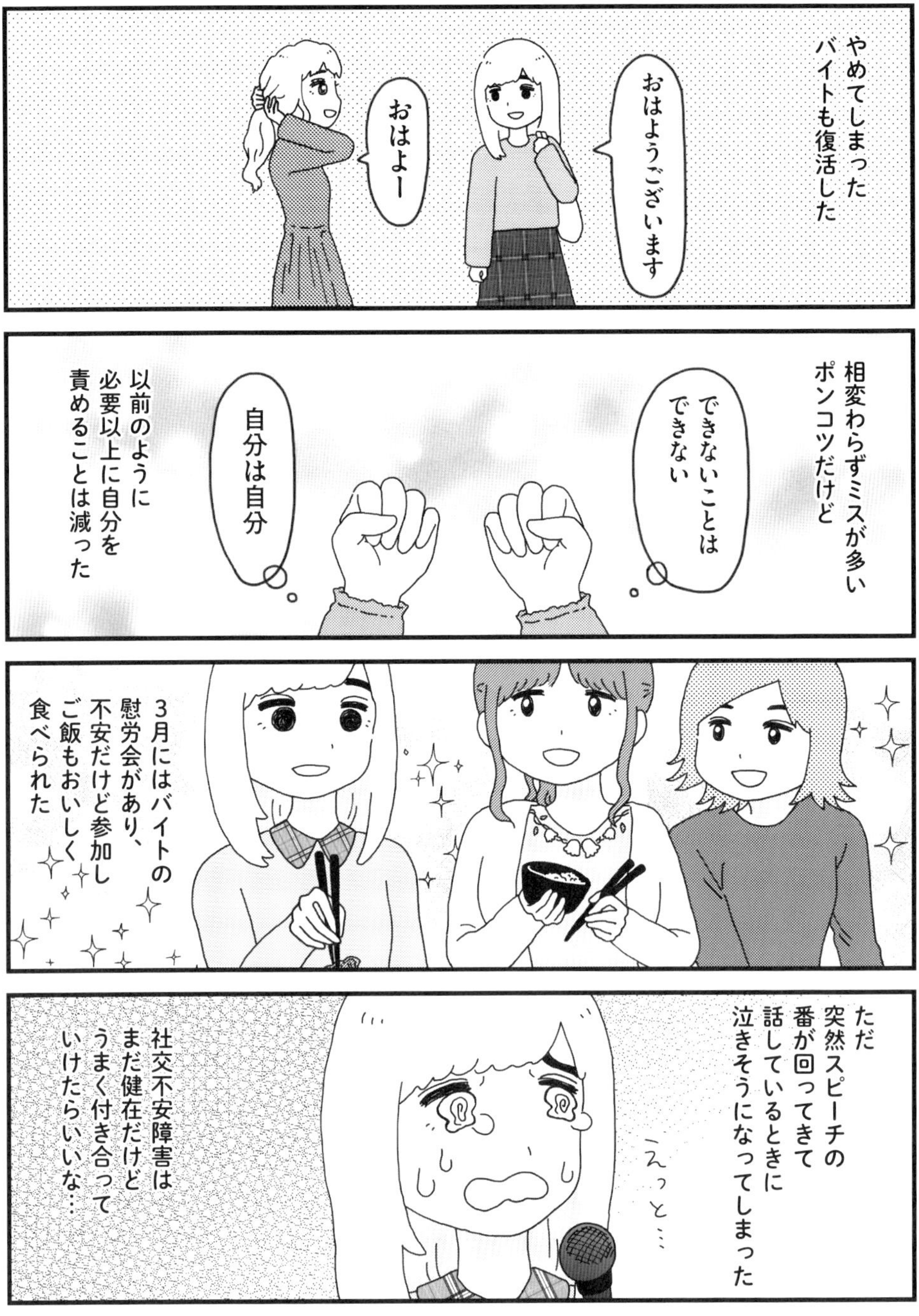
やめてしまった
バイトも復活した
おはようございます
おはよー
相変わらずミスが多い
ポンコツだけど
できないことは
できない
自分は自分
以前のように
必要以上に自分を
責めることは減った
3月にはバイトの
慰労会があり、
不安だけど参加し
ご飯もおいしく
食べられた
ただ
突然スピーチの
番が回ってきて
話しているときに
泣きそうになってしまった
えっと…
社交不安障害は
まだ健在だけど
うまく付き合って
いけたらいいな…

わかり合えなくても

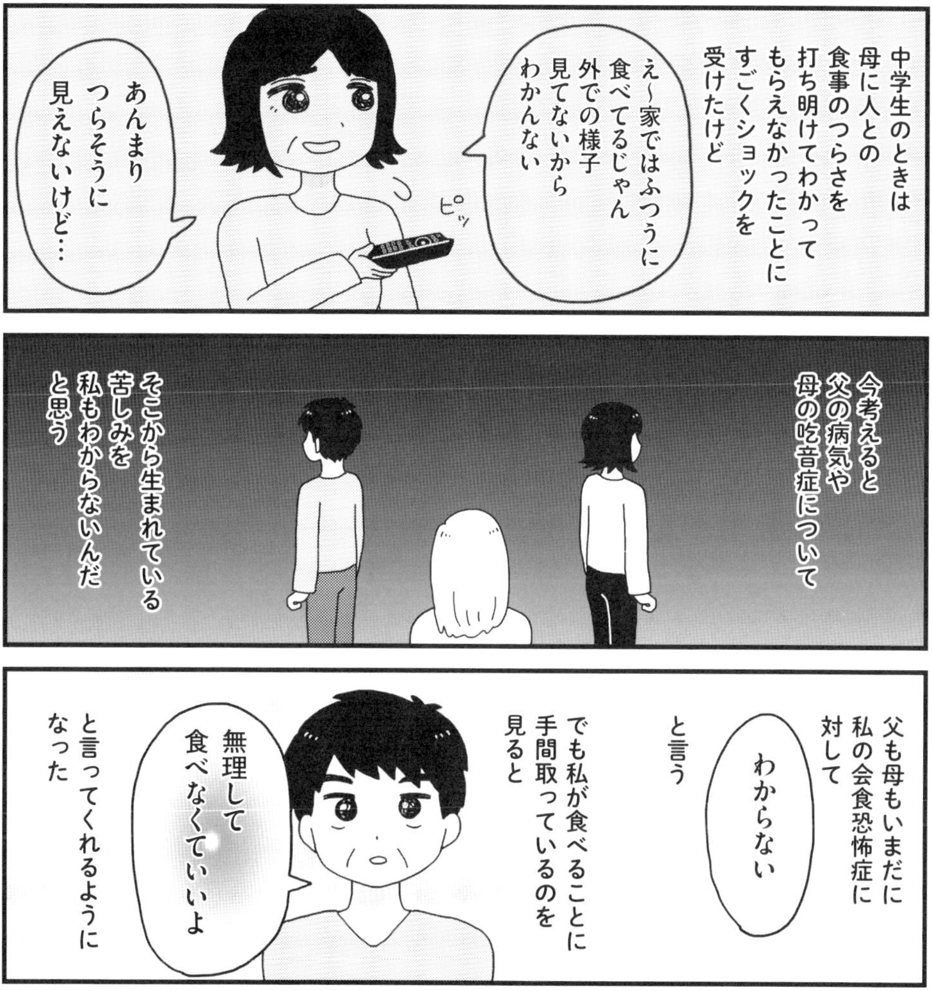
中学生のときは母に人との食事のつらさを打ち明けてわかってもらえなかったことにすごくショックを受けたけど
え～家ではふつうに食べてるじゃん外での様子見てないからわかんない
ピッ
あんまりつらそうに見えないけど…
今考えると父の病気や母の吃音症について
そこから生まれている苦しみを私もわからないんだと思う
父も母もいまだに私の会食恐怖症に対して
わからない
と言う
でも私が食べることに手間取っているのを見ると
無理して食べなくていいよ
と言ってくれるようになった
自分が経験していないことを想像するのはむずかしい
わかり合えなくても私には私の苦しみがあるということを知っていてくれたらそれだけで充分なのだ
これからは私も家族の苦しみに寄り添っていきたいな

わかり合えないことにこだわる必要はない

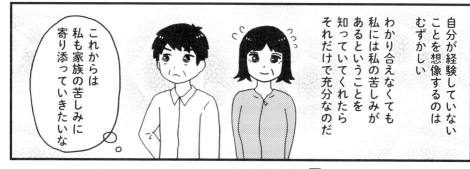

『ちひろさん』

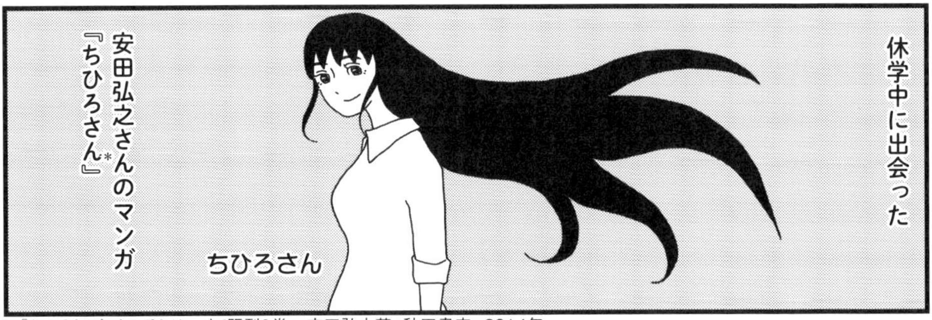
休学中に出会った
安田弘之さんのマンガ
『ちひろさん』＊
ちひろさん

＊『ちひろさん』：ちひろシリーズで既刊9巻。安田弘之著、秋田書店、2014年〜。

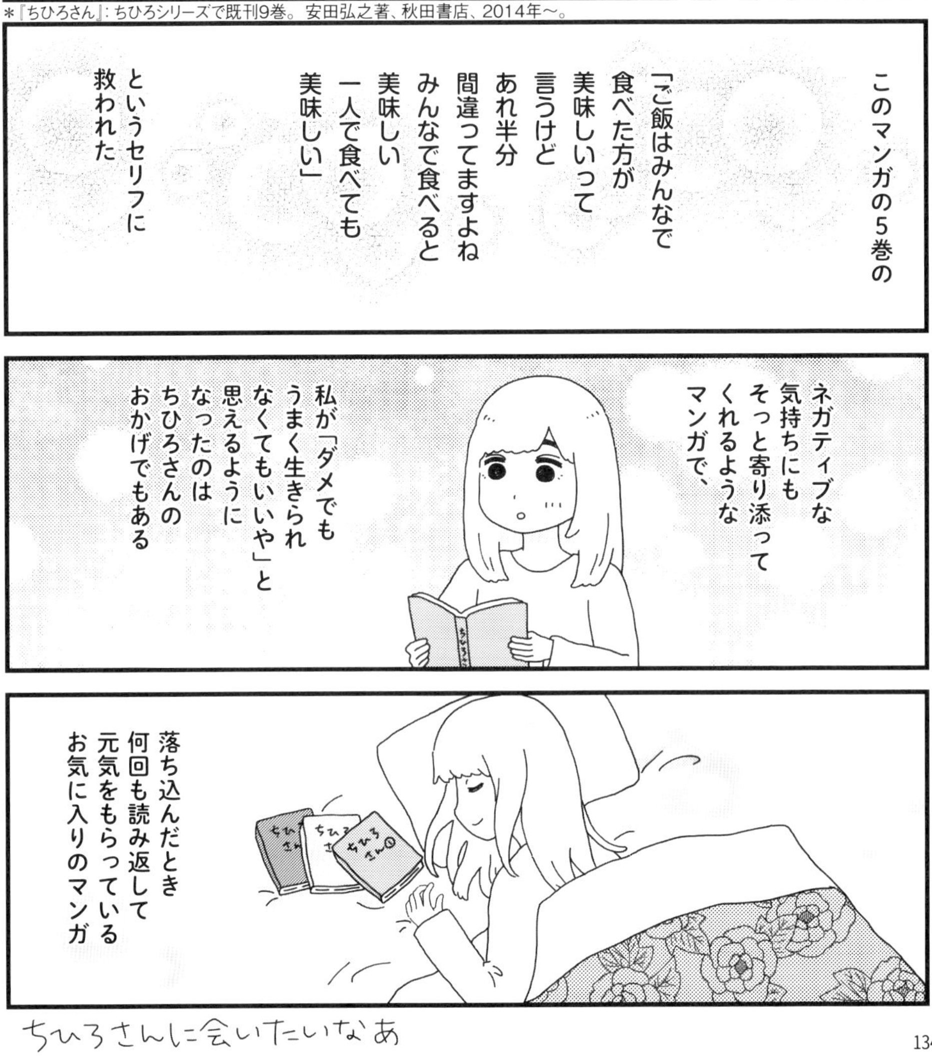
このマンガの5巻の
「ご飯はみんなで
食べた方が
美味しいって
言うけど
あれ半分
間違ってますよね
みんなで食べると
美味しい
一人で食べても
美味しい」
というセリフに
救われた
ネガティブな
気持ちにも
そっと寄り添って
くれるような
マンガで、
私が「ダメでも
うまく生きられ
なくてもいいや」と
思えるように
なったのは
ちひろさんの
おかげでもある
落ち込んだとき
何回も読み返して
元気をもらっている
お気に入りのマンガ

ちひろさんに会いたいなあ

大学生活

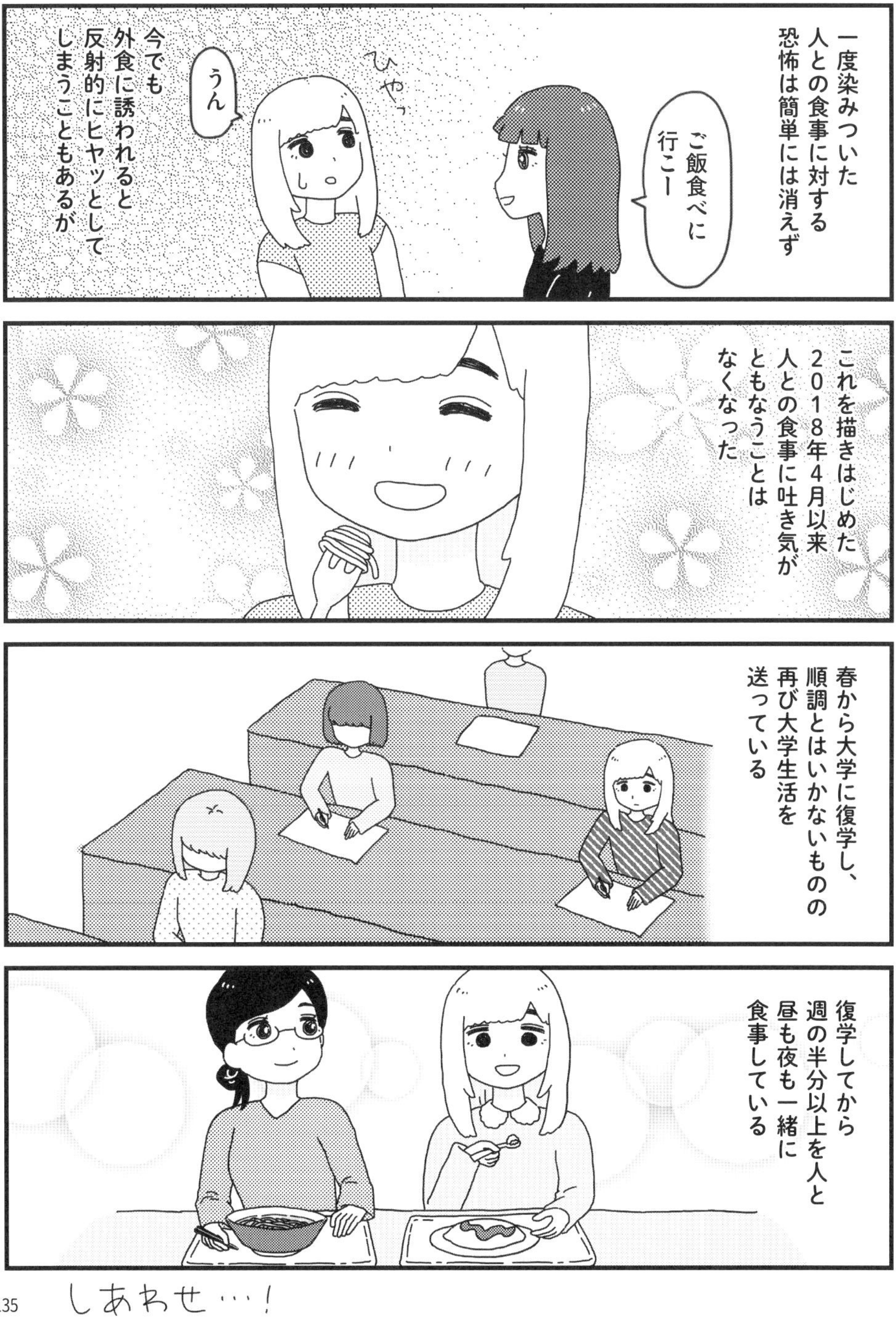
一度染みついた
人との食事に対する
恐怖は簡単には消えず
ご飯食べに行こー
ひやっ
うん
今でも
外食に誘われると
反射的にヒヤッとして
しまうこともあるが
これを描きはじめた
2018年4月以来
人との食事に吐き気が
ともなうことは
なくなった
春から大学に復学し、
順調とはいかないものの
再び大学生活を
送っている
復学してから
週の半分以上を人と
昼も夜も一緒に
食事している
しあわせ…！

誘ってもらえてうれしい

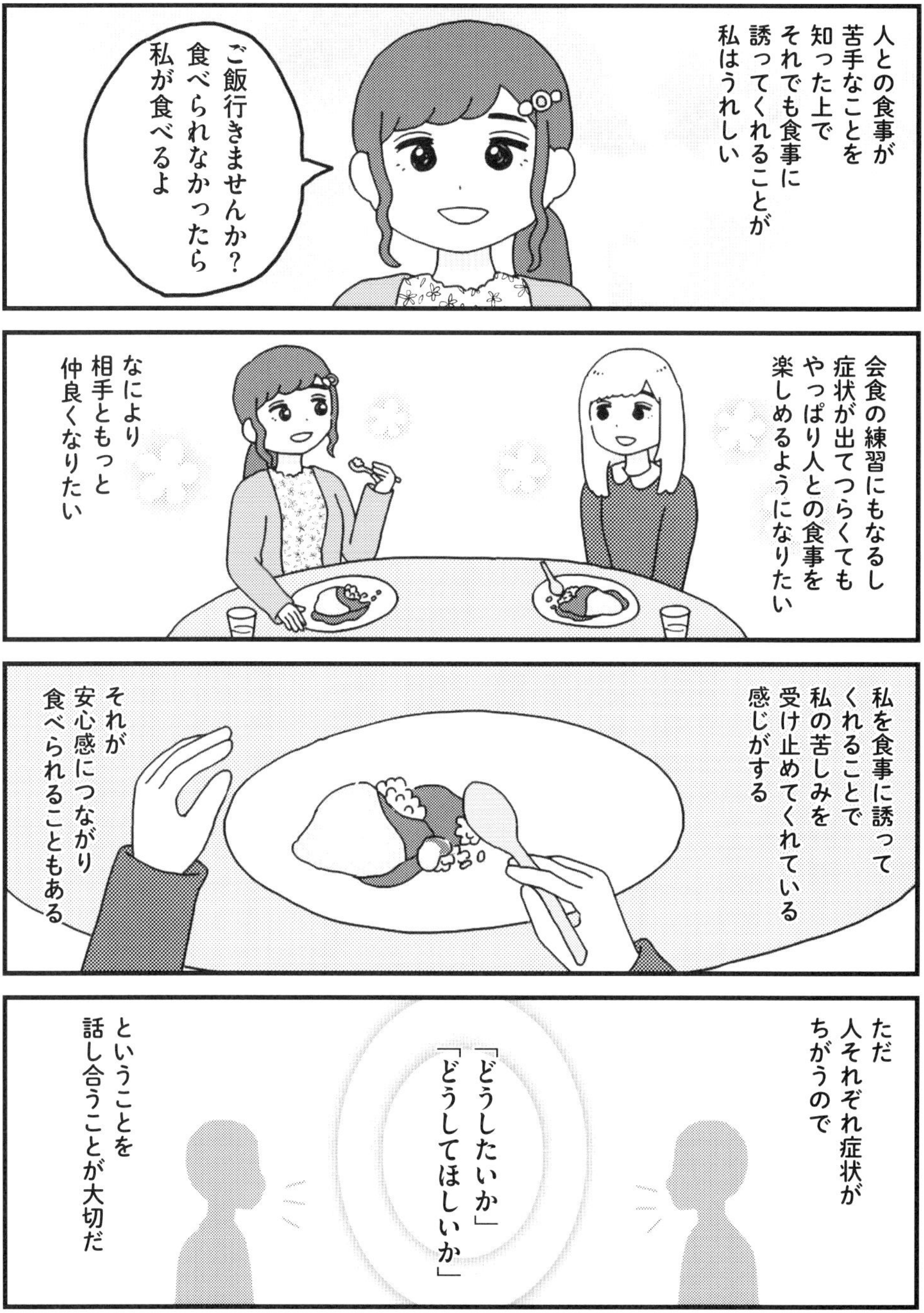
人との食事が苦手なことを知った上でそれでも食事に誘ってくれることが私はうれしい
ご飯行きませんか？食べられなかったら私が食べるよ
会食の練習にもなるし症状が出てつらくてもやっぱり人との食事を楽しめるようになりたい
なにより相手ともっと仲良くなりたい
私を食事に誘ってくれることで私の苦しみを受け止めてくれている感じがする
それが安心感につながり食べられることもある
ただ人それぞれ症状がちがうので
「どうしたいか」「どうしてほしいか」
ということを話し合うことが大切だ

“会食恐怖症”の発表をする

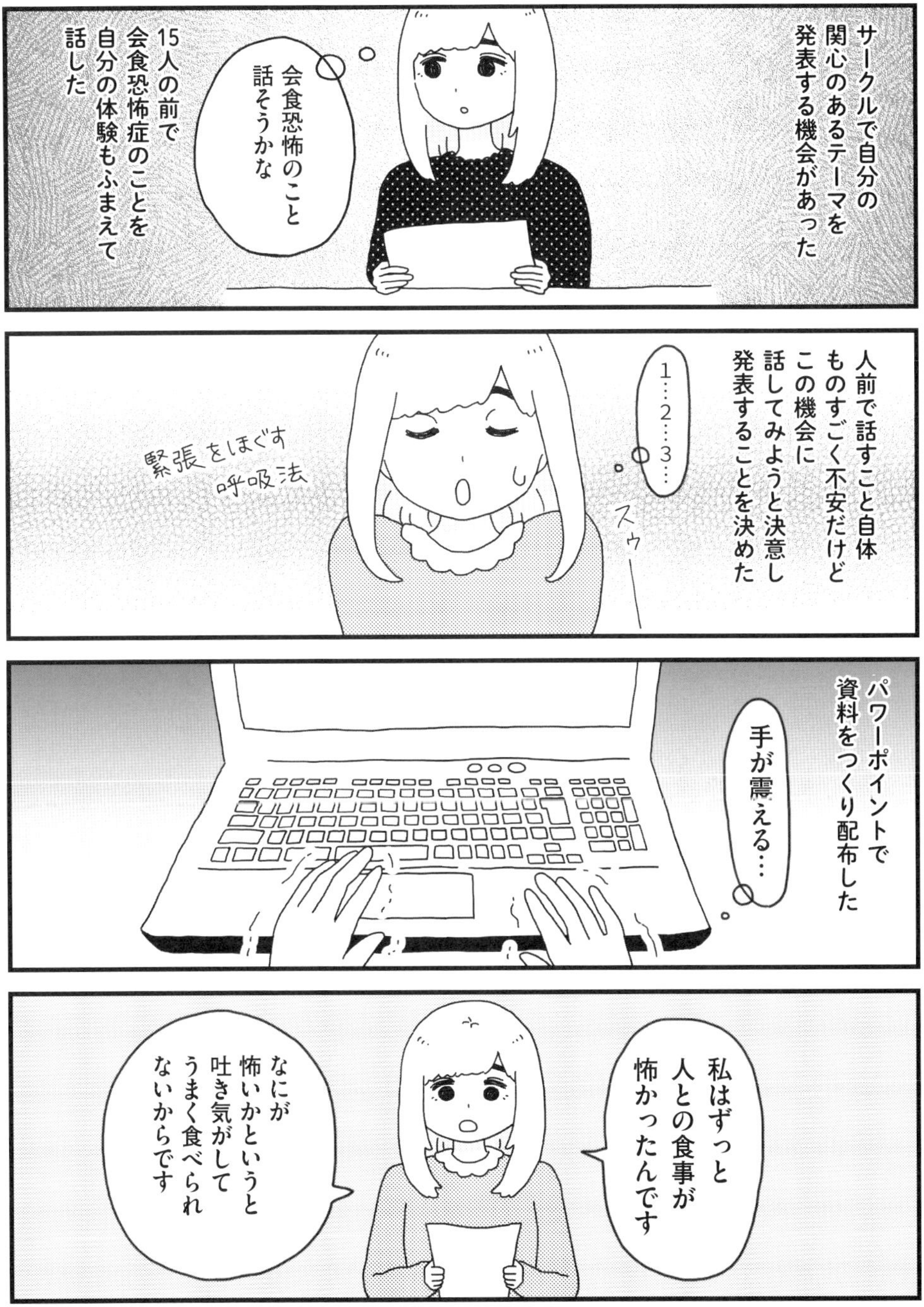
サークルで自分の関心のあるテーマを発表する機会があった
会食恐怖のこと話そうかな
15人の前で会食恐怖症のことを自分の体験もふまえて話した
人前で話すこと自体ものすごく不安だけどこの機会に話してみようと決意し発表することを決めた
1…2…3…
スゥー
緊張をほぐす呼吸法
パワーポイントで資料をつくり配布した
手が震える…
私はずっと人との食事が怖かったんです
なにが怖いかというと吐き気がしてうまく食べられないからです

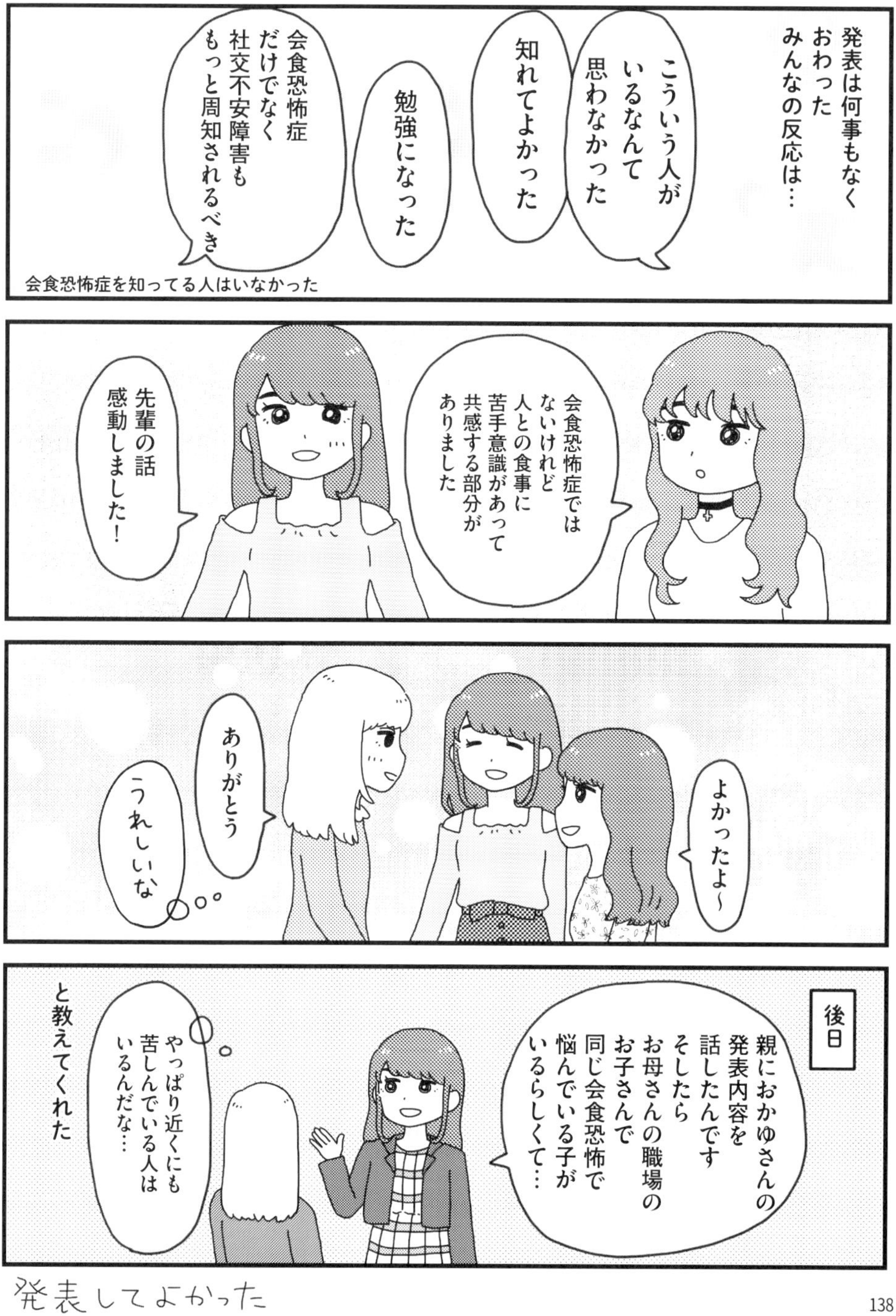
発表は何事もなく おわった みんなの反応は…
こういう人が いるなんて 思わなかった
知れてよかった
勉強になった
会食恐怖症 だけでなく 社交不安障害も もっと周知されるべき
会食恐怖症を知ってる人はいなかった
会食恐怖症では ないけれど 人との食事に 苦手意識があって 共感する部分が ありました
先輩の話 感動しました！
よかったよ～
ありがとう
うれしいな
後日
親におかゆさんの 発表内容を 話したんです そしたら お母さんの職場の お子さんで 同じ会食恐怖で 悩んでいる子が いるらしくて…
と教えてくれた
やっぱり近くにも 苦しんでいる人は いるんだな…

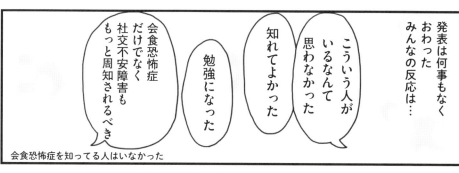

発表してよかった

自分を良く見せようとしない

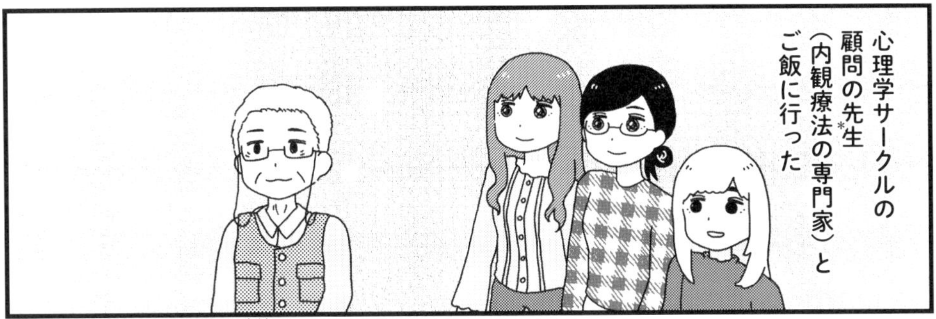
心理学サークルの
顧問の先生
（内観療法の専門家）＊と
ご飯に行った

＊内観療法：日本で生まれた心理療法。

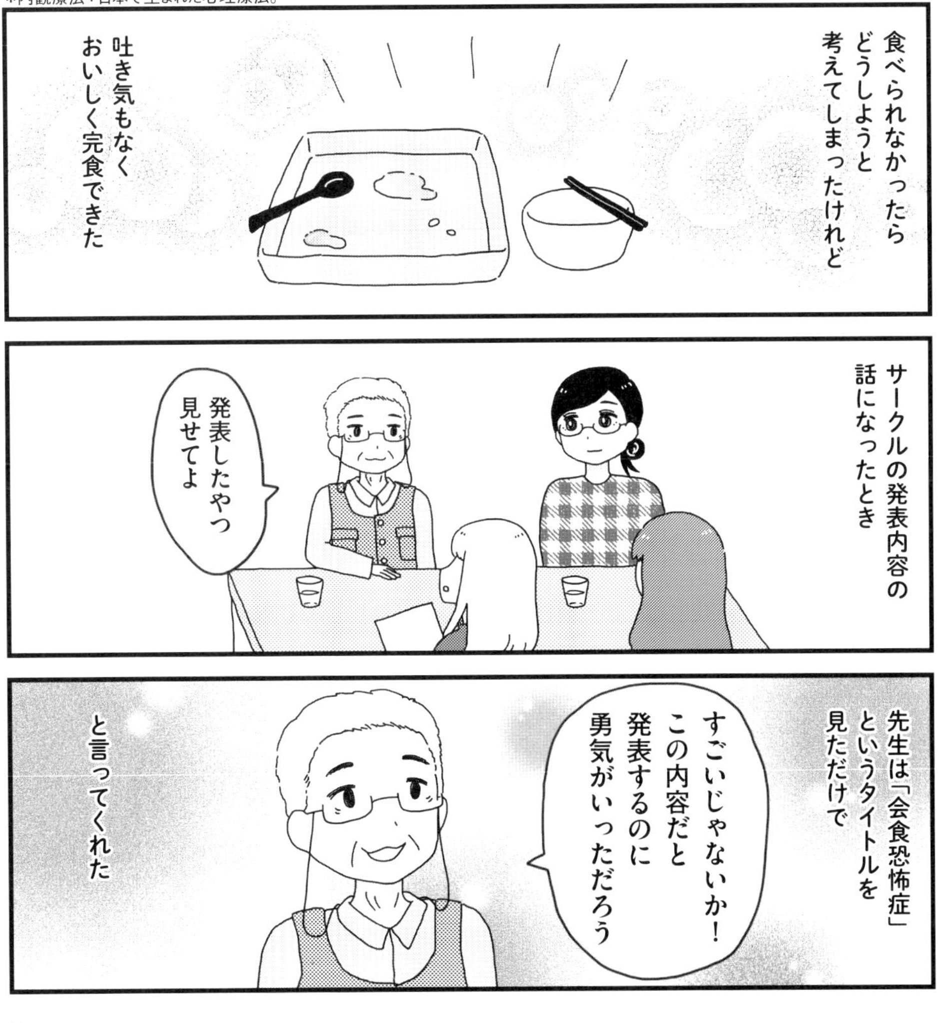
食べられなかったら
どうしようと
考えてしまったけれど
吐き気もなく
おいしく完食できた
サークルの発表内容の
話になったとき
発表したやつ
見せてよ
先生は「会食恐怖症」
というタイトルを
見ただけで
すごいじゃないか！
この内容だと
発表するのに
勇気がいっただろう
と言ってくれた

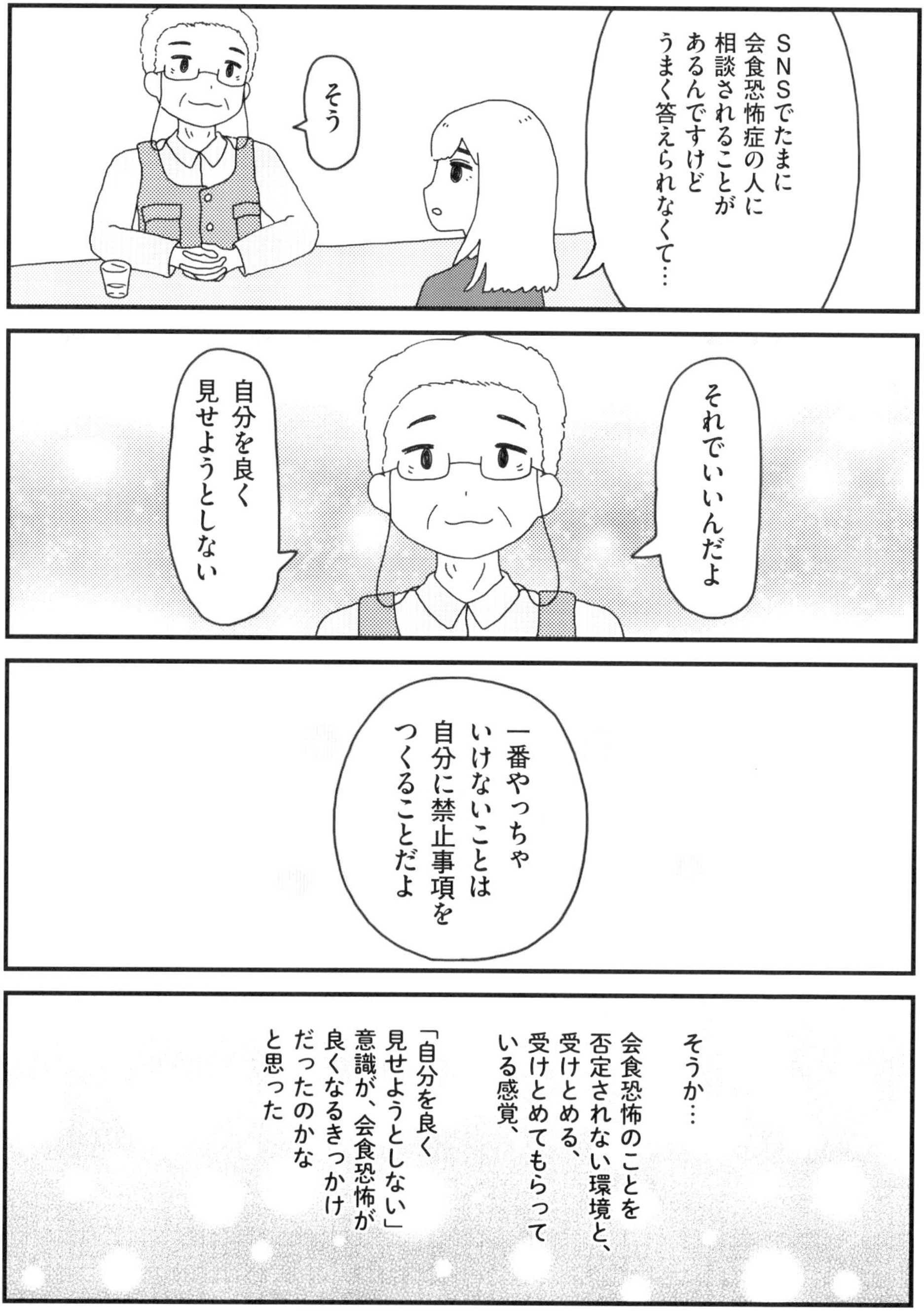
SNSでたまに会食恐怖症の人に相談されることがあるんですけどうまく答えられなくて…
そう
それでいいんだよ
自分を良く見せようとしない
一番やっちゃいけないことは自分に禁止事項をつくることだよ
そうか…
会食恐怖のことを否定されない環境と、受けとめる、受けとめてもらっている感覚、
「自分を良く見せようとしない」意識が、会食恐怖が良くなるきっかけだったのかなと思った

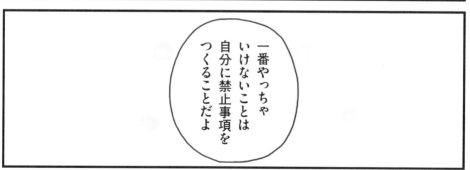

「答えを用意する」

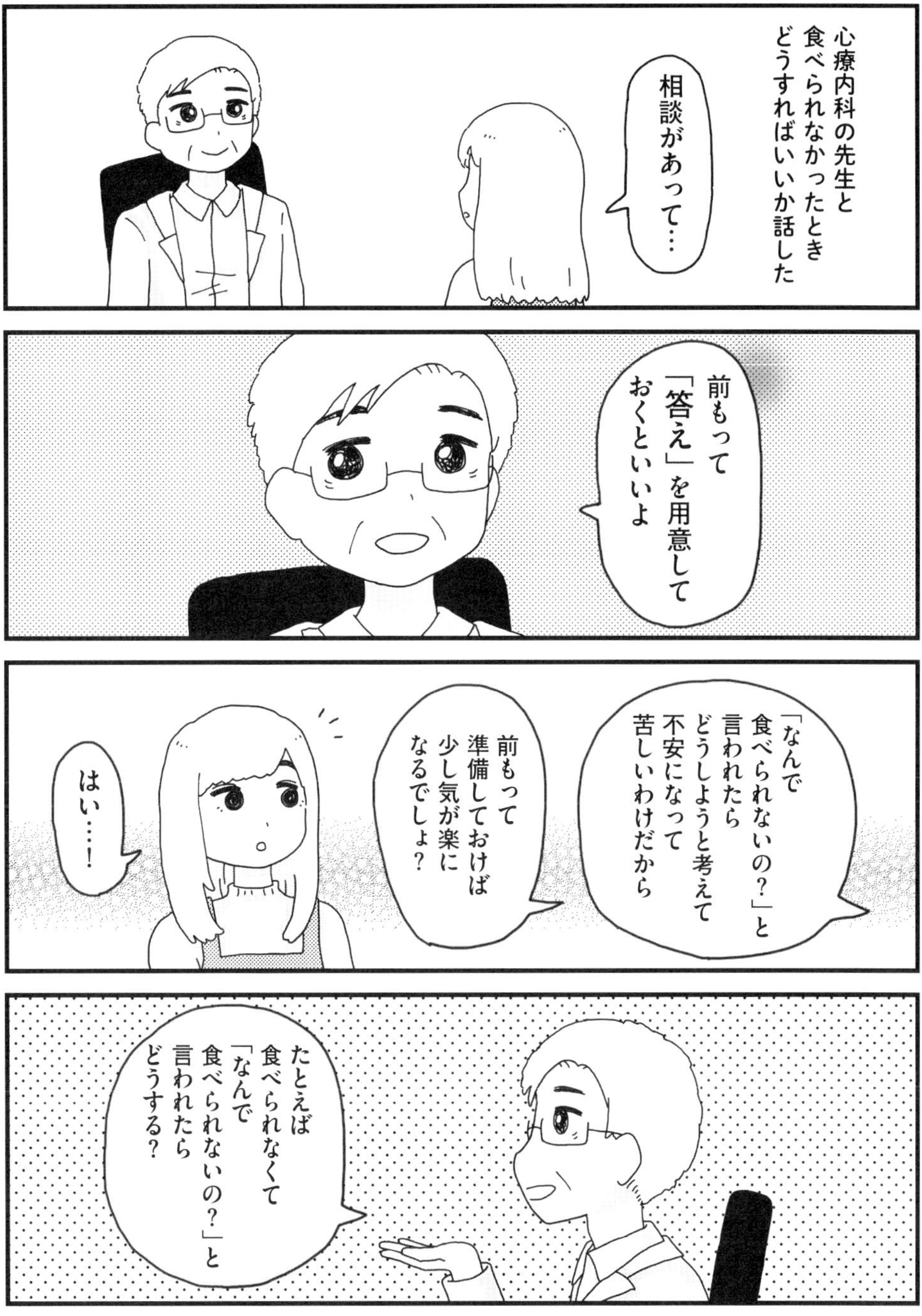
心療内科の先生と食べられなかったときどうすればいいか話した
相談があって…
前もって「答え」を用意しておくといいよ
「なんで食べられないの？」と言われたらどうしようと考えて不安になって苦しいわけだから
前もって準備しておけば少し気が楽になるでしょ？
はい…！
たとえば食べられなくて「なんで食べられないの？」と言われたらどうする？

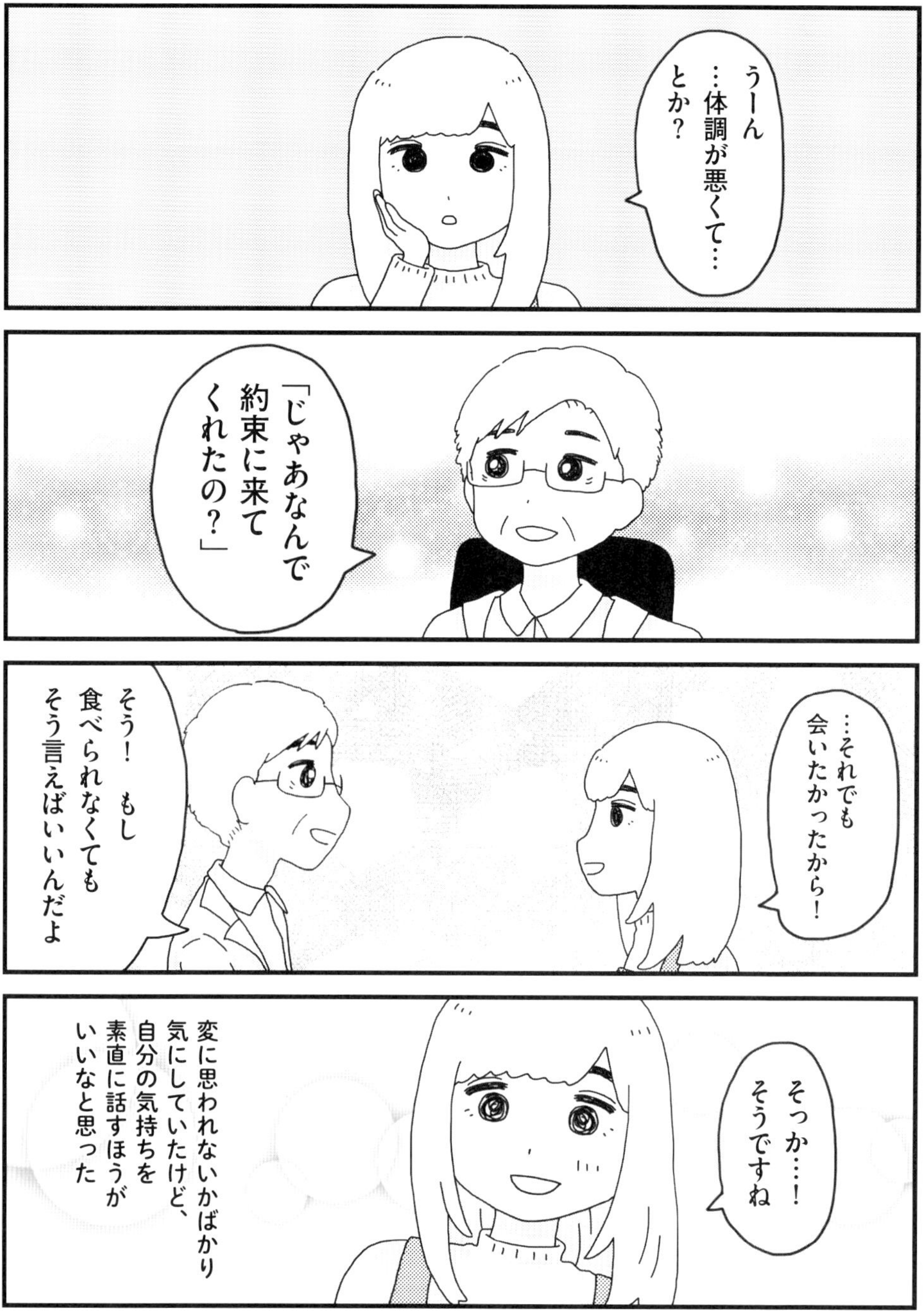

うーん…体調が悪くて…とか？
「じゃあなんで約束に来てくれたの？」
…それでも会いたかったから！
そう！　もし食べられなくてもそう言えばいいんだよ
そっか…！そうですね
変に思われないかばかり気にしていたけど、自分の気持ちを素直に話すほうがいいなと思った

自分のことを伝える大切さ

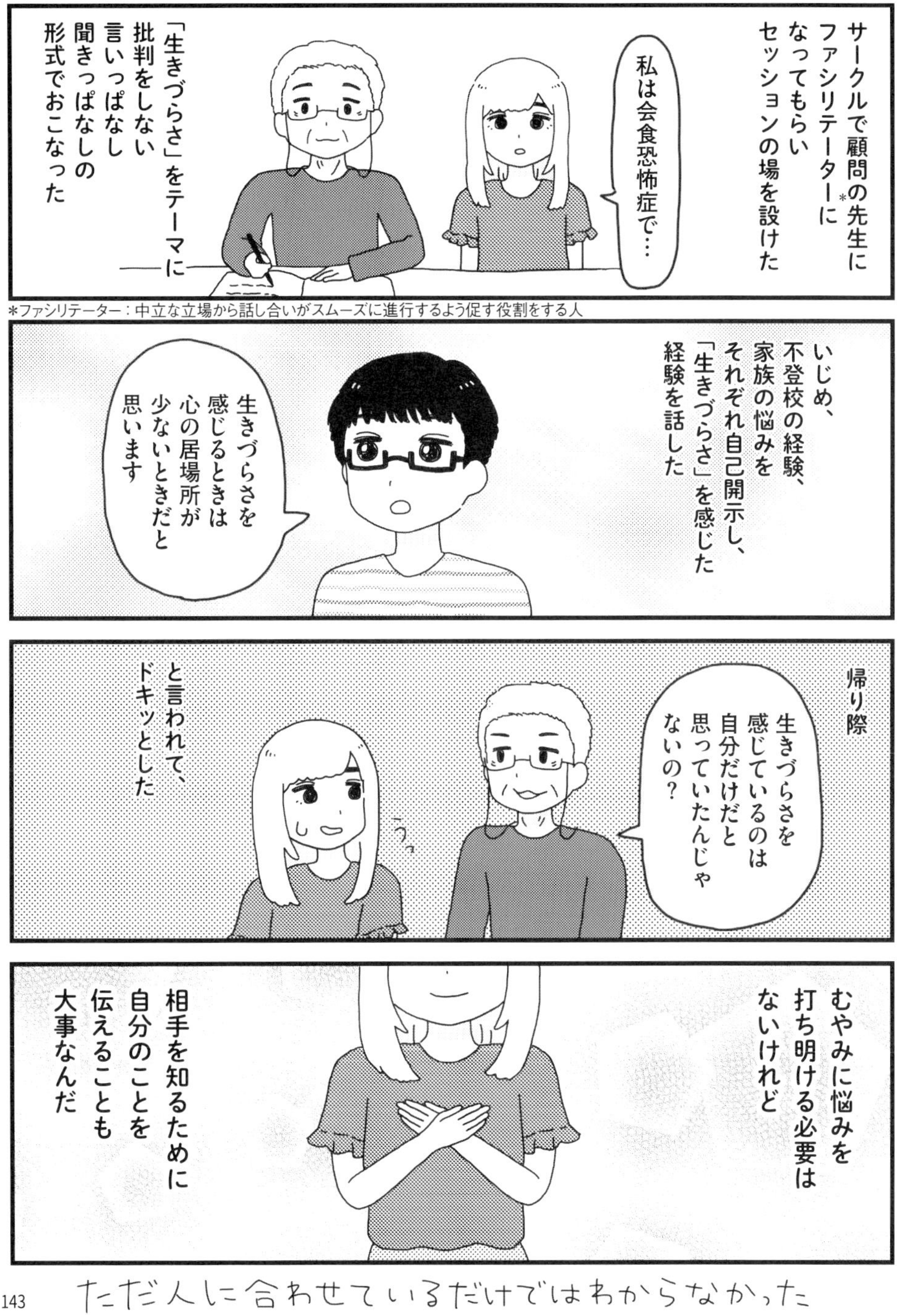
サークルで顧問の先生に
ファシリテーター*に
なってもらい
セッションの場を設けた
私は会食恐怖症で…
「生きづらさ」をテーマに
批判をしない
言いっぱなし
聞きっぱなしの
形式でおこなった
いじめ、
不登校の経験、
家族の悩みを
それぞれ自己開示し、
「生きづらさ」を感じた
経験を話した
生きづらさを
感じるときは
心の居場所が
少ないときだと
思います
帰り際
生きづらさを
感じているのは
自分だけだと
思っていたんじゃ
ないの？
と言われて、
ドキッとした
むやみに悩みを
打ち明ける必要は
ないけれど
相手を知るために
自分のことを
伝えることも
大事なんだ

*ファシリテーター：中立な立場から話し合いがスムーズに進行するよう促す役割をする人

ただ人に合わせているだけではわからなかった

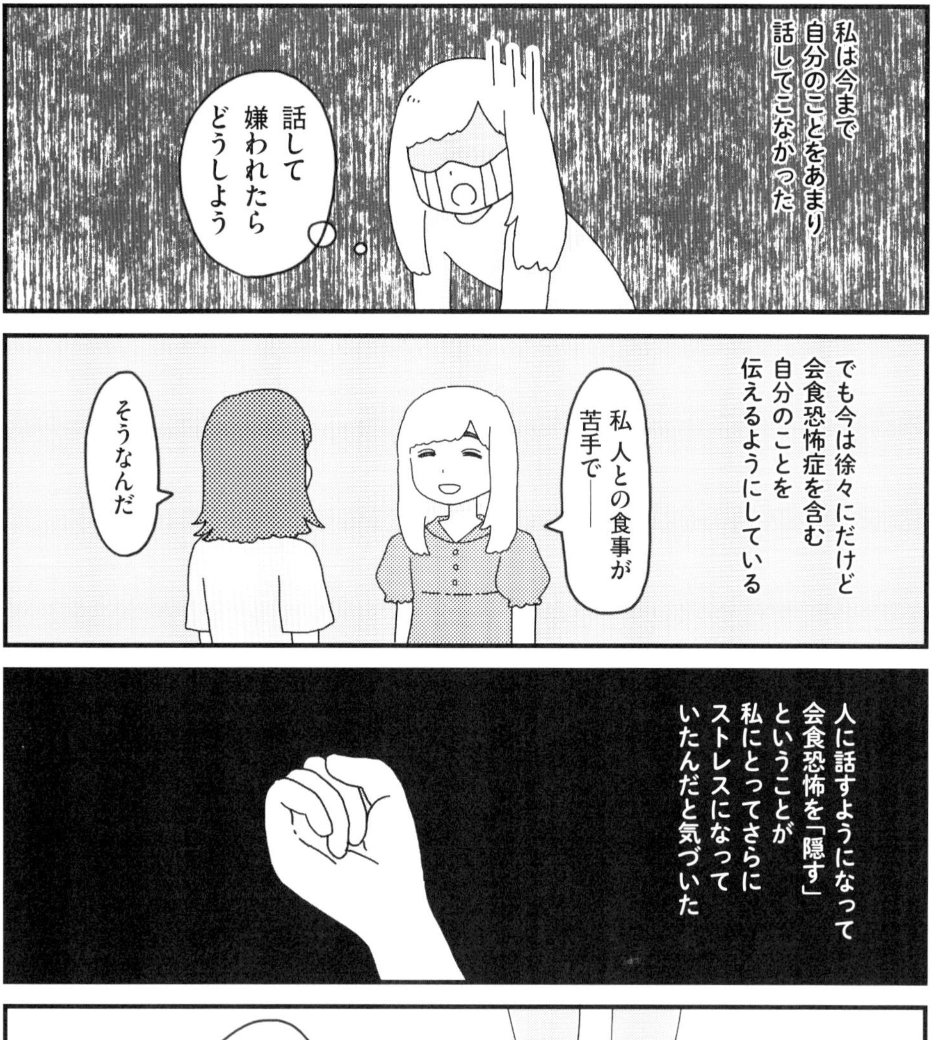

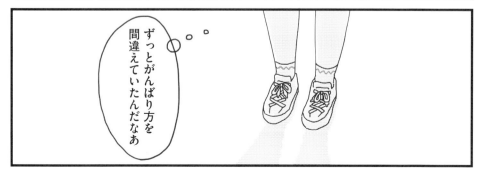

私は今まで
自分のことをあまり
話してこなかった
話して
嫌われたら
どうしよう
でも今は徐々にだけど
会食恐怖症を含む
自分のことを
伝えるようにしている
私 人との食事が
苦手で——
そうなんだ
人に話すようになって
会食恐怖を「隠す」
ということが
私にとってさらに
ストレスになって
いたんだと気づいた
ずっとがんばり方を
間違えていたんだなあ

やりたいこと

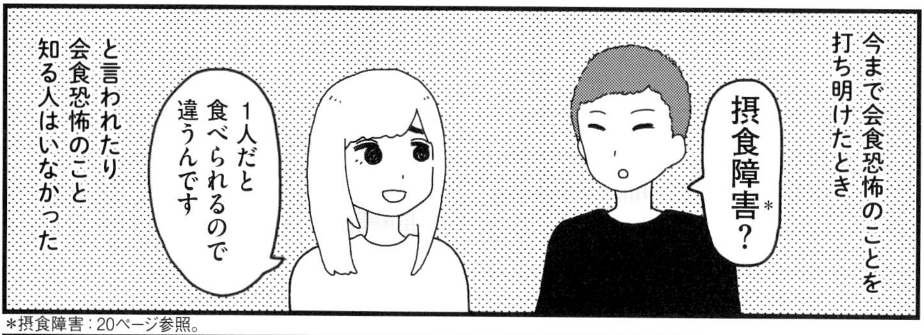
今まで会食恐怖のことを打ち明けたとき
摂食障害*？
1人だと食べられるので違うんです
と言われたり会食恐怖のこと知る人はいなかった

＊摂食障害：20ページ参照。

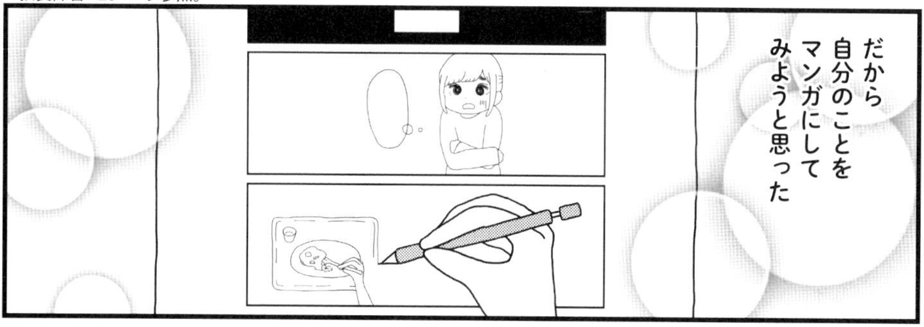
だから自分のことをマンガにしてみようと思った

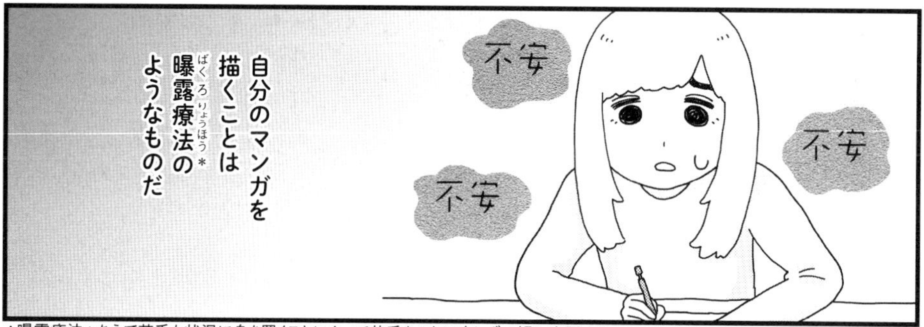
不安
不安
不安
自分のマンガを描くことは曝露療法《ばくろりょうほう》*のようなものだ

＊曝露療法：あえて苦手な状況に身を置くことによって苦手なことに少しずつ慣れ克服するための治療法。

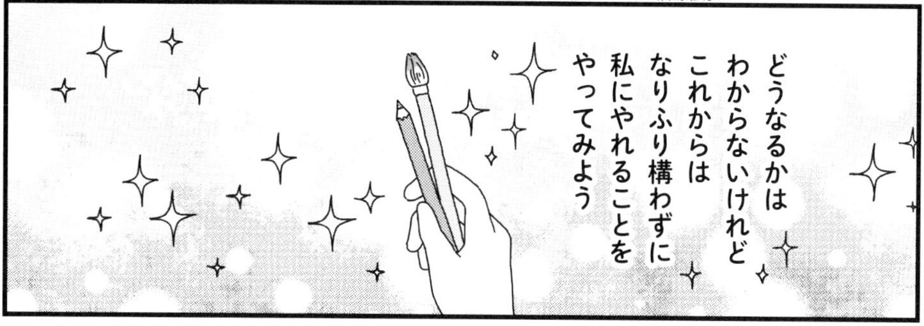
どうなるかはわからないけれどこれからはなりふり構わずに私にやれることをやってみよう

私は「私」を生きる

今思うと
私は昔から
「自分」
というものが
なかった

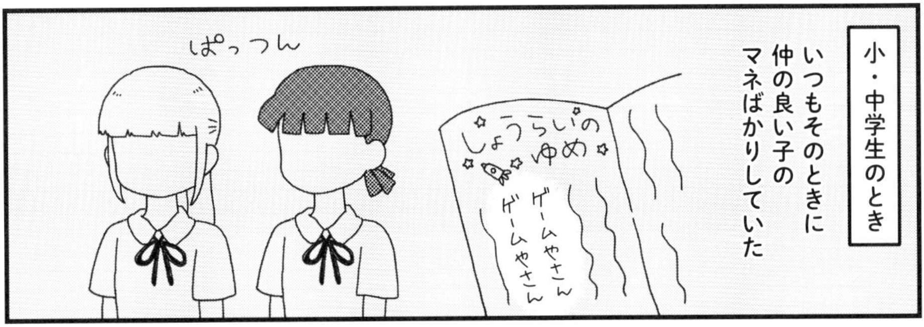
小・中学生のとき
いつもそのときに
仲の良い子の
マネばかりしていた
しょうらいのゆめ
ゲームやさん
ゲームやさん
ぱっつん

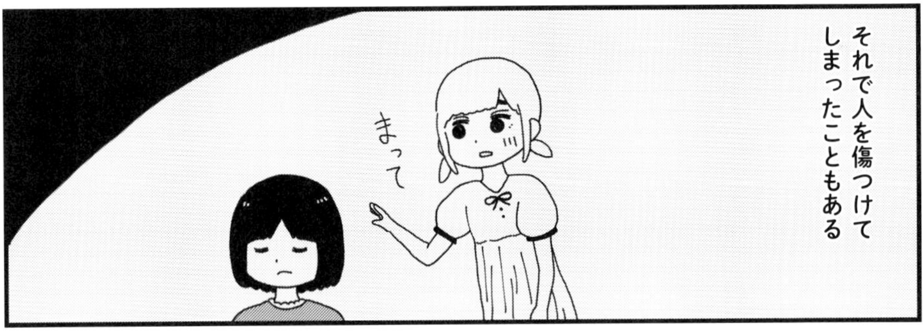
それで人を傷つけて
しまったこともある
まって

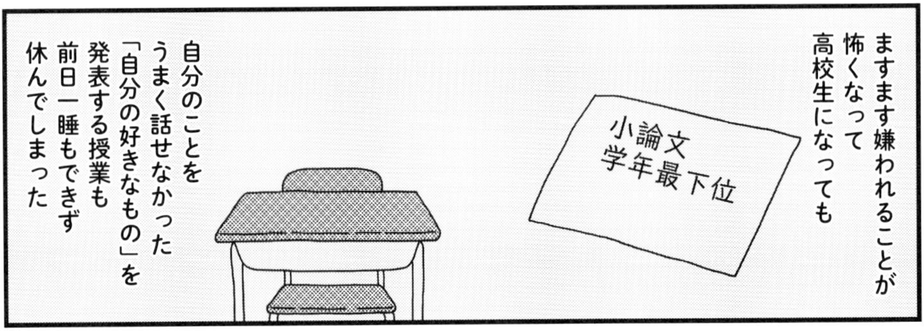
ますます嫌われることが
怖くなって
高校生になっても
小論文
学年最下位
自分のことを
うまく話せなかった
「自分の好きなもの」を
発表する授業も
前日一睡もできず
休んでしまった

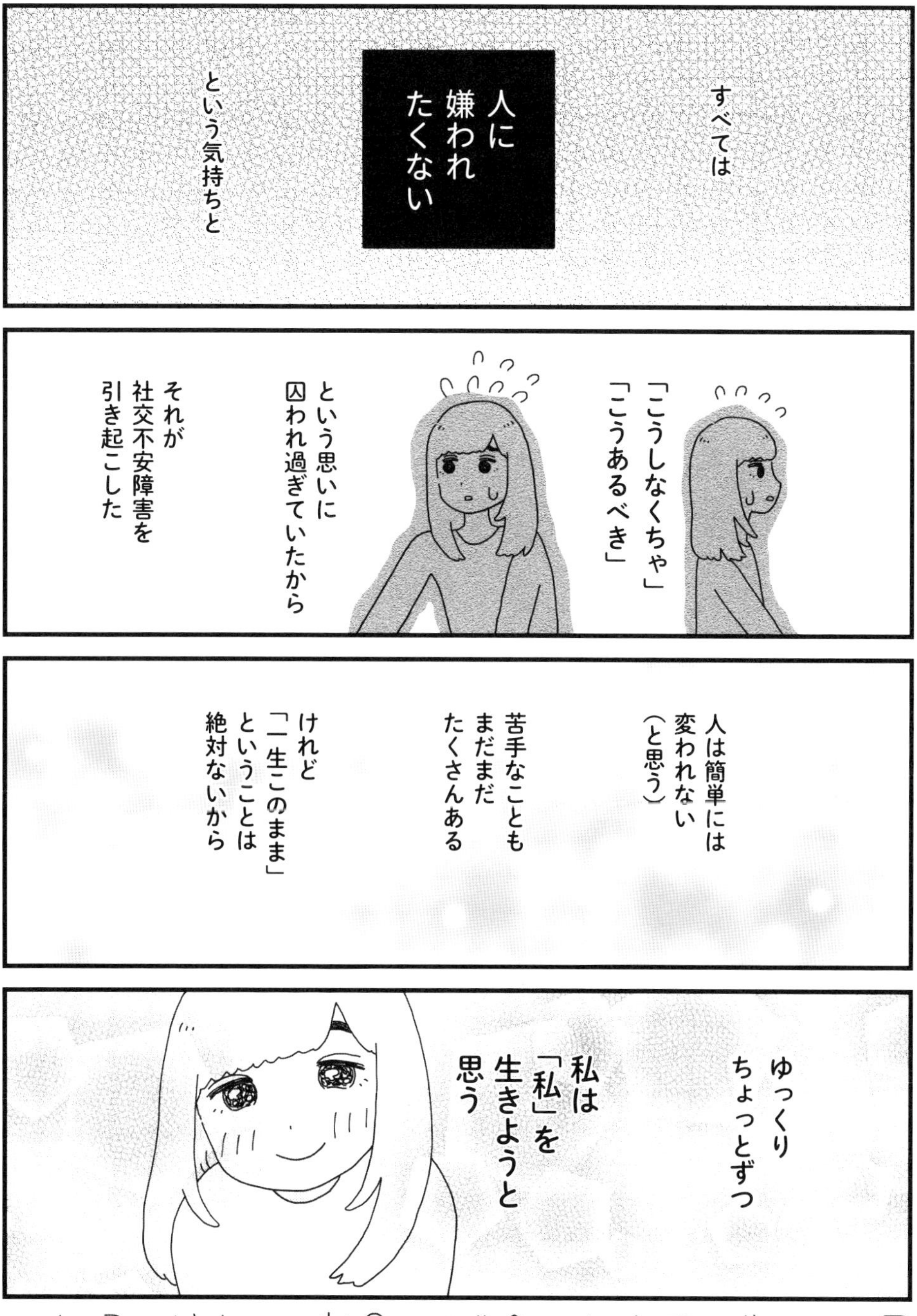
すべては
人に嫌われたくない
という気持ちと
「こうしなくちゃ」
「こうあるべき」
という思いに囚われ過ぎていたから
それが社交不安障害を引き起こした
人は簡単には変われない（と思う）
苦手なこともまだまだたくさんある
けれど「一生このまま」ということは絶対ないから
ゆっくりちょっとずつ
私は「私」を生きようと思う

いろんな人との出会いが今の私を形づくっている

あとがき

私は、大学2年生の時に軽いうつ状態になり、大学を休学しました。休学後、少し元気になってきた頃、「このままでは周りの人たちに置いていかれる、なにかしなくては！」と焦燥感を感じ、「私にできることはなんだろう？」と考えました。そんなとき、サークルの先輩に「マンガ好きなら描いてみれば？」と言われたことを思い出しました。そして、自分が会食恐怖症になり経験してきたことをマンガに描き、「会食恐怖症」というタイトルでPixivに投稿しました。それを編集者の上村ふきさんが見つけてくださったことで、こうして本として形にすることができました。

今考えると、「周りの人たちに私のことを知ってほしい」という気持ちが、今までずっと隠してきた会食恐怖症にまつわる話を描く一番のきっかけでした。それが、思っていた以上にいろんな方に読んでもらえ、反響をいただきました。

同じ症状で苦しんでいる方々に共感していただけただけでなく、「会食恐怖症の症状はピンとこないが、悩みや葛藤に共感した」「違う人生なのに、過去の自分を見ているみたいだ」という感想もいただき、私は会食恐怖症だけでなく、その根底にある「生きづらさ」や「自分らしさがわからない」という悩みを、マンガを通して描きたかったんだということに気づかされました。

また、「会食恐怖症にしても、他の精神疾患にしても、名前のついた悩みはわかりやすいがゆえに、その病気〝固有の〟あるいは〝特殊な〟問題と捉えがちですが、根底には〝普遍的な〟問題があ

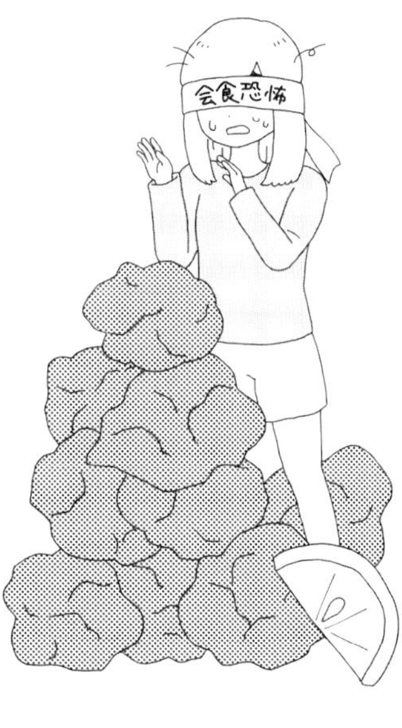

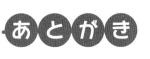

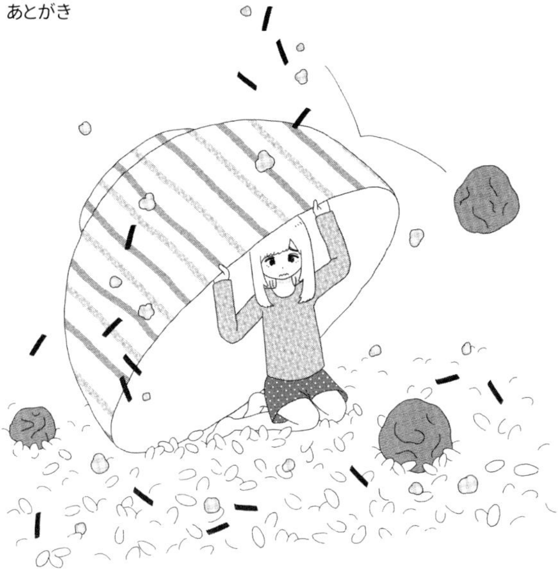

るのかもしれませんね」という感想をいただきました。「会食恐怖症」は私にとってわかりやすい大きな悩みで、だからこそ自分のコンプレックスや、「自分らしさがわからない」という〝普遍的な〟悩みが見えなくなっていました。会食恐怖症が軽くなったとき、「会食恐怖症が治れば、いろんなことがうまくいく」と思っていた私にそれらの悩みがゆっくりと見えてきて、大きな壁となりました。それらに直面した結果、うつ状態になったのかもしれません。今は自分の身に起こっていることを、「なぜこういう症状が起こるんだろう？」「この症状は自分にとってどういう役割を果たしているんだろう？」と考えることによって、少し「おもしろい」と感じるようになりました。だからこのマンガを読んで、「おもしろい」と感じてもらえたらうれしいです。

　このような意識の変化や会食場面に対する慣れもあって、今では仲良くしてくれる人たちと楽しく食事ができています。初対面の人やあまり親しくない人との食事はやはり緊張しますが、薬を飲まなくても吐き気が起こることはなくなりました。それは、今まで抱いていた、「人とご飯が食べられないのはおかしい」という〝自分に対する偏見〟や、〝自分が偏見を受けるべき存在である〟という意識が和らいだことが大きいと思います。ふつうにご飯を食べることができる幸せに気づくことができました。

　また、大学生になって、学校生活だけでなく、当事者研究会や趣味のボードゲーム会などの集まりに出入りするようになりました。そこで、いろんな人の考え方や言葉、行動に触れ、今まで一側面で考えていた物事があらゆる側面から考えられることを知りました。「知ること」が、いつの間にか私を生きやすくしていたのです。

私が自分のことを受け入れられるようになってきたのは、マンガを描くことによってなぜ自分が病気になったのかという自分の物語に納得ができるようになったからだと考えています。

マンガを描く前は、会食恐怖症は「すごく困っているけれど、うまく説明できないもの」でした。何人かの人に打ち明けたときに、相手がせっかく聞いてくれているのに、いざ話してみるとうまく説明できないということがありました。その頃はまだ自分のことがぼんやりしていて、自分を説明する言葉を持っていなかったからです。マンガを描いてみて、自分の1つの物語を手に入れました。

そして、ただ描くのではなく、マンガとして物語の辻褄を意識して描きました。この〝辻褄を意識する〟という作業が当時の私にとって意味のあることでした。自分を物語の主人公として、一旦距離を置いて捉え、どの部分を取り上げて描くか、どの部分を描かないかを考えることで、自分のこれまでの状況や経緯が整理され、1つの〝流れ〟のようなものが見えてきました。それが、自分の病気に納得する足がかりになったのだと思います。

私はその手段がマンガでしたが、その人に合ったそれぞれの方法があると思います。どんな方法であれ、最終的に自分が納得できるかどうかということが一番大事だと思いました。

中高生の頃、不安を和らげるため、ポジティブな言葉を載せているサイトをたくさん検索しました。しかし、言っていることはわかるけれど、実際に不安な場面に陥ったとき、そのようなポジティブなことはまったく考えられませんでした。それは自分がその言葉たちを実感できるような経験をしていなかったからです。それと同じように、私のマンガを読んでも、「自分もそうだ」と思う経験がないと、共感できないかもしれません。けれども、知ることは人を生きやすくしてくれると思っています。なので、私のような人もいると知ってもらうことが、それぞれの「生きやすさ」を見つけるきっかけになれたら幸いです。

最後に、本をつくるにあたって支えてくださった編集者の上村ふきさん、ありがとうございました。作業中やりとりをする中でいつもお気遣いくださり、大変お世話になりました。解説を書いてくださった高橋進先生、診察のたびにいろんな言葉をくださり励みになりました。ありがとうございました。

そしてこの本を読んでくださったみなさま、本当にありがとうございました。

朝来おかゆ

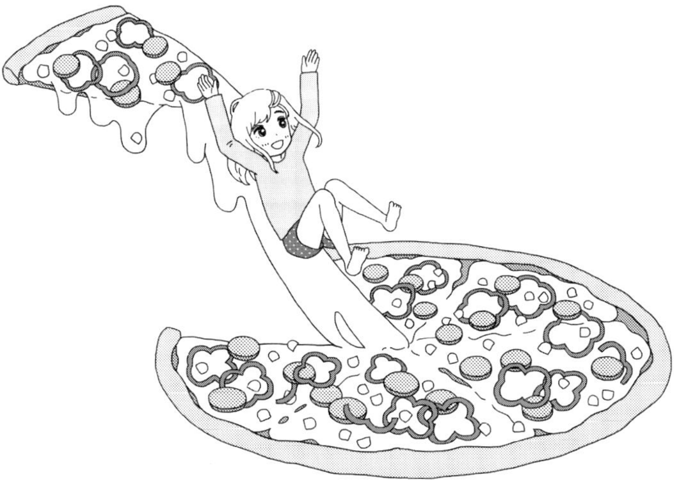

著　者

朝来おかゆ（あさき・おかゆ）

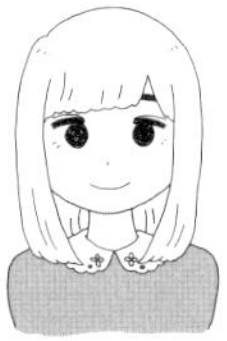

1998年生まれ。臨床心理学を学んでいる学生。
中学2年生の時に「会食恐怖症」の症状が出始め、人とする食事が苦しくなる。大学入学前に心療内科を受診し、「社交不安障害」と診断される。大学2年生の春から自分の会食恐怖症の日々をマンガに描き始める。
Pixiv：https://pixiv.me/kogetayo
Twitter：@okayugokugoku

解説者

高橋 進（たかはし・すすむ）

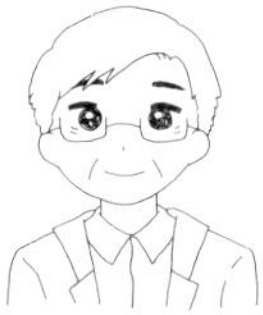

心療内科医・医学博士。
京都府立医科大学卒業。日本心療内科学会認定専門医。
九州大学心療内科などで研鑽を積み、2005年、たかはしクリニック（京都市）を開業。朝来さんの主治医。主に、心身症、社交不安障害、うつ病などを対象に診療をしている。著書は、『心療内科へ行く前に読む本　自分で治す心身症12のヒント』（ごま書房、2006年）など。

装　幀：小久江 厚（ムシカゴグラフィクス）
組　版：合同出版制作室

人と食事するのが怖い！
会食恐怖症ってなに??

2020年4月5日　第1刷発行

著　者　朝来おかゆ
発行者　坂上美樹
発行所　合同出版株式会社
東京都千代田区神田神保町1-44
郵便番号 101-0051
電話 03（3294）3506
FAX 03（3294）3509
振替 00180-9-65422
ホームページ　http://www.godo-shuppan.co.jp/
印刷・製本　恵友印刷株式会社

■刊行図書リストを無料進呈いたします。
■落丁・乱丁の際はお取り換えいたします。

ISBN978-4-7726-1420-7　NDC378　210 × 148